香豆素整合药学研究

主　编　李明凯　罗晓星

编　者（以姓氏笔画为序）

曲　迪　刘　艳　张慧楠　李　靖

辛佳佳　孟静茹　侯　征　程　岗

赖　聪　薛小燕

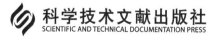

科学技术文献出版社

SCIENTIFIC AND TECHNICAL DOCUMENTATION PRESS

·北京·

图书在版编目（CIP）数据

香豆素整合药学研究 / 李明凯，罗晓星主编. —北京：科学技术文献出版社，2018.6（2019.11重印）

ISBN 978-7-5189-3342-6

Ⅰ.①香…　Ⅱ.①李…②罗…　Ⅲ.①香豆素—抗菌素—研究　Ⅳ.① R978.1

中国版本图书馆 CIP 数据核字（2017）第 228500 号

香豆素整合药学研究

策划编辑: 孔荣华　责任编辑: 彭　玉　戚红丹　责任校对: 文　浩　责任出版: 张志平

出　版　者	科学技术文献出版社
地　　　址	北京市复兴路15号　　邮编　100038
编　务　部	（010）58882938，58882087（传真）
发　行　部	（010）58882868，58882870（传真）
邮　购　部	（010）58882873
官　方　网　址	www.stdp.com.cn
发　行　者	科学技术文献出版社发行　全国各地新华书店经销
印　刷　者	北京虎彩文化传播有限公司
版　　　次	2018 年 6 月第 1 版　2019 年 11 月第 2 次印刷
开　　　本	710×1000　1/16
字　　　数	198千
印　　　张	13.5　彩插 2 面
书　　　号	ISBN 978-7-5189-3342-6
定　　　价	68.00元

主编简介

李明凯，药理学博士，美国马里兰大学医学院博士后。现任中国人民解放军空军军医大学（原第四军医大学）药学院药理学教研室副教授，硕士研究生导师，国家中药胃肠药理重点研究室副主任，中国人民解放军空军军医大学（原第四军医大学）精准用药与创新药物研究中心副主任。中国药理学会化疗药理学专业委员会青年委员，陕西省药理学会常务理事，副秘书长。主要从事香豆素衍生物药理活性研究工作，先后负责国家自然科学基金等6项课题，荣获陕西省科学技术一等奖1项。主编、参编国家级规划教材与国内外专著15部，获批国家发明专利3项。《European Journal of Medicinal Chemistry》等国际专业杂志审稿专家，为军队优秀专业技术人才岗位津贴（三类）获得者。

罗晓星，药理学博士，中国人民解放军空军军医大学（原第四军医大学）药学院药理学教研室教授，博士研究生导师。中国药学会应用药理专业委员会委员，陕西省药理学会副理事长。荣获中国人民解放军院校育才奖金奖、解放军总后勤部优秀教师。获陕西省科学技术一等奖1项，军队科技进步二等奖2项。发表科研论文100余篇，其中在SCI收录科技期刊上发表论文80余篇，主编、主译、副主编专著4部，参编专著6部。获发明专利授权11项。先后负责国家"重大新药创制"科技重大专项、国家自然科学基金、军队、省部级课题14项。

内容简介

　　《香豆素整合药学研究》是作者们在对香豆素及其衍生物长期研究的工作基础上，汲取国际上该领域的研究进展和成果撰写而成。主要内容包括香豆素类化合物的结构分类及特征，植物来源香豆素的提取与分离，香豆素人工合成与结构修饰，香豆素荧光化合物，香豆素及其衍生物的抗凝、抗菌、抗肿瘤、抗病毒、抗氧化应激、抗骨质疏松等生物活性。这些内容涉及香豆素及其衍生物的药学基础与临床应用等诸多领域，可供从事相关科学研究的科技工作者参考。

序

用药治病已有数千年历史，在艰难的药物发掘、漫长的经验总结中逐渐形成了现代药物学。古代药物学与现代药物学虽然没有截然分界线，但二者确有鲜明的特征。古代药物学注重从宏观整体上求疗效，现代药物学强调在微观靶点上下功夫。现代药物学特别遵循"一个药物，一个基因，一种疾病"，俗称"擒贼先擒王"。这种思想在对付外来病因，如传染病原上每每奏效，显示出奇特的作用。但这种思想对现今常见的慢性病，如肿瘤、心脑血管疾病、内分泌及代谢疾病等却显得力不从心，无能为力甚至束手无策。因为人类这些"自生"性疾病大多数以多基因、多因素为特点，且随时、随地、随人而变化，可谓"无王可擒"。因此，整合药学（Holistic Integrative Pharmacy，HIP）应运而生。整合药学是整合医学（Holistic Integrative Medicine，HIM）的重要组成部分，是在充分了解药物的理化属性、生物属性甚至社会属性的基础上，根据不同患者、不同病情，综合考虑药品的研制及临床应用，是古代宏观整体和现代微观靶点两种学术思想的自然整合。医生用药就像厨师烧菜，摆在面前的调料都一样，但不同厨师烧成的菜却大不相同，有川菜，也有粤菜，以满足不同食客的需要。又好比数支联军攻一山头，不同将军用兵不同，当然战果也不同，常言道"用药如用兵"就是这个道理。

要实现整合药学的目标，药物研究者首先要向这个方向努力，我认为《香豆素整合药学研究》就是一次难得的实践。李明凯教授他们从整合药学新视角，围绕香豆素类衍生物，整合了天然药物化学、药物化学、物理化学、药物分析学、药理学、药剂学等多个药学学科的研究结果，对天然和人工合成的香豆素化合物的提取、分离、结构分析和鉴定进行了系统阐述。同时将基础研究与临床应用相联系，详细分析了香豆素类衍生物结构差异导致生物活性的多样性，以及在治疗不同疾病时不同的作用机制和作用靶点，充分展现了香豆素类衍生物"多面手"的角色，也体现了新药研发中的整合医学新思路。

"独走快，众行远"。编写本书的多数为我国年轻的药学工作者，他们有多年从事香豆素类药物研发工作的经历，而且有接受整合药学新思想的热情和兴致。整合药学的专著至今不多，这本书按整合药学的要求也不尽善尽美。但这个世界上没有最好，只有更好，最好与更好都是从好开始的，我有幸先读本书，由衷地为这本书和本书的著者们叫好。希望由此诱生更多整合药学的专著面世，并迎来我国整合药学百花吐艳的春天。

是为序！

中国工程院院士，副院长

美国医学科学院外籍院士　　　樊代明

第四军医大学原校长

西京消化病医院院长

2017 年 8 月 6 日

前　言

从 20 世纪 50 年代开始，人类掀起了对香豆素及其衍生物研究的热潮。1954 年，华法林被正式批准应用于临床，为抗凝药物的历史翻开了崭新的篇章；1955 年，香豆素类抗生素的代表药物新生霉素问世；1986 年，香豆素类药物——甲氧沙林获美国食品药品监督管理局（FDA）批准，用于治疗晚期的皮肤 T 细胞淋巴瘤和免疫相关疾病。随后，香豆素及其衍生物的分离提取、结构特征及合成方法不断取得突破，丰富多样的生物活性相继被发现，推动了相关领域的发展。

基于对香豆素类衍生物研究多年的兴趣和热情，以及同行们的鼓励与支持，我们萌发了编写本书的想法。编写的目的是将香豆素衍生物的药学基础及临床应用，尤其是相关领域的最新进展系统全面地介绍给广大读者。在本书中，对香豆素衍生物的提取分离、化学合成等技术和方法进行了详细介绍，对香豆素类药物的研发过程进行了回顾，也对具有开发前景的香豆素类衍生物进行了分析和展望，希望能够为从事新药研发的科技工作者提供参考，进一步加快我国创新药物研究的发展步伐。

特别感谢美国国家卫生研究院（NIH）弗里德克国家癌症研究所（Frederick NCI）的资深研究员赖聪博士，西安文理学院化工学院化学教研室的李靖博士，第四军医大学药学院的孟静茹副教授、侯征副教授、张慧楠博士和薛小燕博士，军事医学科学院军事兽医研究所的刘艳副教授等人，不仅长期对香豆素衍生物进行着研究实践，并汲取了相关领域的最新进展，还为本书的撰写并完稿付出了大量精力。同时也感谢曲迪、罗礼阳、胡玥、张靳伟、于轶泽、周鹏飞等在资料收集和写作过程中给予的帮助。感谢科学技术文献出版社在本书的出版过程中提供了很多建设性的意见，从本书的酝酿到出版历时3年，是他们共同努力的结果，在此一并致谢。

限于我们的学术和水平，不足之处恳请各位读者批评指正。

李明凯　罗晓星

目　录

第一章　天然香豆素类化合物

1. 天然香豆素类化合物的分布及功能

香豆素类化合物是一类含苯并 α–吡喃酮结构的芳香含氧杂环化合物，在结构上可以看成是顺式邻羟基桂皮酸脱水而形成的内酯类化合物，具有芳香气味，是生药中的一类重要活性成分。香豆素（coumarin）的名字来源于香豆的法语词 coumarou。1812 年，法国药物学家和化学家 Louis–Nicolas Vauquelin 从瑞香属植物 *Daphne alpina* 中提取获得了首个香豆素类化合物瑞香苷（daphnin）；1820 年，德国化学家 A.Vogel 从圭亚那的零陵香豆种子（*coumarouna odorata*）中分离获得化合物香豆素，为植物香豆素研究奠定了重要基础。随后，此类化合物被发现广泛存在于茄科、芸香科、伞形科、豆科、菊科、瑞香科等植物中，如蛇床子、独活、白芷、枳壳、前胡、秦皮、茵陈、补骨脂、续随子等中药均含有香豆素类化合物，其为植物次级代谢（secondary metabolites）的产物，在植物体内以游离化合物或糖化物存在。此外，有少数香豆素类化合物发现于动物及微生物代谢产物中，如来自发光真菌（*armillariella tabescens*）的亮菌素类，从海洋真菌中分离出的异香豆素及中药僵蚕中含有的香豆素。迄今，各国科学家们已从自然界中陆续分离鉴定了 1300 多种香豆素类化合物。

香豆素类化合物在被子植物（angiospermae）、单子叶植物（monocotyledoneae）以及双子叶植物（dicotyledoneae）等的各个部分均有存在，其分布依不同植物种类而异，含量通常在 0.5% ~ 2%，最高为 5% ~ 6%。在植物细胞组织中的分布也并不均衡，主要存在于根部和果实中，也存在于花和叶中及某些植物的皮和茎中，如 Berenbaum 的研究表明呋喃香豆素也在土当归（*heracleum lanatum michx*）的叶柄和叶片的通道中累积。此外，还有研究表明，呋喃香豆素也存在于瑞香属等植物的叶面，在芸香（*ruta graveolens L*）中，呋喃香豆素存在于其枝叶的表皮层及下面的肉质层中，在叶片表层含有补骨脂素（psoralens）。在野胡萝卜（*daucus carota L*）的叶面蜡质中，除了呋喃香豆素外，也检测出了佛手柑内酯（bergapten）和花椒毒素（xanthotoxin）。由于植物中某一特定香豆素的含量取决于该植株中次级代谢酶的活性，因此具有相似的代谢酶系统的植物所产生的香豆素在种类和含量上比较相似。天然香豆素类化合物在植物家族中的主要分布见图1-1。

植物香豆素类化合物的种类和含量还与其年龄和生长季节有关。Reitz 等人的研究表明，线性呋喃香豆素的含量在植物生长的第8到18周有一个明显的升高。而佛手柑内酯的含量则在植物采收季前的第6到8周明显下降。在衰老的芸香叶片中，此类线性呋喃香豆素的含量明显减少。Diawara 等人检测了呋喃香豆素在芹菜植株上的分布，发现其外部叶片中的含量要远高于植株的其他部分，内部叶片中这类组分的含量则居第二，芹菜中的某些呋喃香豆素含量会在夏季降低，在秋季增高。另外，野生植株中香豆素类化合物的种类和含量要高于生长于实验室或温室中的同类植株，且其水平随季节而变化。在某些野生植株中，佛手柑内酯、花椒毒素等的含量较高。

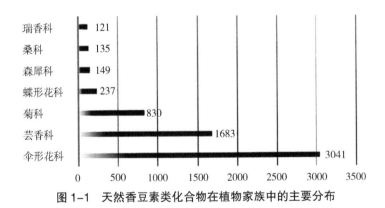

图1-1 天然香豆素类化合物在植物家族中的主要分布

香豆素在植物中的功能尚不十分清楚，目前已知在以下方面发挥作用：①作为生长素的拮抗剂，涉及植物的生长调节；②吸收紫外辐射，保护植物幼体面免受阳光过度辐射；③预防植物的病毒性疾病。

与此同时，人们发现此类化合物拥有广泛的生物活性，在抗凝血、抗病毒、抗氧化、抗菌、抗癌等方面均有相关研究报道。常见的香豆素类药物有双香豆素（dicoumarol）、华法林（warfarin，苄丙酮香豆素）和醋硝香豆素（acenocoumarol，新抗凝）。其他香豆素类药物包括具有光敏活性作用，用于治疗白斑病的补骨脂素；具有抑制乙型肝炎表面抗原（HBsAg）的药理活性，来源于蛇床子和毛当归的蛇床子素（osthole）；具有很强的抗凝血作用的海棠果内酯（calophylloide），以及从生药茵陈蒿中提取的具有平肝利胆、松弛平滑肌功效的滨蒿内酯（scoparone）。尤其在抗凝和抗菌活性方面，对香豆素类化合物的治疗作用和机制有着深入系统的研究。香豆素类化合物是维生素 K 拮抗剂，其主要作用是抑制凝血因子在肝脏的合成，可防止血栓形成与发展，也可作为治疗心肌梗死的辅助用药。目前华法林依然作为一线药物应用于临床。20 世纪 50 年代筛选微生物抗菌产物时发现了香豆素类抗生素——新生霉素（novobiocin），并在 1964 年用于抗感染治疗，且在不久后就发现了更强效香豆素类抗生素香豆霉素 A 和氯新生霉素，临床主要用于耐药性金黄色葡萄球菌引起的感染，如肺炎、败血症等。近年来，随着天然香豆素化合物提取分离和鉴定技术的提高，香豆素类化合物生物活性方面的研究工作正在不断取得进展。

2. 香豆素化合物的分类

根据 α–吡喃酮环上有无取代，以及 7–羟基是否和 C-6、C-8 异戊烯基成环（呋喃环、吡喃环），常将香豆素分为简单香豆素、呋喃香豆素、吡喃香豆素和其他香豆素等，绝大多数化合物在 C-7 位有羟基或烃基，具有芳香气味。

2.1　简单香豆素类（simple coumarin）

简单香豆素类是只在香豆素苯环一侧有取代基，取代基的位置主要为 C-7 位、C-6 位或 C-8 位，且没有形成呋喃环或者吡喃环，取代基一般为羟基、甲氧基等（图 1-2）。这类香豆素广泛存在如伞形科植物中的伞形花内酯（skimmetin）、秦皮中的七叶内酯（aesculetin）、茵陈中的滨蒿内酯（scoparone）、独活中的当归内酯（angelica lactone）、瑞香中的瑞香素（daphnetin）、蛇床子中的蛇床子素（osthole）、秦皮中的秦皮苷（fraxin，又名白蜡素苷、白蜡树苷）和秦皮素（fraxetin，又名秦皮亭、白蜡素、白蜡树内酯）、橙皮中的橙皮油素（auraptene）及东莨菪素（scopoletine）等。

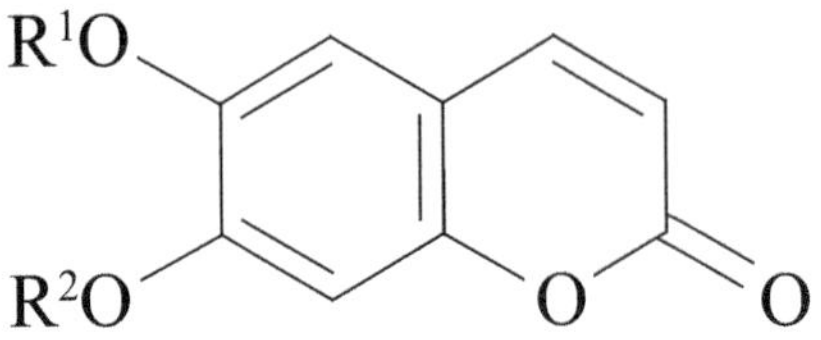

R¹O ... 结构图

umbelliferone: R¹=H, R²=OH;
esculetin: R¹=R²=OH;
scopoletin: R¹=OCH₃, R²=OH

图 1-2 简单香豆素化学结构

2.2 呋喃香豆素类（furocoumarine）

香豆素母核上的异戊烯基常与邻位酚羟基（7- 羟基）环缩合形成呋喃环，同时降解失去 3 个碳原子而形成的一系列化合物，即属呋喃香豆素类（图 1-3）。如果 7 位羟基或者 6 位上的异戊烯基形成呋喃环时，结构中的呋喃环、苯环、α - 吡喃酮环同处于一条直线上，称作线型呋喃香豆素。若 7 位羟基与 8 位碳上的异戊烯基形成呋喃环时，结构中的呋喃环、苯环和 α - 吡喃酮环则在一条折线上，称作角型呋喃香豆素。

紫花前胡中的紫花前胡内酯（nodakenetin）和补骨脂中的补骨脂素（psoralen）属于线型呋喃香豆素类；牛尾独活中的异佛手柑内酯（isobergapten），白芷素植物中的比克白芷素（byakangelicin）、脱水比克白芷素，紫花前胡（peucedanum decursivum）中的紫花前胡苷（nodakenin）及其苷元（nodakenetin），云前胡（peucedanum rubricaule）中的石防风素（deltoin），当归中的当归素（angelicin）、花椒毒内酯（xanthotoxin），牛尾独活中的虎耳草素（pimpinellin）、异佛手柑内酯（isobergapten）、茴芹内酯（pimpinellin）则均属于角型呋喃香豆素类。自然界中比较常见的呋喃香豆素类还有异茴芹灵内酯（isopimpinellin）和佛手柑内酯（bergapten），独活中的哥伦比亚内酯（columbianadin），旱前胡（*ligusticum daucoides*）中的旱前胡甲素（daucoidin A）、旱前胡乙素（daucoidin B）等。

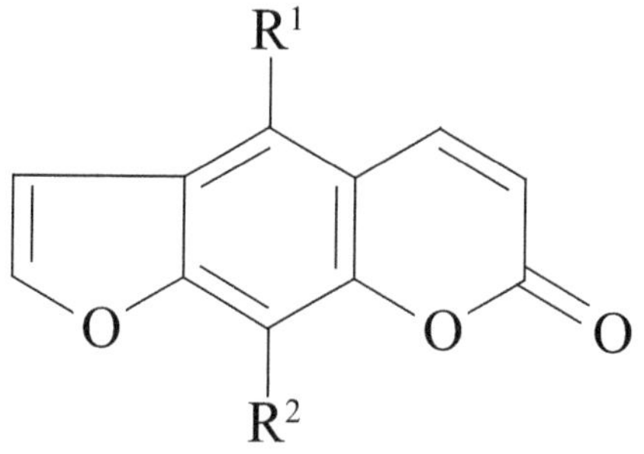

psoralen: R^1=H, R^2=H;
xanthotoxin: R^1=H, R^2=OCH$_3$;
bergapten: R^1=OCH$_3$, R^2=H;
isopimpinellin: R^1=OCH$_3$, R^2=OCH$_3$.

图 1-3　呋喃香豆素化学结构

2.3　吡喃香豆素类（pyranocoumarin）

与呋喃香豆素类相似，7 位羟基与 6 位或 8 位取代基异戊烯基缩合形成吡喃环，即属吡喃香豆素类（图 1-4）。其 7 位羟基与 6 位异戊烯基形成吡喃环时，化学结构中的吡喃环、苯环和 α-吡喃酮环处在一条直线上，成为线型吡喃香豆素。若 7 位羟基与 8 位异戊烯基形成吡喃环时，化学结构中的吡喃环、苯环和 α-吡喃酮环处在一条折线上，称作角型吡喃香豆素。如美花椒内酯（xanthoxyletin）属于线形吡喃香豆素类，而白花前胡苷（raeroside）和北美芹素（pteryxin）归为角型吡喃香豆素类。常见的吡喃香豆素类还有紫花前胡素（decursin），紫花前胡醇（decursinol），紫花前胡香豆素 Ⅰ，花椒内酯（xanthyletin），狭缝芹中的狭缝芹素（suksdorfin），白花前胡丙素 C（praeruptorin C），白花前胡苷 Ⅱ（praeroside Ⅱ）等。

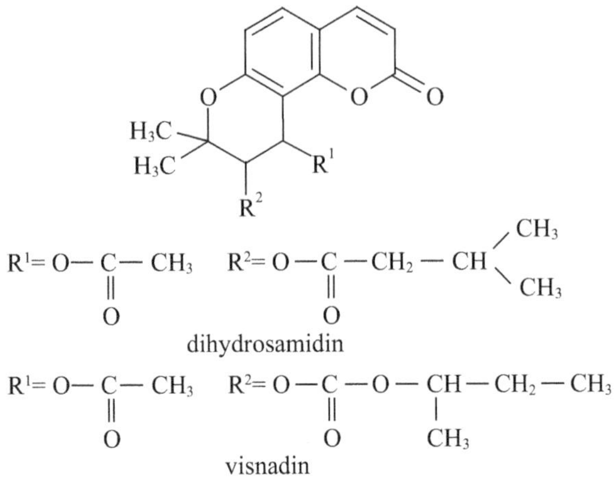

$$R^1 = O-C-CH_3 \quad R^2 = O-C-CH_2-CH\underset{CH_3}{\overset{CH_3}{<}}$$

dihydrosamidin

$$R^1 = O-C-CH_3 \quad R^2 = O-C-O-CH-CH_2-CH_3$$
$$CH_3$$

visnadin

图 1-4　吡喃香豆素化学结构

2.4　其他香豆素类（other coumarins）

从植物中发现的天然香豆素类成分，还有些化合物的结构不能归属于上述三种类型，主要包括在 α - 吡喃酮环上有取代基的香豆素类、香豆素二聚体、香豆素三聚体类，如从续随子中得到的双七叶内酯（bisaesculetin）是香豆素二聚体，茵陈中的茵陈素（capillarin），白花丹中的白花丹精（plumbagin），茵陈蒿中提取的滨蒿内酯（scoparon），以及海棠果内酯（calophylloide）等均被归类于其他香豆素类。

3. 香豆素的基本理化性质

游离的香豆素类化合物多数有较好的结晶，多为无色、白色或浅黄色结晶或晶体粉末，有类似香草精的愉快香味。难溶于冷水，能溶于沸水，易溶于甲醇、乙醇、乙醚、氯仿、石油醚、油类等有机溶剂。具挥发性，能随水蒸汽蒸馏并能升华，而香豆素苷多数无香味和挥发性，也不能升华。香豆素在热稀碱液中加热时，其内酯环可缓慢水解开裂，生成顺式邻羟基肉桂酸盐而溶解成黄色溶液。若酸化，生成的顺式邻羟基肉桂酸极不稳定，再环化可重新生成香豆素；若长时间放置在碱液中，则顺式盐转化为反式邻羟基肉桂酸，此时再酸化，得到稳定的反式邻羟基肉桂酸，不会再发生内酯化。香豆素硝化、磺化和

发生傅 – 克反应都在 C-6 位上进行；氯甲基化发生在 C-3 位上；Michael 加成则发生在 C-4 位上。室温下香豆素与溴的四氯化碳溶液作用，可得到在 C-3 和 C-4 双键上加成生成的二溴化物。在钯碳催化下，该双键亦可加氢。

在紫外光照射下，香豆素类成分多显现特征性的蓝色或紫色荧光。香豆素类化合物的荧光与分子中取代基的种类和位置有一定关系。一般在 C-7 位引入羟基即有强烈的蓝色荧光，加碱后可变为绿色荧光；呋喃香豆素多显现蓝色荧光，荧光性质常用于色谱法检测香豆素，以此可用于检查含此类成分的药材。常用的检测方法为取生药的乙醇提取液置于紫外灯下观察（365nm），溶液呈蓝至蓝紫色荧光。其他检识反应包括：①异羟肟酸铁反应：碱性条件下，香豆素内酯可开环，与盐酸羟胺缩合成异羟肟酸，然后在酸性条件下与三价铁离子络合呈红色；②三氯化铁反应：含有酚羟基的香豆素可与三氯化铁试剂产生颜色反应；③ Gibbs 反应：2，6- 二氯（溴）苯醌氯亚胺，在弱碱性条件下可与酚羟基对位的活泼氢缩合成蓝色化合物；④ Emerson 反应：氨基安替比林和铁氰化钾，可与酚羟基对位活泼氢生成红色缩合物。其中 Gibbs 反应和 Emerson 反应都要求香豆素分子中必须有游离的酚羟基，且酚羟基对位没有取代基时才呈阳性反应，如 7- 羟基香豆素则呈阴性反应。判断香豆素的 C-6 位是否有取代基的存在，可先水解，使其内酯环打开生成一个新的酚羟基，然后再用 Gibbs 反应或 Emerson 反应加以鉴别，如为阳性反应表示 C-6 无取代。同样，8- 羟基香豆素也可用此反应判断 C-5 位是否有取代。

香豆素类衍生物具有强烈荧光的性质，以及很高的光量子稳定性及光致发光量子效率，在国外被广泛应用于荧光探针的检测，如香豆素类单胺氧化酶的荧光探针、香豆素类 β- 内酰胺酶基因探针、香豆素类过氧化氢荧光探针、香豆素类的氰化物离子探针等。随着合成化学和分子生物学等技术的快速发展，有望开发出多种专一性强的香豆素类探针，这已成为疾病监测和药物开发的新方向。

参考文献

[1]　Guibourt G. Abridged history of simple drugs. Volume 2. Paris:L. Colas,1820:160–166.

[2] Vogel A. Preparation of benzoic acid from tonka beans and from the flowers of melilot or sweet clover. Annalen der Physik,1820,64(2): 161–166.

[3] 孔令义，李铣，裴月湖，等 . 白花前胡中前胡香豆素 D 和前胡香豆素 E 的分离和鉴定 . 药学学报 ,1994,29(1):49–54.

[4] 胡甜恬，张晓琦，赵慧男，等 . 沙田柚皮中的香豆素类成分 . 药学与临床研究，2007,15(2):121–123.

[5] Su W, Zhao J, Yang M, et al.A coumarin lignanoid from the stems of Kadsura heteroclita. Bioorg Med Chem Lett,2015,25(7):1506–1508.

[6] Hoult J, Paya M. Pharmacological and biochemical actions of simple coumarins: natural products with therapeutic potential. General Pharmacology,1996,27(4):713–722.

[7] Iranshahi M, Askari M, Sahebkar A, et al. Evaluation of antioxidant, anti–inflammatory and lipoxygenase inhibitory activities of the prenylated coumarin umbelliprenin. DARU,2009, 17(2):99–103.

[8] Gabyshev MI. Materials for the Investigation of Medicinal Plants of Yakutia. Yakutsk:Yakutsk State University, 1977:140–152.

[9] Berenbaum MR, Nitao JK, Zangerl AR. Adaptive significance of furanocoumarin diversity in Pastinaca sativa (Apiaceae). J Chem Ecol,1991,17(1): 207–215.

[10] Zobel AM, Brown SA. Histological location of furanocoumarins in Ruta graveolens shoots. Can J Bot,1989,67(67): 915–921.

[11] Zobel AM, Brown SA. Dermatitis–inducing furanocoumarins on leaf surfaces of eight species of rutaceous and umbelliferous plants. J Chem Ecol,1990,16(3): 693–700.

[12] Ceska O, Chaudhary SK, Warrington PJ,et al. Furanocoumarins in the cultivated carrot, Daucus carota. Phytochem,1986,25: 81–83.

[13] Stanley–Horn DE. Induction of linear furanocoumarins in celery, Apium graveolens by insect damage and their effects on Lygus lineolaris and the parasitoid Persitenus stygicus. A Thesis Presented to The Faculty of Graduated Studies of The University of Guelph. Canada,1999.

[14] Reitz SR, Karowe DN, Diawara MM, et al. Effects of elevated atmospheric carbon dioxide levels on the growth and linear furanocoumarin content of celery. J Agric Food

Chem,1997,45: 3642–3646.

[15] Trumble JT, Millar JG, Ott DE, et al. Seasonal patterns and pesticidal effects on the phototoxic linear furanocoumarins in celery. Apium graveolens L. J Agric Food Chem,1992,40(9):1501–1506.

[16] Zobel AM, Brown SA, Nighswander JE. Influence of acid and salt sprays on furanocoumarin concentrations on the Ruta graveolens leaf surface. Ann Bot,1991, 67(3):213–218.

[17] Kohlmünzer S. Pharmacognosy. Textbook for students of pharmacy. Warsaw:PZWL,2010.

[18] Diawara MM, Trumble JT, White KK, et al. Toxicity of linear furanocoumarins to Spodoptera exigua: evidence for antagonistic interactions. J Chem Ecol,1993,19(11):2473–2484.

[19] Diawara MM, Trumble JT, Quiros CF, et al. Implications of distribution of linear furanocoumarins within celery. J Agric Food Chem,1995,43(3):723–727.

[20] Beier RC, Oertli EH. Psoralen and other linear furanocoumarins as phytoalexins in celery. Phytochem,1983, 22: 2595–2597.

[21] Pérez–Rodríguez E, Aguilera J, Figueroa FL. Tissular localization of coumarins in the green alga Dasycladus vermicularis (Scopoli) Krasser: a photoprotective role? J Exp Bot,2003,54(384):1093–1100.

[22] Salem MA, Marzouk MI, El–Kazak AM. Synthesis and characterization of some new coumarins with in vitro antitumor and antioxidant activity and high protective effects against DNA damage. Molecules,2016,21(2):249.

[23] Dandriyal J, Singla R, Kumar M, et al. Recent developments of C–4 substituted coumarin derivatives as anticancer agents. Eur J Med Chem,2016,119: 141–168.

[24] Dastan D, Salehi P, Aliahmadi A, et al. New coumarin derivatives from Ferula pseudalliacea with antibacterial activity. Nat Prod Res,2016,8:1–7.

[25] Li SM, Heide L. New aminocoumarin antibiotics from genetically engineered Streptomyces strains. Curr Med Chem,2005,12(4):419–427.

[26] Lawson DM, Stevenson CE. Structural and functional dissection of aminocoumarin antibiotic biosynthesis: a review. J Struct Funct Genomics,2012,13(2):125–133.

[27] Poligone B, Heald P. Innovative therapy of cutaneous T–cell lymphoma: beyond psoralen

and ultraviolet light and nitrogen mustard. Dermatol Clin,2010,28(3):501–510.

[28] Zhang ZR, Leung WN, Cheung HY, et al. Osthole: A Review on its bioactivities, pharmacological properties, and potential as alternative medicine. Evid Based Complement Alternat Med,2015,2015:919616.

[29] 马涛，王琳，程桂芳，等 . 海棠果素 (红厚壳烯酮内酯) 类似物的合成及其初步抗炎活性 . 药学学报 , 2010,45(10):1265–1269.

[30] 杨燕，王庆伟，张琰 . 滨蒿内酯的研究进展 . 中国药业 , 2011, 20(19):1–3.

[31] Lawson DM, Stevenson CE. Structural and functional dissection of aminocoumarin antibiotic biosynthesis: a review. J Struct Funct Genomics,2012,13(2):125–133.

[32] Savage PB. Multidrug-resistant bacteria: overcoming antibiotic permeability barriers of gram-negative bacteria. Ann Med,2001,33(3):167.

[33] 胡爽，郭晏华 . HPLC 法测定瑞香狼毒中香豆素类三种成分含量 . 中成药 , 2011, 33(3):530–532.

[34] Hoult JR, Payá M. Pharmacological and biochemical actions of simple coumarins: natural products with therapeutic potential. Gen Pharmacol,1996,27(4): 713–722.

[35] Skalicka-Woźniak K, Mroczek T, Walasek M, et al. Efficient isolation of dihydropyranocoumarins and simple coumarins from mutellina purpurea fruits. Planta Med, 2016, 82(11–12):1105–1109.

[36] 刘向前，李丽丽，邹亲朋，等 . 8 种当归属植物中紫花前胡素含量的 HPLC 法测定 . 湖南中医药大学学报 ,2010,30(9):93–95.

[37] Walther T, Rütter M, Gast W, et al. The action of linear and angular derivatives of furocoumarin on the viability of polymorphonuclear neutrophilic granulocytes in vitro. Vestn Dermatol Venerol, 1989(7):4–6.

[38] 姚念环，孔令义 . 紫花前胡化学成分的研究 . 药学学报 ,2001,36(5): 351–355.

[39] Engelmeier D, Hadacek F, Hofer O, et al. Antifungal 3-butylisocoumarins from Asteraceae-Anthemideae.J Nat Prod,2004,67(1):19–25.

[40] 刘江，张小琴，韩隽，等 . 香豆素类荧光探针在检测方面的研究进展 . 浙江化工 ,2010,41(9):27–31.

第二章 天然香豆素的分离纯化

分离纯化植物中具有生物活性的香豆素是药物研究的重要基础工作，而多样的分离技术和方法为香豆素类药物研制、开发和生产提供了极大的便利。由于每种分离方法各有优缺点，只适用于部分种类的化学成分，因此在香豆素类药物生产工艺的发展过程中，需要综合利用各种分离方法，并将质量控制贯穿到分离纯化的各个环节中。开发和应用高效、与环境友好的天然产物，以及提取、分离及纯化技术是天然香豆素开发与生产的核心问题，也是开拓市场的要求。

1. 天然产物提取的常用方法

1.1 溶剂—固体萃取法

溶剂—固体萃取（liquid-solid extraction，LSE）是从药用植物组织中提取活性化合物最常用的方法。其基本原理是溶剂进入植物细胞组织中将待提取物溶出，因此溶剂的选择和植物组织的形态对于提取的效率都至关重要。一般而言，待提取物在所用溶剂中的溶解度要高，而将样品磨碎有助于提取。另外，提高提取温度对这个过程也有帮助，但前提是欲提取物在这个温度下必须稳定。通常所用溶剂从极性的水到非极性的各种有机溶剂及其组合。使用的方法从简单的浸渍，渗流，蒸汽蒸馏到使用普通的烧瓶在所用溶剂的沸点回流重复提取。最古老的方法当属长期浸出法，即用溶剂将固体长期浸润而将所需要的物质浸出来。但此法花费时间长，溶剂用量大，效率不高。

另一个经典的方法是使用索氏提取器。1879 年德国化学家 Franz von Soxhlet 发明了该提取器，最初的设计是为了从固体中提取脂类化合物，因此，最初被称为索氏脂肪提取器，但他不仅仅用来提取脂类。一般来讲，如果待提取的化合物在溶剂中具有一定的溶解度，就可以使用索氏提取器进行提取，使其与固体基质分离。如图 2-1 所示，首先将固体样品置于上方有一支回流冷凝管的索氏提取器的套管中，继而将索氏提取器放在装有萃取溶剂的烧瓶上，对溶剂进行加热后，溶剂会在回流冷凝管中冷凝回流，流入套管浸润固体，待提纯物质此时会逐渐溶解在热溶剂中。当套管逐渐被热的溶剂充满后，溶剂就会自动地顺着虹吸管流出，重新进入烧瓶进行蒸馏。这个循环会进行很多次，在每个循环周期都会有一部分化合物溶解在溶剂中，许多周期后这些化合物就会主要集中于烧瓶。索氏提取的优点是设备简单，操作易行，萃取液无须进一步过滤即可进行浓缩，样品与新鲜的溶剂在相对较高的温度重复接触，故萃取效率较高。但其缺点是溶剂消耗大，萃取效率受溶剂对植物组织的穿透能力限制，且容易破坏植物组织中热不稳定的组分。

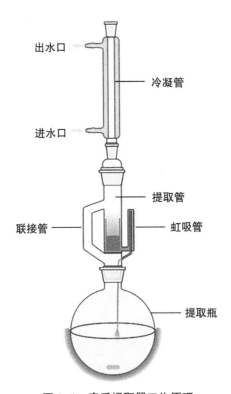

图 2-1　索氏提取器工作原理

1.2　组织破碎提取法

组织破碎提取法基本原理是在室温和适当溶剂存在下，将植物的根、茎、叶、花、果实和种子等物料在数秒钟内破碎至细微颗粒，同时通过实现高速搅拌、振动、负压渗滤等因素的最佳结合，使溶剂成分迅速达到植物组织内部，将欲提取物质溶解后释出，最后通过过滤达到提取目的。根据溶质在固液两相间的传质理论，待提取物质的提取过程可分为以下过程：①待提取物质从细胞中溶出，到达药材与溶剂的界面；②溶出组分穿过界面；③溶出组分在溶剂中溶解。一般第一个过程传质阻力最大，溶出组分要穿过十几层甚至几十层细胞壁，才能到达溶剂界面，可以从第二个过程入手，进行搅拌，加快流体湍动，降低边界层厚度，从而加快界面传质；对于第三个过程，可以选择合适的萃取溶剂，增加对有效组分的溶解能力。该法的特点是提取速度快、室温提取无成分破坏、药材成分和溶剂适应范围广、节能环保等。影响提取效果的因素除了前面一般提取技术提到的参数外，还需要考虑外力参数，如提取器内破碎刀具的内刀片转速等。组织破碎提取法适用于植物软、硬材料。由于完成一次提取一般在数秒至几分钟，其速度为传统提取方法的百倍以上，因此被称之为闪式提取器。闪式提取器的破碎刀头在设计方面既考虑使药材达到适当颗粒度利于组织内外的平衡，又不至于因颗粒太细而影响下游的滤过。设计时将破碎颗粒范围控制在 40 ～ 60 目，由于颗粒细小，与适当溶剂混合，在高速搅拌与振动下，药材内部的化学成分在极短的时间转移至溶剂中并达到平衡，从而实现提取的目的。进行一次提取一般在 1min 左右，即可提取出药材中的 70% 的成分，滤过后可重复提取 2 次，依次得到剩余的 20% 和 10%，如能在抽滤过程中以同样溶剂适当淋洗，可收到更好的效果。

1.3　超声波萃取法（ultrasonification）

超声提取实际是浸渍提取的一个改进，使用频率在 20kHz 左右的高频震荡（超声波）来挤压细胞使其破裂，以帮助待提取物在溶剂中溶解（图 2-2）。这个方法利用超声波辐射压强产生的强烈空化效应、机械振动、扰动效应、高的加速度、乳化、扩散、击碎和搅拌作用等多级效应，增大物质分子运动频率和速度，增加溶剂穿透力，从而加速目标成分进入溶剂，促进提取的进行。其影响因素包括所用超声波的频率、提取时所用温度及时间。超声提取技术是近年来应用在天然化合物提取分离方面的一种最新的较为成熟的手段。研究表明，利用超声波产生的强烈振动、高加速度、强烈空化效应、热效应、搅拌作用等，都可以加速药物有效成分进入溶剂，从而提高提取效率、缩短提取时间、节约溶剂，并且免去了高温对提取成分的破坏。

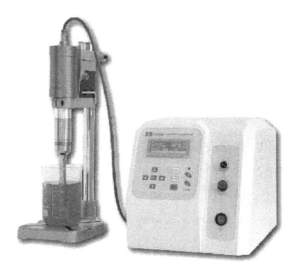

图 2-2　超声波萃取仪器

1.4　微波辅助溶剂萃取法（microwave-assisted solvent extraction，MASE）

利用微波的热效应对样品及其有机溶剂进行加热，根据不同物质吸收微波能力的差异使得基体物质的某些区域或萃取体系中的某些组分被选择性加热，从而使得被萃取物质从基体或体系中分离，进入到介电常数较小、微波吸收能力相对差的萃取溶剂中，达到提取的目的。由于微波具有波动性、高频特性以及热特性等特点，样品及溶剂中的偶极分子在高频微波能的作用下，以 $10^9/s$ 的速度变换其正、负极，产生偶极涡流，离子传导和高频率摩擦，从而在短时间内产生大量的热量。偶极分子旋转导致的弱氢键破裂、离子迁移等加速了溶剂分子对样品基体的渗透，待提取成分能很快溶剂化，导致微波萃取时间显著缩短。微波加热具有均匀性的优点，透入物料内部的能量被物料吸收转换成热能对物料加热，形成独特的物料受热方式。整个物料被同时加热，其间无温度梯度。溶质和溶剂的极性越大，对微波能的吸收越大，升温越快。由此促进了萃取速度。由于大多数生物体内含有极性水分子，它们在微波场的作用下会引起强烈的极性震荡而导致细胞分子间氢键松弛，致细胞膜结构被击穿破裂，从而加速了溶剂分子对基体的渗透和待提取成分的溶剂化。而对于不吸收微波的非极性溶剂，微波几乎不起加热作用。因此微波对介电性质不同的物料呈现出选择性的加热特点：介电常数及介质损耗小的物料对微波的入射可以说是"透明"的。所以，在选择萃取剂时一定要考虑到溶剂的极性，以达到最佳效果。

1.5 加速溶剂萃取法（accelerated solvent extraction，ASE）

亦称压力溶剂萃取，是在较高的温度和压力下用有机溶剂萃取固体或半固体的自动化方法。在较高的温度下，溶质与基体之间的强相互作用力如范德华力、氢键、溶质分子和样品基体活性位置的偶极吸引力所引起的能量被大大降低，从而降低了溶剂的黏稠度，降低了溶剂进入样品基体的阻滞，进而减小了解析过程所需的活化能，增加了溶剂进入样品基体的扩散，最终加速了溶质分子的解析动力学过程。例如，当温度从 25℃增至 150℃，水的扩散系数会增加 2～10 倍。增温会使溶剂更好地浸润样品基体，而高的温度也有利于降低溶剂和样品基体之间的表面张力，有利于被萃取物与溶剂的接触。而加压则是为了将溶剂保持在液态，因为液体的沸点一般随压力的升高而提高。例如丙酮在常压下的沸点为 56.3℃，而在 5 个大气压下，其沸点高于 100℃。因此欲在高温下仍保持溶剂在液态，则需增加压力。由于液体对溶质的溶解能力远大于气体对溶质的溶解能力。因此增加萃取池中的压力使溶剂温度高于其常压下的沸点而增大其溶解能力。另在加压下，可将溶剂迅速加到萃取池，并回收到收集瓶。因此，与其他常规萃取方法相比，加速溶剂萃取更具流体力学特性，萃取速度快，且易于萃取和分析过程的自动化。该方法的优点是有机溶剂用量少、快速、基质影响小、回收率高和重现性好。该法已被美国环保局选定为推荐的标准方法（标准方法编号 3545）。

加速溶剂萃取仪如图 2-3 所示，该系统由溶剂瓶、泵、气路、加温炉、不锈钢萃取池和收集瓶等构成。其工作程序如下：第一步是手工将样品装入萃取池，放到圆盘式传送装置上，以下步骤将完全自动先后进行：圆盘传送装置将萃取池送入加热炉腔并与相对编号的收集瓶连接，泵将溶剂输送到萃取池（20～60s），萃取池在加热炉被加温和加压（5～8min），在设定的温度和压力下静态萃取5min，多步小量向萃取池加入清洗溶剂（20～60s），萃取液自动经过滤膜进入收集瓶，用氮气吹洗萃取池和管道（60～100s），萃取液全部进入收集瓶待分析。全过程仅需 13～17min。溶剂瓶由 4 个组成，每个瓶可装入不同的溶剂，可选用不同溶剂先后萃取相同的样品，也可用同一溶剂萃取不同的样品。可同时装入 24 个萃取池和 26 个收集瓶。ASE200 型萃取仪，其萃取池的体积可从 11ml 到33ml。ASE300 型萃取仪的萃取池体积可选用 33ml、66ml 和 100ml。

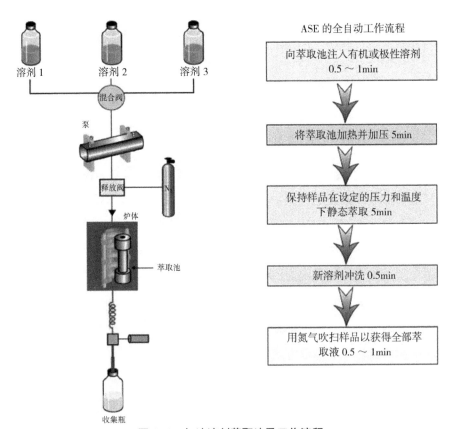

图 2-3　加速溶剂萃取法及工作流程

1.6 超临界流体萃取（supercritical fluid extraction，SFE）

简称超临界萃取，这是一种将超临界流体作为萃取剂，把一种成分（萃取物）从另一种成分（基质）中分离出来的技术。其起源于 20 世纪 40 年代，70 年代投入工业应用并取得成功。超临界流体（supercritical fluid，SF）是处于临界温度（T_c）和临界压力（P_c）以上，介于气体和液体之间的流体。在较低温度下，不断增加气体的压力时，气体会转化成液体，当温度增高时，液体的体积增大，对于某一特定的物质而言总存在一个临界温度和临界压力，高于临界温度和临界压力后，物质不会成为液体或气体，这个点就是临界点。在临界点以上的范围内，物质状态处于气体和液体之间，这个范围之内的流体成为超临界流体。超临界流体具有气体和液体的双重特性。SF 的密度和液体相近，但扩散系数比液体约大 100 倍。由于溶解过程包含分子间的相互作用和扩散作用，因而 SF 对许多物质有很强的溶解能力。这些特性使得超临界流体成为一种好的萃取剂。而超临界流体萃取，就是利用超临界流体的这一强溶解能力特性，从动、植物中提取各种有效成分，再通过减压将其释放出来的过程。

超临界流体萃取是目前最先进的物理萃取技术。它将传统的蒸馏和有机溶剂萃取结为一体，利用超临界流体优良的溶剂力，将基质与萃取物有效分离、提取和纯化。由于超临界流体具有类似气体的较强穿透力和类似于液体的较大密度和溶解度，因此具有良好的溶剂特性，利用这个特性对物质进行溶解和分离的过程就叫超临界流体萃取。具有超临界流体性质的物质很多，如二氧化碳、一氧化二氮、六氟化硫、乙烷、庚烷、氨等，其中多选用二氧化碳（临界温度接近室温，且无色、无毒、无味、不易燃、化学惰性、价廉、易制成高纯度气体）。超临界二氧化碳具有类似气体的扩散系数、液体的溶解力，其表面张力为零，能迅速渗透进固体物质之中对所需物质进行提取。二氧化碳超临界流体萃取系统见图 2-4。

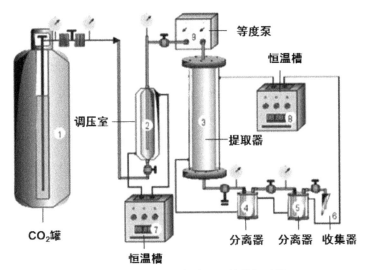

图 2-4　二氧化碳超临界流体萃取系统

　　因为二氧化碳的临界温度（31℃）接近室温，对易挥发或具有生理活性的物质破坏较少。同时，二氧化碳安全无毒，萃取分离可一次完成，无残留，适用于食品和药物的提取。二氧化碳液化压力低，临界压力（7.31MPa）适中，容易达到超临界状态也是重要原因。因而这个方法具有高效纯天然、被提取物不易氧化、无化学污染等特点。超临界萃取技术的特点与优势有以下几点：①可在接近常温下完成萃取工艺，适合对热敏感、容易氧化分解、破坏的成分进行提取和分离；②在最佳工艺条件下，能将提取的成分几乎完全提出，从而提高产品的收率和资源的利用率；③萃取工艺简单，无污染，分离后的超临界流体经过精制可循环使用。

2. 天然香豆素化合物的提取

　　由于植物的二级代谢物在其各部位的分布不同，同时也随生长季节、植物的年龄而变化，因此，在未知这种分布的情况下，需要认真标注采集样品的区域和季节，同时对样品植株根、茎、叶等各个部分的采集应分别进行。香豆素作为植物二级代谢物和天然化合物，其提取及纯化方法也与传统的天然化合物提取及纯化方法类似。传统的天然化合物化学研究的内容主要为提取、分离和结构鉴定，即通过有机溶剂对天然样品进行提取和萃取，然后使用硅胶、凝胶、大孔树脂、高效液相（HPLC）等技术手段对提取物进行分离纯化，获得一定纯度的单体化合物。再测定其 UV、IR、MS、NMR 等谱学数据以确定化合物的结构。最后进行体外或体内生物活性测试及作用机制研究。这个过程首先涉及样品的选择、处理，然后要考虑使用何种方法来将待提取物有效提出，最终将提取物纯化并进行结构鉴定。

使用溶剂萃取从植物中分离香豆素类化合物的常用溶剂有甲醇、乙醇、苯、氯仿、乙醚及石油醚以及它们的混合物。对于香豆素而言，目前最好的萃取溶剂是乙醇及其水溶液，无论是在室温下或加热情况下，它都能获得最有效的提取。蒸发萃取溶剂后的提取物还需以氯仿、乙醚及石油醚进一步纯化。而在从植物材料中选择性提取呋喃香豆素类化合物时，一般选择石油醚。在待提取极性更高的香豆素类化合物如七叶内酯等羟基化香豆素时，甲醇更为适合。甲醇也常用于对经石油醚提取的植物组织进行再提取，以获得更具亲水性的香豆素及呋喃香豆素类化合物。

Waksmundzka 等人比较了使用索氏提取器、超声波萃取、微波辅助溶剂萃取及加速溶剂萃取等方法对防风果实中呋喃香豆素类化合物的提取效率。超声波萃取采用的是石油醚为溶剂，分别在室温（20℃）和60℃提取3次，时间为30min。加速溶剂萃取则将植物组织置于中性玻璃容器中后置于不锈钢提取室中提取，使用玻璃容器是为了降低溶剂消耗。提取溶剂为纯净的甲醇或石油醚。微波辅助溶剂萃取是在水浴中使用80%的甲醇进行两步提取。第一步使用40%的功率提取1min，然后将功率提高至60%，继续提取30min。在他们进行的大多数试验中，索氏提取器对呋喃香豆素类化合物的提取效率最低。在60℃用超声波萃取获得的产率要高于索氏提取。在有些情况下，对花椒毒素和异茴芹灵而言，与其他方法相比，超声波萃取产率最高。加速溶剂萃取与索氏提取相比也具有更高的产率。对花椒毒素、异茴芹灵、欧前胡素和珊瑚菜素而言，加速溶剂萃取在所有比较过的方法中具有最高的产率。

对于极性更大的呋喃香豆素类化合物，由于使用极性更高的溶剂（80%甲醇的水溶液），微波辅助溶剂萃取的提取产率尚可，使用加压系统获得的欧前胡素和珊瑚菜素要大大低于开放系统。试验结果表明，在封闭加压系统中，微波会改变待提取物结构。因此，增压微波辅助溶剂萃取不是很适用于呋喃香豆素类化合物的提取。同样，Martino 等人使用索氏提取，超声波萃取和微波辅助溶剂萃取对草木樨花序顶部所含香豆素类化合物进行了提取。索氏提取是在配备纤维素提取顶针的索氏提取器中进行的。使用溶剂为乙醇，提取温度为 85℃。超声波萃取则是在超声浴中以 50% 乙醇 – 水溶液进行。同样，这个溶剂也可用于微波辅助溶剂萃取，在封闭容器中进行。除甲醇外，正己烷、二氯甲烷也可用于索氏提取氧化前胡内酯。Celeghini 等人考察了以醇—水溶液为溶剂提取薇鸭茅叶片中香豆素类化合物的条件，比较了浸渍样品在超声波提取和超临界提取的差异。超临界提取是在以氮气加压的封闭系统中进行的。实验表明，在相同的温度和压力下，超声波提取的浸渍样品结果较好。对同一样品通常要重复 2～5 次，获得的提取液在过滤后将溶剂减压蒸发。蒸发后的残留物再溶于水中，以氯仿或石油醚萃取若干次，再将溶剂除去即得到提取物的粗制品。

3. 天然产物色谱纯化的常用方法

粗制样品残渣中常含有叶绿素、蜡质等非极性杂质和单宁、糖类等极性杂质，虽然使用有机溶剂和水分别进行液—液萃取可以除去部分此类杂质，但这种萃取费时耗力，且易导致样品乳化，故在实际中的使用越来越少。使用较广的方法还是固相提取，即使用固体吸附所需化合物后再用溶剂洗脱，也就是色谱分离方法。

色谱法起源于 20 世纪初。1903 年俄国植物学家米哈伊尔·西蒙诺维奇·茨维特（Mikhail Semenovich Tswett）用碳酸钙填充竖立的玻璃管，以石油醚洗脱植物色素的提取液，经过一段时间洗脱之后，植物色素在碳酸钙柱中实现分离，由一条色带分散为数条平行的色带。由于这一实验将混合的植物色素分离为不同的色带，因此茨维特将这种方法命名为 Хроматография，英语将这个词转译为 Chromatography，即颜色（Chroma）和记录（graphein）两个意思的组合，成为色谱法的名称。1941 年，阿切尔·约翰·波特·马丁（Archer John Porter Martin）和理查德·劳伦斯·米林顿·辛格（Richard Laurence Millington Synge）将氨基酸的水溶液吸附在固相的硅胶上，用氯仿冲洗，成功地分离了氨基酸。

这种分配色谱技术于 1952 年获得了诺贝尔化学奖。无论是使用柱色谱、薄层色谱还是 HPLC，液相色谱是香豆素提取分离中用得最多的技术。根据流动相和固定相的相对极性，液相色谱分为正相色谱（normal phase chromatography）和反相色谱（reverse phase chromatography）。当流动相极性小于固定相极性时，为正相色谱，而当流动相极性大于固定相极性的色谱即为反相色谱。

正相色谱多为吸附色谱（adsorption chromatography），因其固定相通常是强极性的硅胶、氧化铝、活性炭、聚乙烯、聚酰胺等固体吸附剂。此类吸附剂是多孔性微粒物质，表面有吸附中心。正相色谱使用的流动相多为有机溶剂，包括非极性溶剂、弱极性有机溶剂与极性溶剂的混合物，如正构烷烃（己烷、戊烷、庚烷等）、二氯甲烷/甲醇、乙酸乙酯/乙腈等。这些溶剂的极性与固定相相比要低得多。在分离过程中，样品组分与流动相竞争吸附中心。由于各组分在固定相表面的吸附能力不同，导致其在固定相停留（保留）时间不同而实现分离。由于硅胶表面的硅羟基（SiOH）或其他极性基团极性较强，因此，分离的次序是依据样品中各组分的极性大小，极性相对比固定相低，即极性较弱的组分最先被冲洗出色谱柱。

反向色谱使用的固定相则是以硅胶为基质，表面键合有极性相对较弱的官能团如 C18（ODS）、C8（MOS）、C4（Butyl）、C_6H_5（Phenyl）等。这些不同的有机官能团通过化学反应共价结合到固定相惰性载体，其最大优点是固定相不会被溶解到流动相中，因而这类固定相对极性有机溶剂有良好的化学稳定性，使色谱柱的柱效提高、寿命增长并有良好的实验重现性。同时，这类固定相具有广谱的分离能力，使用梯度洗脱，它可以用于各种类型的有机化合物的分离。反向色谱分离机制是基于样品中的不同组分和疏水基团之间疏水作用的差异。反相色谱中样品的保留值主要由固定相比表面积、键合相种类和样品浓度决定，样品保留值通常随链长增长或键合相的疏水性增强而增大，对于非极性化合物通常遵循以下规则：（弱）非键合硅胶≤氰基＜ C1（TMS）＜ C3 ＜ C4 ＜苯基＜ C8 ≈ C18（强），溶质保留值与固定相表面积呈正比。另外，小孔隙柱如高保留的 C18 柱或石墨碳柱有利于强亲水性样品洗脱。在反相色谱中，样品的保留值也可以通过改变流动相组成或溶剂强度来调整，反向色谱所使用的流动相极性较强，通常为水、缓冲液与甲醇、乙腈等的混合物。溶剂强度取决于有机溶剂的性质和其在流动相中的浓度。采用高溶剂强度、低极性的流动相时可获得较低保留值。固定相的不同也可以导致选择性发生变化，氰基、苯基、C8、C18 等柱的选择性有很大差异，一般应优先考虑 C8、C18 柱，然后是氰基柱，再次是苯基柱。反向色谱的样品流出色谱柱的顺序是极性较强的组分最先被冲洗出，而弱极性组分会在色谱柱上有更强的保留。

柱色谱是在玻璃管或不锈钢管中填入固定相，以流动相溶剂浸润后在上方倒入待分离的溶液，再滴加流动相，利用待分离物质对固定相的吸附力之间的差异来使待分离物质分离。分离主要利用固定相与被分离物质之间产生的物理和化学作用：物理作用来自于固定相表面与溶质分子之间的范德华力，化学作用主要是固定相表面的羟基与待分离物质之间的氢键作用。在柱色谱的过程中，混合样品一般是加在色谱柱的顶端，流动相从色谱柱顶端流经色谱柱，并不断地从柱中流出。由于混合样中的各组分与固定相吸附剂的吸附作用强弱不同，因此各组分随流动相在柱中的移动速度也不同，最终导致各组分按顺序从色谱柱中流出。一般与吸附剂作用较弱的成分先流出，与吸附作用较强的成分后流出。如果分步接收流出的洗脱液，便可达到混合物分离的目的。根据分离机制，常用的柱色谱被分为吸附色谱和分配色谱。其吸附能力与吸附剂颗粒大小及其含水量有关。前者常用氧化铝或硅胶为固定相。后者以硅胶、硅藻土和纤维素为支持剂，以吸收大量的液体为固定相。当加入的洗脱剂流下时，由于不同化合物吸附能力不同，因而以不同的速度沿色谱柱向下流动，继续洗脱时，吸附能力弱的组分随溶剂首先流出。在连续洗脱过程中，不同组分或不同色带就能分别收集，从而达到分离纯化的目的。

纸色谱是以纸为载体的色谱法，又称纸层析法，是依据极性相似相溶原理，利用混合物中各组分在流动相和固定相的分配比（溶解度）的不同而使之分离。固定相实际上是滤纸上吸附的水分（滤纸纤维常能吸 20% 左右的水），流动相则为各种不与水相溶的有机溶剂，当流动相溶剂在滤纸的毛细管的作用下，连续不断地沿着滤纸前进通过滤液细线时，试样中各组分便随着流动相溶剂向前移动，并在流动相和固定相溶剂之间连续一次又一次的分配。结果分配比较大的物质移动速度较快，移动距离较远；分配比较小的物质移动较慢，移动距离较近，试样中各组分分别聚集在滤纸的不同的位置上，从而达到分离的目的（图 2-5）。由此可以看出，纸色谱也属于正相色谱。在条件完全一致的情况，纯化合物在此类色谱中移动的距离是一定的，这个距离与溶剂前沿的距离之比称比移值（R_f 值），可以用来鉴定化合物的纯度或确定两种性质相似的化合物是否为同一物质。

$$R_f = \frac{溶质最高浓度中心至原点中心的距离}{溶剂前沿至原点中心的距离}$$

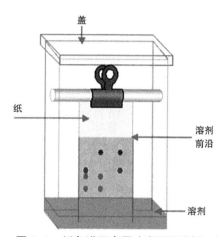

图 2-5　纸色谱示意图（彩图见彩插 1）

影响 R_f 值的因素很多，如薄层的厚度，吸附剂颗粒的大小、酸碱性、活性等级，外界温度和展开剂纯度、组成、挥发性等。所以，要获得重现的 R_f 值就比较困难。为此，在测定某一试样时，最好用已知样品进行对照。分离结束后，将纸取出，待溶剂挥发后，用显色剂或其他适宜方法如紫外灯确定斑点位置。根据组分 R_f 值与已知样比较进行定性。用斑点扫描仪或将组分点取下，以溶剂溶出组分，用适宜方法（如光度法、比色法等）定量。

薄层色谱（thin-layer chromatography，TLC）是将各种固定相涂布在玻璃板或其他支持材料上，取代滤纸条对样品进行分离的方法，属于固—液吸附色谱。其基本原理是利用混合物中各组分在某一物质中的吸附或溶解性能的不同和其他亲和作用性能的差异，使混合物的溶液流经该种物质，进行反复的吸附或分配等作用，从而将各组分分开。与纸色谱一样，这也是一种微量、快速而简单的色谱法。薄层色谱的流动相移动也是基于毛细管原理，溶剂被固定相颗粒间的毛细管吸上，沿固定相移动，并带动样品中各组分向前移动，这个过程称为展开。由于各种化合物的极性不同，吸附能力不相同，在展开剂上移动进行不同程度的解析，根据原点至主斑点中心及展开剂前沿的距离，计算 R_f。化合物的吸附能力与它们的极性呈正比，具有较大极性的化合物吸附较强，因此 R_f 值较小。在给定的条件下（吸附剂、展开剂、板层厚度等），化合物移动的距离和展开剂移动的距离之比是一定的，即 R_f 值是化合物的物理常数，其大小只与化合物本身的结构有关，因此可以根据 R_f 值鉴别化合物。薄层色谱兼备了柱色谱和纸色谱的优点，使用不同厚度的固定相涂层，它可以做甚至 0.01μg 的少量样品的分离，也可以分离多达 500mg 的样品。这个方法特别适用于挥发性较小或较高温度易发生变化而不能用气相色谱分析的物质。现在市场上已有各种制好的薄层板出售，就是在被洗涤干净的玻板上均匀的涂一层固定相（常为硅胶、氧化铝或纤维素）后干燥、活化。尺寸小，涂层薄的用于少量样品的分离（分析色谱）；尺寸大，涂层厚的则常用于大量样品的分离（制备色谱）。操作时先将待分离样品用毛细管点于板上，然后在密闭的层析缸中，用单一或混合溶剂作为流动相，由流动相的毛细作用缓慢地将混合物样品中的不同组分由下而上爬升至板的顶端。因为样品中各组分与固定相的作用力不同，在流动相中溶解度也不同，导致各组分的上升速度有差异而最终在板上形成上下不一的斑点，从而达到分离混合物的目的。待展开剂前沿离顶端约 1cm 附近时，将色谱板取出，干燥后喷以显色剂，或在紫外灯下显色。

质谱（Mass Spectrometer）是一个借助电子测量技术来对带电离子的质量—电荷比率（简称质荷比 M/z）及其丰度进行测量的方法。其基本原理是：利用带电离子的运动轨迹在磁场或电场影响下会发生偏转的现象，在真空中通过改变磁场或电场强度，将质量不同但携带相同电荷的离子分离，并将分离结果检测及记录下来，经处理后就是质谱图。图中的峰则代表质谱仪中形成的离子。由于元素同位素的存在，质谱峰为由一组元素组成相同但同位素组合不同的离子簇形成的峰簇，如 $^{12}CH_3^{35}Cl^+$·，$^{13}CH_3^{35}Cl^+$·，$^{12}CH_3^{37}Cl^+$· 及 $^{13}CH_3^{35}Cl^+$· 即构成一个离子簇峰。质谱测量的是以化合物元素的单一同位素组成的同位素离子形成的峰（monoisotopic peaks），即前述峰簇中的 $^{12}CH_3^{35}Cl^+$·。这是在该同位素离子簇中质量最低的，但通常因其相对丰度为最大而在峰簇中形成基峰。

质谱质量测定的最终目的是通过测量有机化合物中的离子质量，获得其元素组成（分子式），进一步从中获得有关分子结构的信息。其步骤有三：①从对分子离子的测定中获得分子质量，进而获得分子式；②对特定碎片离子或碎片离子系列测定该分子中的官能团；③将上述结果结合以确定分子结构。

质谱技术的核心就是制造离子和检测离子。要在质谱仪上检测到一个有机化合物，前提是这个化合物必须被离子化。早期普遍使用的离子化方法如电子电离（electron ionization，EI）、热喷雾电离（thermospray，TSP）只能测量分子量低于 1000 的化合物，这是因为待测样品的离子化必须在气态完成。而极性高，非挥发性且热不稳定的有机大分子难以气化，因此无法用质谱测量。针对这个问题，人们陆续发展了大气压化学电离、电喷雾电离和基质辅助激光解吸电离技术，这些技术的引入极大地改变了过去对植物提取物中非挥发性的化合物难以进行离子化而无法进行质谱测定的情况，使得对天然化合物，特别是天然大分子进行质谱分析成为可能。它们已日益成为天然产物测定中重要的离子化技术。对于复杂的天然产物混合物，LC–MS 联用能够提供更完全的组分和结构来指导下一步的分离及生物活性检测。更重要的是，质谱在测量离子的准确质量并据此对待测物分子式进行推测进而据此测定其结构方面发挥重要作用。

植物提取物分析中主要使用大气压化学电离及电喷雾电离。现对其进行简要介绍，其他有关质谱的详细介绍，请参考有关专著。

大气压化学电离源（atmospheric pressure chemical ionization，APCI）是在大气压下进行化学电离的离子源。电离源中的离子化是由放射性的射线或电晕针在高电压（4～7kV）下提供的低能电子引发的。就其原理，它也可被称为放电电离或等离子电离。大气压化学电离源采用的是大气中常见的气体如氮气和氧气等。在这个离子化过程中，过量的溶剂分子首先被离子化，然后导致待测物分子的质子化（正离子分析模式）或去质子化（负离子分析模式）。电离时，低能电子首先将反应气体离子化，然后通过一系列复杂的分子—离子反应，将待测物质离子化产生正离子或负离子。以正离子模式为例，反应依下列过程进行：

$R+e^- \rightarrow R^+ +2e^-$（溶剂离子形成）

$R+R^+ \rightarrow RH^+ +R^-$（溶剂质子化）

RH$^+$+M → RMH$^+$（准分子离子形成）

RMH$^+$ → MH$^+$+R（质子化分子形成）

离子化的机制由于离子化方式变化而不同：正离子模式时主要是电荷传递或形成加合离子 [M+H]$^+$，[M+Na]$^+$，[M+NH$_4$]$^+$。溶剂中存在质子或正离子将有助于离子的形成，因此要在溶液中加入微量的酸，一般是 0.1% 的甲酸或乙酸。同样，在使用负离子模式时，溶剂中存在质子或正离子将阻碍负离子的形成。由于负离子模式离子化的机制主要为氢抽提 [M-H]$^-$，电子捕获或负离子加合，因此宜将溶液调为碱性，通常是加入 1mmol 挥发性的碳酸铵盐。与其他电离方法相似，负离子模式的分析灵敏度要低于正离子模式。

操作时，样品溶液进入具有雾化气套管的毛细管，通过毛细管的样品溶液被加热到 350～550℃后在毛细管顶端挥发并气化，雾化套管中提供的氮气会加速这个过程并使气化产物更加平均地在电晕针放电区域分布。氮气的另外一个作用是通过与待测分子的碰撞而打开可能存在的溶剂化待测分子簇（M$_n$）R。加热管外端的电晕针通过尖端放电，使与待测样品相比过量的溶剂分子电离而成为反应气。电离后的反应气进而与样品气态分子碰撞，使样品分子生成准分子离子（图 2-6）。

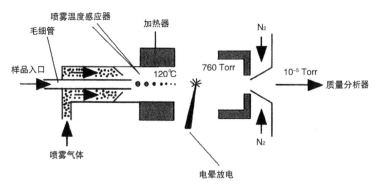

图 2-6　大气压化学电离（APCI）离子源

由于整个电离过程是在大气压条件下完成，使得样品分子和离子之间的碰撞概率大大提高，导致其灵敏度也大大提高。大气中常见的气体如氮和氧或溶剂中的水是电离过程中的反应剂。水分子在正常环境条件下存在的气体中具有最高的质子亲和能，它能迅速捕获质子，在与其他水分子碰撞时又形成一系列离子簇 H_3O^+ $(H_2O)_n$ （$n=0\sim4$）。一旦一个碱性更强（质子亲和能更高）的分子进入 APCI 离子源，质子就会从 H_3O^+ $(H_2O)_n$ 向这个分子转移，进而形成新的离子。正是这个因素，导致了这个方法的高电离效率。因此使用大气压化学电离时，不能使用 100% 的有机物作为溶剂。由于这个方法要求样品分子在进入离子源时必须气化，因而适用于大气压化学电离分析的对象多为小到中等分子量和极性较弱的化合物如链烷烃类、金属卟啉螯合物、多环芳烃及多氯联苯类环境污染物、脂肪酸、甾体化合物及邻苯二甲酸盐，另外就是含杂原子的化合物如尿素衍生物、氨基甲酸酯类以及大多数植物提取物。离子源电离操作模式的选择根据待测样品的性质而定，一般而言，中性或含亲核基团的分子多用正离子模式。酸性化合物则可用负离子模式。有的化合物在两种模式下都可以被离子化，但离子化的方式、效率都不同。一般来说，负离子模式的灵敏度仅为正离子模式的 1/3。因此，应该根据需要来选择使用何种离子化模式。与 EI 相比，大气压化学电离是一个软电离技术。由于这种电离方式缺乏碎片离子产生，它在问世后即被束之高阁，直到串联质谱（MS-MS）技术诞生。现在，液相色谱—大气压化学电离串联质谱（LC-APCI-MS-MS）已成为精确分析混合物结构信息的有效技术。

电喷雾电离源（electron spray ionization，ESI）为离子的生成只能依赖样品的气化的经典质谱技术带来了一场革命。与其他经典的离子源相比，它具有以下优点：①使非挥发性的及具热不稳定性的化合物形成离子；②多电荷离子的形成使人们可以在低质量范围测量高质量分子；③对于携带不同电荷数的高质量分子 M/z 的重复测量，可以使测量精度提高至万分之一以上（0.01% 以上）；④与 LC 的匹配使这两种技术的优势都得到极大发挥；⑤其软电离特性使对蛋白质之类的大分子中的非共价键结合进行考察成为可能；⑥可以直接对无机正、负离子进行分析，从而在测定分子式时提供分子键价态信息。

电喷雾电离源操作时，在输送样品溶液的内径为 0.1mm 的金属毛细管出口端与对应电极之间施加 2～6kV 的高电压，当含有待测物的溶液通过加有高电压的金属毛细管时，溶液中会发生一系列电化学反应。反应产生的电子根据所加电场的极性不同而流向金属毛细管，或被金属毛细管排斥。在溶液中不含活性氧化还原待测物时，溶剂在正离子模式时会发生氧化反应，在负离子模式时则会发生还原反应。在电喷雾过程中，溶液中一种极性离子（比如正离子）随着喷出的雾滴而离去，相反极性的离子（比如负离子）则留在毛细管的溶液中，如果毛细管为金属材料并与高压电源的一极相连，那么留在毛细管中的这些离子会在金属管壁上发生氧化还原反应，例如溶液中的 OH^- 会在金属管壁上发生以下电化学反应：$4OH^- \rightarrow 2H_2O + O_2$，从而使溶液中的负电荷消失，维持喷雾的连续性。

这些氧化还原反应成为溶液中的离子源。在高电场影响下，氧化还原反应产生的离子会向毛细管出口处的液体表面聚集。离子高度聚集于液面的液体最终被电场牵引出毛细管终端而形成一个圆锥状的液体锥，强电场进一步引发锥顶端溶液从锥体分离，从而生成带高电荷的液滴。在低流量（约 5μl/min）下形成的液滴有一个很窄的半径分布，其最大丰度的液滴半径约为 1.5μm。这样一个液滴具有约 10^{-14} 库仑的电荷，约等于 6 万个单电荷离子。在正离子模式，形成的是带正电荷（主要带质子 H^+）的液滴，而在负离子模式，形成的是带负电荷（主要带氢氧基 OH^-）的液滴。所有的这些带电液滴由于库仑力而互相排斥，并在电场作用下向异性电极移动。在加热气体（干燥氮气）的作用下，液滴中的溶剂被汽化而迅速蒸发，导致液滴体积逐渐缩小而雾化。随着液滴体积逐渐缩小，液滴的电荷密度超过其表面张力极限（雷利极限 rayleigh limit），雾滴中高度集中的电荷互相排斥，引发库仑爆炸（coulombic explosion）形成更小的雾滴。如此循环往复，直至溶剂完全蒸发，气态离子形成。一般认为，电喷雾电离源中产生的待测物气态离子并不是在离子源中形成的，而是在溶液中通过酸碱反应形成的。因而整个电离过程可以认为是溶液的脱溶剂（desolvation）过程。由于过程中离子携带的剩余能量被蒸发的溶剂带走，离子原状得以保存，因此这个方法很少产生碎片离子。电喷雾电离源工作原理示意图见图 2-7。

小分子化合物的电喷雾质谱容易得到单电荷离子。生物大分子如蛋白质、多肽和核酸则往往带有多个活性点。如蛋白质、多肽的氨基酸上的氨基易于质子化，DNA 上的磷酸则可被去质子化，在这种情况下，其 ESI 质谱图上就会出现一系列多电荷质谱峰，并且所带电荷数会随分子量的增大而增加。大部分情况下这些多电荷质谱峰为质子加合物所形成，但也会有质子被 Na^+、K^+ 取代而

形成加合物的情况。表 2-1 列出了在 ESI 质谱图中可能出现的各种单电荷及多
离子。

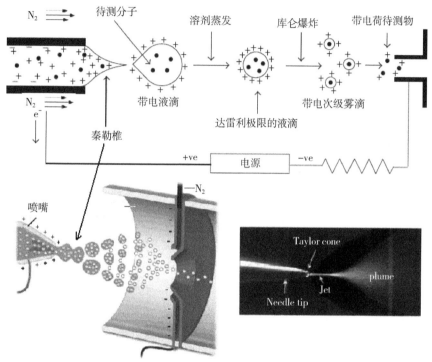

图 2-7 电喷雾电离源工作原理示意图

表 2-1 ESI 质谱图中可能出现的各种单电荷及多离子

质子加合	碱金属离子加合	复合离子加合	负离子
$[M+H]^+$	$[M+Na]^+$	$[M+nH+xNa+yK]^{(n+x+y)+}$	$[M-H]^-$
$[M+nH]^{n+}$	$[M+nNa]^{n+}$	$[M+NH_4]^+$	$[M-nH]^{n-}$
$[nM+H]^+$	$[nM+Na]^+$	$[nM+NH_4]^+$	
	$[M+K]^+$		
	$[M+nK]^{n+}$		
	$[nM+K]^+$		

电喷雾电离的特征之一是可生成带复合电荷的离子而不发生碎裂，这样可
将质荷比降低到各种不同类型的质量分析仪都能检测的程度。对生物大分子进

行测量时，选择相应的正离子或负离子检测，就可得到不同的多电荷离子峰。由于这种多电荷离子峰的形成，使得在低解析能力、低质量范围的质谱仪上测量有机大分子的质量成为可能，从而大大扩张了质谱在生命科学领域的应用。通过检测离子带电状态，可计算离子的真实分子量。同时，因同位素峰间的质荷比差与带电数相对应，解析分子离子的同位素峰也可确定带电数和分子量。通过数据处理系统或通过公式计算，从这些多电荷离子的 M/z 可以计算出该离子的单电荷质量即 [M+H]$^+$ 或 [M−H]$^-$ 值。这个计算过程称为电荷倒算。现在的质谱仪附带的质谱数据处理软件都有这个功能，能够对于获得的质谱图直接进行处理并给出详细结果。

4. 天然香豆素的色谱纯化

由于香豆素类化合物的物理化学特性与其官能团如羟基、甲氧基、甲基或其他烃基在分子中的位置密切相关，因此在分离粗制品时依其官能团分组分离并不困难。但是，这些结构类似的各个化合物分离是一个颇具挑战性的任务，在进行样品提纯制备时，制备色谱就成为必不可少的工具。样品制备可以选用柱色谱梯度淋洗，通过逐渐改变流动相极性来达到使样品分离的目的。使用薄层色谱则需要通过多次改变流动相极性将样品带展开，也可以将这两个方法组合使用。如果使用分析薄层色谱，在紫外灯检测下，可以对柱色谱的分离产品进行验证。色谱中常用于分离香豆素类化合物的固定相有硅胶、键合硅胶（C8、C18、CN 等）、氧化铝、硅酸镁等。分离纯化呋喃香豆素类化合物可以用填充氧化铝的柱子，也可以在硅胶柱上进行，前者的洗脱剂可以是石油醚、石油醚—氯仿（2∶1）混合液、氯仿以及不同比例的氯仿—乙醇混合液。在洗脱时，逐渐增加有机相的比例可以逐次将香豆素类化合物中的疏水组分洗出。

伞形科独活苍耳果实中的补骨脂素可以用重力色谱柱来分离，在填充 230 ~ 400 目硅胶的玻璃柱上进行。洗脱溶剂依次为：①苯—乙酸乙酯，淋洗梯度为 12.5% ~ 77.5%；②苯—乙酸乙酯（17∶3）。色谱分离后获得的纯化物再进一步在 96% 的乙醇中重结晶。在用 CC 和 TLC 分离独活中的香豆素类混合物的研究中，正己烷—乙酸乙酯被用于柱色谱梯度洗脱，其比例为 99∶1 至

80 : 20。收集到的组分再进一步使用制备 TLC，以 3 : 1 的正己烷—乙酸乙酯洗脱即获得异佛手柑内酯和茴芹香豆素纯品。而以 4 : 4.2 的正己烷—乙酸乙酯洗脱的组分则含佛手柑内酯，用甲苯—乙酸乙酯洗脱的部分则含异虎耳草素和牛防风素。使用硅胶柱和石油醚—丙酮梯度淋洗，从氯仿的白芷根提取液的粗提物中也分离到呋喃香豆素。在使用硅胶柱分离的研究中，白芷根二氯甲烷粗提物的梯度淋洗使用正己烷—乙酸乙酯，获得的组分包括异欧前胡素、欧前胡素、异欧前胡素、比克白芷醚、别异欧芹属素乙等。Razavi 等人建立了一个从伞形科植物 *Prangos uloptera* 叶片中使用真空液相色谱在硅胶柱上分离氧化前胡内酯的方法。梯度淋洗使用正己烷—乙酸乙酯混合物，其组分依次为（100、99 : 1、95 : 5、90 : 10、80 : 20、60 : 40、40 : 60、20 : 80、100），最后以甲醇冲洗。浓缩后的组分用硅胶制备 TLC，以丙酮—氯仿（5 : 95）进行纯化。Rojas-Lima 等人从 *dorstenia species* 中提取呋喃香豆素的工作中，硅胶柱（230 ~ 400 目）被用于分离己烷提取物粗品。其中的补骨脂素以 1 : 1 洗脱，佛手柑内酯、补骨脂素、7- 羟基香豆素则使用正己烷—乙酸乙酯混合物梯度淋洗。而氯仿提取物中的补骨脂素、补骨脂素二聚体和 7- 羟基香豆素则以己烷—氯仿洗脱，以甲醇提取的极性组分则以吡啶和乙醚乙酰化后获得了一个新的香豆素化合物。另一个适用于柱色谱的是硅酸镁载体（10 ~ 200 目），Skalicka 等利用二氯甲烷—乙酸乙酯（0 ~ 50%）梯度洗脱，从 *alsaticum L.* 和 *P.cervaria L.* 果实中以石油醚提取呋喃香豆素。Suzuki 等人则用同样的固定相对佛手柑油进行了分离。

由于香豆素类化合物具有紫外吸收的特点，使用薄层色谱对其分离的优势就是分离时能够用荧光—紫外灯实时检测，如果使用氢氧化钾的乙醇—水溶液或氨气对薄板进行处理，则可以使谱带显色。这种色带在荧光下的差别虽然不能精确提供香豆素类化合物的结构，但可以揭示其主要官能团为何种基团。Manthey 等人使用制备薄层色谱对葡萄柚果汁中的呋喃香豆素提取物进行了分离，使用的是含有荧光指示剂的硅胶薄层色谱板，展开溶剂依次为正己烷—乙酸乙酯混合物（体积比为 3 : 1 到 2 : 3）、氯仿、氯仿—甲醇（95 : 5）及苯—丙酮（9 : 1），含有呋喃香豆素的谱带以丙酮提取。Celeghini 等人使用荧光显色技术，对展开后的硅胶薄层色谱板喷洒 5% 的 KOH 乙醇溶液，在 366nm 的紫外光下对谱带进行识别。由于其结构相似，Bogucka-Kocka 报道了一个用二维

TLC 分离独活苍耳果实中呋喃香豆素的方法：载有样品的硅胶板依次用苯—氯仿—乙腈（1:1，v/v，5%）或载有样品的硅胶板依次用苯—氯仿—乙酸乙酯（1:1，v/v，5%）展开，再用苯—乙酸乙酯在另一方向展开，在喷洒 0.5% 的 KI 溶液后，色谱带在紫外光或日光下可见。薄层色谱的一个优势是多维分离，即吸附在固定相上的待测物可以使用不同极性的溶剂在不同方向展开。由于溶剂易于从展开后的薄层色谱板上挥发，换一种溶剂从另一个方向展开就比较容易，使某些在一维色谱上不易分开的香豆素提取物能够进一步被分离，因此在分离天然香豆素化合物提取物中具有特别的优势。

硅胶是使用最多的固定相，然而，由于溶剂不易选择，很少有人将其用于二维 TLC 分离香豆素类化合物。Härmälä 等人提出了一个用硅胶作为固定相、用二维 TLC 从当归属植物中成功分离 16 种香豆素类化合物的方法：在第一维以 100% 的氯仿为展开溶解，而第二维使用体积比为 30/70 的乙酸乙酯 / 正己烷。为使 TLC 能同时用正相和反相溶剂展开，需要使用表面经化学修饰的硅胶作为固定相。就香豆素类化合物而言，使用最多的是二醇和氰丙基键合的硅胶。Waksmundzka-Hajnos 等人使用二醇键合硅胶分离 10 个呋喃香豆素标准物的方法是：首先将样品用 100% 的异丙醚正相展开两次，样品混合物此时获得三个主要的谱带；然后再用含 1% 甲酸的 10% 甲醇水溶液反相垂直展开，最终获得 10 个呋喃香豆素标准物的完全分离。但其缺点是反相展开的柱效较低，导致含羟基的呋喃香豆素拖尾，其原因是二醇键合硅胶的表面羟基性质与硅胶相差无几，因此鉴于流动相中的水作用时造成拖尾，在流动相中加入甲酸可以减小拖尾，但不能完全消除这个现象。将同样方法用于氰丙基键合的硅胶，拖尾现象得到完全消除。作者还考察了其他反相固定相材料，在使用 RP-18W 为固定相时，先以 55% 的甲醇水溶液对样品进行反向展开，样品被分为两个谱带：含羟基的香豆素和呋喃香豆素。然后再用 35% 乙酸乙酯 / 正己烷正相展开三次，由此获得的分离要优于使用二醇键合硅胶。这个方法被成功用于分离 H. sibiricum 果实中的呋喃香豆素提取物，并从中鉴定出 7 个此类物质。

Waksmundzka-Hajnos 等人使用正相 HPLC，以含 0.1% 乙酸乙酯及 0.1% 甲酸的氯仿为流动相，用紫外检测器在 250nm 对从三种不同芹菜中提取的补骨脂素、佛手柑内酯、花椒毒素及异茴芹灵成功进行了分离分析。但对于呋喃香豆素而言，应用反相 HPLC 的例子似乎更多。例如，上述作者就使用反向 HPLC，在 C18 固定相上用甲醇—水梯度洗脱对防风果实中提取的呋喃香豆素进行了定量分析。Giannetti 及其同事则用配有光电二极管列阵紫外检测器的系统，使用 C18 柱对佛手果实中的佛手柑内酯和佛手柑素进行了测定。Wang 等人则用同样的系统分离了我国不同产地白芷中的佛手柑内酯和欧前胡素。同样，使用 C8 Shim-pack CLC-ODS 柱，以 55∶45 乙腈 / 水洗脱，用紫外检测器监测 223nm 处的吸收。Cardoso 等人分离了若干补骨脂素衍生物。使用同样的条件，Pires 等人测定了呋喃香豆素、Bartnik 等人建立了一个快速灵敏的 HPLC 方法测定前胡甲醇提取物中的呋喃香豆素类物质。所用柱子为填充 5μm Hypersil ODS C18A 的液相色谱微预柱，流动相为水—甲醇。另外，用于分析草木樨提取物中的香豆素类化合物的反向 HPLC 流动相包括含 0.01% 磷酸的水、甲醇和乙腈。

超高效液相色谱（ultra performance liquid chromatography）是近年来迅速发展的一个新型色谱技术。这个基于使用超细粒径固定相的方法具有分析速度快、分离效率高、分析灵敏度增高和流动相消耗低等特点。与传统 HPLC 相比，其分析速度可以提高约 10 倍，高柱效导致的更高分离能力使得其定性能力进一步提高。这个方法也已被用于香豆素类化合物的分离分析。Skalicka-Wozniak 等人即使用装填 1.7μm BEH C18 固定相的不锈钢柱，在配置 DAD 检测器的 Waters Acquity Ultra Performance LC 系统上用反相 UPLC 分离了 *Peucedanum alsaticum* 和 *P. cervia* 中提取的呋喃香豆素类物质，检测波长为 320nm。

Desmortreux 等人报道了一个用超临界色谱分离柠檬精油中呋喃香豆素类化合物的实例，他们筛选了许多不同的固定相及分析参数，最终确定呋喃香豆素类化合物在五氟苯基 pentafluorophenyl（PFP）phase（Discovery HS F5）固定相上可以获得最好的分离。所用流动相是 CO_2-EtOH 90∶10（v/v）。在测定的标准物中，佛手内酯是所有呋喃香豆素类化合物中最后被洗脱的。他们的实验表明，超临界色谱十分适用于分离柠檬精油中补骨脂素类化合物，可以在最短时间内分离最大数目的待测组分，同时在梯度洗脱后的系统再平衡所需时间最短。由于流动相中没有水分，使得与传统 HPLC 相比，固定相与待分离物间的各种相互作用不受水分子干扰而使得分离更容易实现，故这个方法成为分离此类化合物的首选。

高效液相色谱与质谱联用（LC-MS），已成为植物化学研究中日益重要的分离分析技术。在这个技术中，高效液相色谱的作用是对待测化合物的混合物进行分离，而质谱则用于对分离后的各个组分进行结构鉴定。香豆素类化合物可以形成正离子，也可以形成负离子，因而理论上用正、负离子模式都可以对其进行检测。但负离子模式产生的信号要低于正离子模式，且其信噪比要比后者低很多，故除非别无选择，正离子模式仍是最佳的选择。Yang 等人发展了一个用于快速分析花椒毒素、补骨脂素、异虎耳草素、5—甲氧补骨脂素和佛手柑内酯的 LC-MS 方法。在北沙参提取物中，以茴芹苦素作为内标物进行测定。色谱分离是在 C18 柱上，以含乙酸胺的水及甲醇（30/70，v/v）进行。质谱离子源为在正离子模式下操作的电喷雾，检测则采用串联质谱—质谱技术，对待测化合物前体离子和裂解产物离子进行测量。具体为：花椒毒素 217.1/202.1；补骨脂素 187.12/131.1；异虎耳草素 247.1/217.0；茴芹苦素 247.1/231.1。同样，Zheng 等人也报道了一个使用 HPLC-ESI-MS/MS 定量测定杭白芷（$radix$ $angelicae$ $dahuricae$）中包括呋喃香豆素的 11 个香豆素类化合物的方法，实验结果表明，使用 ESI 的正、负离子模式皆能使待测物离子化，但正离子模式更为灵敏。在这种模式下，所有香豆素类化合物均观察到其特征离子 $[M+H]^+$、$[M+Na]^+$、$[M+NH_4]^+$、$[M+K]^+$ 及碎片离子 $[M+H-CO]^+$、$[M+H-C_5H_9O]^+$、$[M+H-C_5H_8]^+$、$[M+H-C_5H_8-CO]^+$、$[M+H-C_5H_8-CO_2]^+$、$[M+H-CH_3]^+$。Yang 提出了一个使用 LC-MS 测定北沙参中 40 个线性补骨脂素类化合物及其衍生物的方法。首先使用 10 个香豆素类化合物标准物获得其保留时间及质谱碎片离子特征，继而在相同的条件下对北沙参提取物进行分析。使用的为三重四极杆线性离子阱质谱仪，离子扫描模式则为两种可以选择性检测特定离子的方式：前体扫描信息增强及获取数据的多离子监测产物离子模式用以获得前体离子，次级碎片离子及保留时间数据，依据相关信息增强及获取数据的多离子监测产物离子模式则用于获得质谱—质谱产生的次级碎片离子补充数据以进一步进行结构分析。这个组合方式在未知香豆素及其糖基结构测定方面显示出极大的优势，从而使准确测定药用植物中的微量香豆素类化合物变得不再困难。

HPLC 特征指纹谱图技术是近年来发展起来的定性比较和鉴别药用植物中

的成分及相对关系的一个有用方法。用这个技术可以系统比较药用植物中的各种成分及其相对含量关系。在微量香豆素类化合物的 HPLC 特征指纹谱图和结构测定方面，Kang 等人建立了一个 HPLC/DAD/ESI-MSn 方法，以电子喷雾—离子阱质谱仪测定白芷根中的微量呋喃香豆素化合物，获得了 20 个呋喃香豆素化合物的 HPLC 特征指纹谱图鉴别了其结构。证明不同来源的白芷根样品具有相似的 HPLC 特征指纹谱图。这个方法可以用于对样品进行质量控制。

　　目前，香豆素类天然产物提取、分离及纯化技术发展迅速。现代化提取分离技术的应用可以改变我国天然产物开发层次低、生产方式粗放、技术落后的状况，对提高天然药物制剂质量，加快新药开发，改造和提升传统中药行业有着重要意义，有利于促进天然提取物产品质量标准全面与国际标准接轨。

参考文献

[1]　Sticher O.Natural product isolation. Nat Prod Rep,2008,25(3):517–554.

[2]　Bucar F, Wube A, Schmid M. Natural product isolation––how to get from biological material to pure compounds. Nat Prod Rep,2013,30(4):525–545.

[3]　Hasan MM, Bashir T, Bae H. Use of Ultrasonication Technology for the Increased Production of Plant Secondary Metabolites. Molecules,2017,22(7): pii: E1046.

[4]　Delazar A, Nahar L, Hamedeyazdan S, et al. Microwave assisted extraction in natural products isolation. Methods Mol Biol,2012,864: 89–115.

[5]　Sun H, Ge X, Lv Y, et al. Application of accelerated solvent extraction in the analysis of organic contaminants, bioactive and nutritional compounds in food and feed. J Chromatogr A, 2012,1237:1–23.

[6]　Huang Z, Shi XH, Jiang WJ. Theoretical models for supercritical fluid extraction. J Chromatogr A,2012,1250:2–26.

[7]　Lozhkin AV,Sakanyan EI. Structure of chemical compounds, methods of analysis and process control. Natural coumarins: methods of isolation and analysis. Pharm Chem J,2006, 40(6): 337–346.

[8]　Głowniak K. Investigation and isolation of coumarin derivatives from polish plant material.

Poland: Dissertation, Medical University, Lublin, 1988.

[9]　Waksmundzka-Hajnos M, Petruczynik A, Dragan A, et al. Influence of the extraction mode on the yield of some furanocoumarins from Pastinaca sativa fruits. J Chromatogr B, 2004,800(1–2): 181–187.

[10]　Waksmundzka-Hajnos M, Petruczynik A, Hajnos MŁ, et al. Two-dimensional thin-layer chromatography of selected coumarins. J Chromatogr Science,2006,44(8): 510–517.

[11]　Martino E, Ramaiola I, Urbano M, et al. Microwave-assisted extraction of coumarin and related compounds from Melilotus officinalis (L.) Pallas as an alternative to Soxhlet and ultrasound-assisted extraction. J Chromatogr A,2006,1125(2): 147–151.

[12]　Razavi SM, Zahri S, Motamed Z, et al. Bioscreening of Oxypeucedanin, a Known Furanocoumarin. Iranian J Basic Med Sci,2010,13(3): 133–138.

[13]　Celeghini RMS, Vilegas JHY, Lanças FM. Extraction and Quantitative HPLC Analysis of Coumarin in Hydroalcoholic Extracts of Mikania glomerata Spreng. ("guaco") Leaves. J Braz Chem,2001,12(6): 706–709.

[14]　Wang TT, Jin H, Li Q, et al. Isolation and Simultaneous Determination of Coumarin Compounds in Radix Angelica dahurica. Chromatogr,2007,65(7–8):477–481.

[15]　Zheng X, Zhang X, Sheng X, et al. Simultaneous characterization and quantitation of 11 coumarins in Radix Angelicae Dahuricae by high performance liquid chromatography with electrospray tandem mass spectrometry. J Pharm Biomed Anal,2010,51(3): 599–605.

[16]　Coskun O. Separation techniques: Chromatography. North Clin Istanb,2016, 3(2):156–160.

[17]　Asnin L. Adsorption models in chiral chromatography. J Chromatogr A,2012,1269(24):3–25.

[18]　Cheng SC, Huang MZ, Shiea J. Thin layer chromatography/mass spectrometry. J Chromatogr A,2011, 1218(19):2700–2711.

[19]　Snyder DT, Pulliam CJ, Ouyang Z, et al. Miniature and Fieldable Mass Spectrometers: Recent Advances. Anal Chem,2016,88(1):2–29.

[20]　Li DX, Gan L, Bronja A, et al. Gas chromatography coupled to atmospheric pressure ionization mass spectrometry (GC–API–MS): review. Anal Chim Acta,2015,891:43–61.

[21]　Szterk A, Roszko M, Cybulski A. Determination of azaarenes in oils using the LC–APCI–

MS/MS technique: new environmental toxicant in food oils. J Sep Sci,2012,35(21):2858–2865.

[22] Seemann B, Alon T, Tsizin S, et al. Electron ionization LC–MS with supersonic molecular beams––the new concept, benefits and applications. J Mass Spectrom,2015, 50(11):1252–1263.

[23] Lozhkin AV, Sakanyan EI. Structure of chemical compounds, methods of analysis and process control. Natural coumarins: methods of isolation and analysis. Pharm Chem J,2006,40(6): 337–346.

[24] Piao XL, Park IH, Baek SH, et al. Antioxidative activity of furanocoumarins isolated from Angelicae dahuricae. J Ethnopharmacol,2004,93(2–3): 243–246.

[25] Razavi SM, Zahri S, Motamed Z, et al. Bioscreening of Oxypeucedanin, a Known Furanocoumarin. Iranian J Basic Med Sci,2010,13(3): 133–138.

[26] Rojas–Lima S, Santillan RL, Dominguez MA, et al. Furocoumarins of three species of the genus Dorstenia. Phytochem,1999,50(5): 863–868.

[27] Skalicka–Woźniak K, Mroczek T, Garrard I, et al. Isolation of the new minor constituents dihydropyranochromone and furanocoumarin from fruits of Peucedanum alsaticum L. by high–speed counter–current chromatography. J Chromatogr A,2009,1216(30):5669–5675.

[28] Suzuki K, Ubukata T, Yokoyama Y. Dual–mode fluorescence switching of photochromic bisthiazolylcoumarin. Chem Commun (Camb),2012,48(5):765–767.

[29] Lozhkin AV, Sakanyan EI. Structure of chemical compounds, methods of analysis and process control. Natural coumarins: methods of isolation and analysis. Pharm Chem J,2006,40(6): 337–346.

[30] Manthey JA, Myung K, Martens–Talcott S, et al. The isolation of minor–occuring furanocoumarins in grapefruit and analysis of their inhibition of CYP3A4 and p–glycoprotein transport of talinolol from CACO–2 cells. Proc Fla State Hort Soc,2006,119:361–366.

[31] Waksmundzka–Hajnos M, Petruczynik A, Hajnos ML, et al. Two–dimensional thin–layer chromatography of selected coumarins. J Chromatogr Sci,2006,44(8):510–517.

[32] Gadzikowska M, Petruczynik A, Waksmundzka–Hajnos M, et al. Two–dimensional planar

chromatography of tropane alkaloids from Datura innoxia Mill. J Planar Chromatogr, 2005,18(102):127–131.

[33] Härmälä P, Botz L, Sticher O, et al. Two–dimensional planar chromatographic separation of a complex mixture of closely related coumarins from the genus Angelica. J Planar Chromatogr,1990,3: 515–520.

[34] Ciesla Ł, Waksmundzka–Hajnos M. Two–dimensional thin–layer chromatography in the analysis of secondary plant metabolites. J Chromatogr A,2009,1216(7): 1035–1052.

[35] Waksmundzka–Hajnos M,Sherma J. High Performance Liquid Chromatography in Phytochemical Analysis. Taylor & Francis Group, 2011:513–534.

[36] Giannetti V, Mariani MB, Testani E, et al. Evaluation of flavonoids and furocoumarins in bergamot derivatives by HPLC–DAD. J Commodity Sci Technol Quality,2010,49(1):63–72.

[37] Cardoso CAL, Honda NK, Barison A. Simple and rapid determination of psoralens in topic solutions using liquid chromatography. J Pharm Biomed Anal,2002,27(1–2):217–224.

[38] Pires AE, Honda NK, Cardoso CAL. A method for fast determination of psoralens in oral solutions of phytomedicines using liquid chromatography. J Pharm Biomed Anal,2004,36(2): 415–420.

[39] Bartnik M, Głowniak K. Furanocoumarins from Peucedanum tauricum Bieb. and their variability in the aerial parts of the plant during development. Acta Chromatogr,2007, 18(18):5–14.

[40] Zhao YY, Wu SP, Liu S, et al. Ultra–performance liquid chromatography–mass spectrometry as a sensitive and powerful technology in lipidomic applications. Chem Biol Interact,2014,220:181–192.

[41] Skalicka–Woźniak K, Mroczek T, Garrard I, et al. Isolation of the minor and rare constituents from fruits of Peucedanum alsaticum L. using high–performance counter-current chromatography. J Sep Sci,2012,35(7):790–797.

[42] Desmortreux C, Rothaupt M, West C, et al. Improved separation of furocoumarins of essential oils by supercritical fluid chromatography. J Chromatogr A,2009,1216(42):7088–7095.

[43] Yang W, Feng C, Kong D, et al. Simultaneous and sensitive determination of xanthotoxin,

psoralen, isoimpinellin and bergapten in rat plasma by liquid chromatography−electrospray ionization mass spectrometry. J Chromatogr B,2010,878(5−6):575−582.

[44] Drasar P, Moravcova J. Recent advances in analysis of Chinese medical plants and traditional medicines. Analyt Technol Biomed Life Sci,2004,812(1−2):3−21.

[45] Kang J, Zhou L, Sun J, et al. Chromatographic fingerprint analysis and characterization of furocoumarins in the roots of Angelica dahurica by HPLC/DAD/ESIMSn technique. J Pharm Biomed Anal,2008,47(4−5):778−785.

第三章 香豆素类化合物的人工合成

香豆素是广泛存在于自然界中的内酯类化合物，由于其良好的光学特性和重要作用，目前已广泛应用于农业、工业、医药等领域，尤其在制药行业中常被用作中间体和药物，全世界每年用量超过 1000 吨。通过对天然存在的香豆素化合物进行构效研究，合成并筛选出高效低毒的香豆素类先导化合物已成为药物研发工作的重要方向之一。因此，如何降低成本、提高香豆素的产率成为关键问题。自从 1868 年首次合成香豆素以来，人们对香豆素化合物的人工合成进行了不断研究探索，开辟了多条合成路线。与此同时，将不同基团引入香豆素化学结构中，经过结构修饰合成一系列具有药物活性的香豆素类先导化合物，在新型药物创制中有着重要的研究价值。

1. 合成香豆素及其衍生物的传统方法

香豆素类衍生物的化学合成基本是用取代酚或取代水杨酸等进行成环反应，形成苯并吡喃酮母核即香豆素的母核。香豆素母核的构建方法有 Perkin 反应、Knoevenagel 反应、Pechmann 缩合反应、Michael 加成反应、Witting 反应等。

1.1 Perkin 反应

Perkin 反应又称普尔金反应，由不含有 α–H 的芳香醛（如苯甲醛）在强碱弱酸盐（如碳酸钾、醋酸钾等）的催化下，与含有 α–H 的酸酐（如乙酸酐、丙酸酐等）所发生的缩合反应，并生成 α，β- 不饱和羧酸盐，后者经酸性水解即可得到 α，β- 不饱和羧酸。1868 年，英国化学家 William Henry Perkin 首次用水杨醛和乙酸酐为原料，在乙酸钠存在下环合加成得到香豆素 1（Scheme 1），见图 3-1。

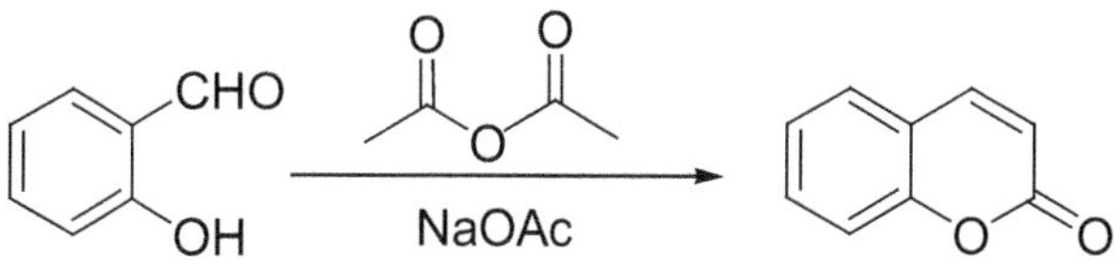

Scheme 1

图 3-1 Perkin 反应产生香豆素 1

近年来，Perkin 法合成香豆素的研究主要集中在优良催化剂的开发和工艺条件改进等方面，使香豆素的产率逐渐提高。尽管 Perkin 反应存在着反应时间长、温度高等不足，但其原料易得、反应条件易控制、产率也较理想，仍为工业所普遍采用。

在 Perkin 反应中，利用含供电基团的水杨醛（如 4-N, N- 二乙氨基水杨醛）做原料时，合成香豆素的产率较低，可用 Knoevenagel 反应在醇类溶剂中通过该水杨醛与苯乙腈缩合得到 3- 苯基香豆素，产率较高。

1.2 Knoevenagel 反应

Knoevenagel 反应是指醛或酮在弱碱（胺、吡啶等）催化下，与具有活泼 α- 氢原子的化合物缩合的反应。1885 年，德国化学家 Arthur Hantzsch 用乙酰乙酸乙酯、苯甲醛与氨反应，生成了对称的缩合产物 2,6- 二甲基 -4- 苯基 -1, 4- 二氢吡啶 -3, 5- 二甲酸二乙酯和少量的 2，4- 二乙酰基 -3- 苯基戊二酸二乙酯。1894 年，德国化学家 Emil Knoevenagel 对该反应做了进一步研究，发现任何一级和二级胺都可以促进反应进行；反应可以分步进行；而且丙二酸酯可以代替乙酰乙酸乙酯作为活性的亚甲基化合物。

利用 Knoevenagel 反应，在碱（如吡啶、哌啶、氨、伯胺或仲胺等）的催化下，由水杨醛和含有活泼亚甲基的乙酸衍生物（如乙酰乙酸、丙二酸、氰基乙酸及其酯类化合物等）反应，得到 3- 取代香豆素 2（如 3- 芳基、3- 芳酰基、3- 腈香豆素 3 ～ 5）（Scheme 2），见图 3-2。

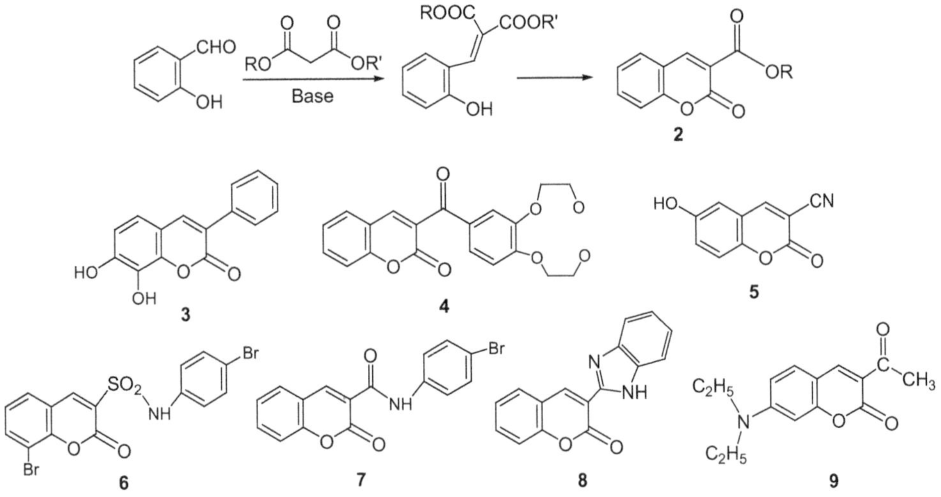

Scheme 2

图 3-2　Knoevenagel 反应产生 3- 取代香豆素 2

　　近年来，越来越多的新化合物通过该方法合成，如 Reddy 等分别以水杨醛和苯胺磺酰醋酸或苯胺磺酰醋酸甲酯、水杨醛和 3- 苯氨基 -3- 羰基丙酸或 3- 苯氨基 -3- 羰基丙酸甲酯为原料合成了具有抗癌活性的香豆素 -3-（N- 芳基）磺酰胺 6 及香豆素 -3-（N- 芳基）羧酰胺 7；Christie 等以水杨醛和 2- 氰甲基苯并咪唑为原料合成了系列荧光染料 3-（2′- 苯并咪唑）香豆素 8；王涛等以 4- 二乙氨基水杨醛和乙酰乙酸乙酯为原料合成了 3- 乙酰基 -7- 二乙氨基香豆素 9（Scheme 3）。

　　Song 等以水杨醛和 Meldrum 酸为原料，在乙醇中回流 2h，合成了香豆素 -3- 羧酸 10（图 3-3），但以水杨醛和 Meldrum 酸却不能得到 4- 烷基 - 香豆素 -3- 羧酸。为此，他们又以邻羟基苯甲酮为原料，先与氨反应得到中间体 11，再将 11 与 Meldrum 酸反应得到目标产物 12（Scheme 4），见图 3-4，该反应虽然产率不高，但在探索酮类代替醛类发生 Knoevenagel 反应上做了有益的尝试。

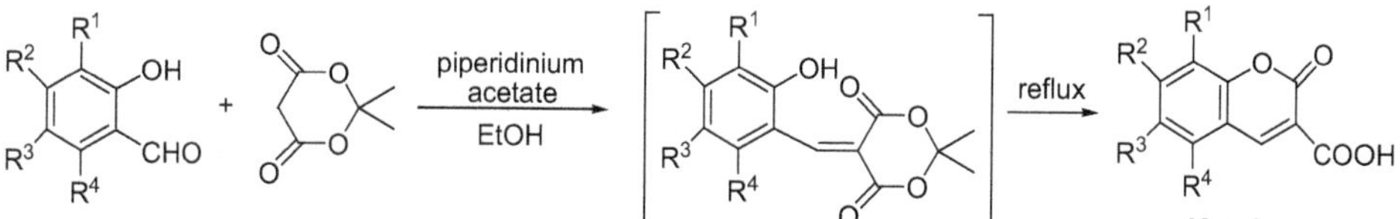

10 a~i
61%~98%

10a: $R^1=R^2=R^3=R^4=H$　10b: $R^1=R^3=R^4=H$, $R^2=Et_2N$　10c: $R^1=R^3=R^4=H$, $R^2=MeO$
10d: $R^1=R^3=R^4=H$, $R^2=OH$　10e: $R^1=R^3=H$, $R^2=MeO$, $R^4=MeO$　10f: $R^1=R^2=R^4=H$, $R^3=Cl$
10g: $R^1=R^2=R^4=H$, $R^3=Br$　10h: $R^1=R^2=R^4=H$, $R^3=NO_2$　10i: $R^2=R^4=H$, $R^1=MeO$, $R^3=NO_2$

Scheme 3
图 3-3　Knoevenagel 反应产生香豆素 -3- 羧酸 10

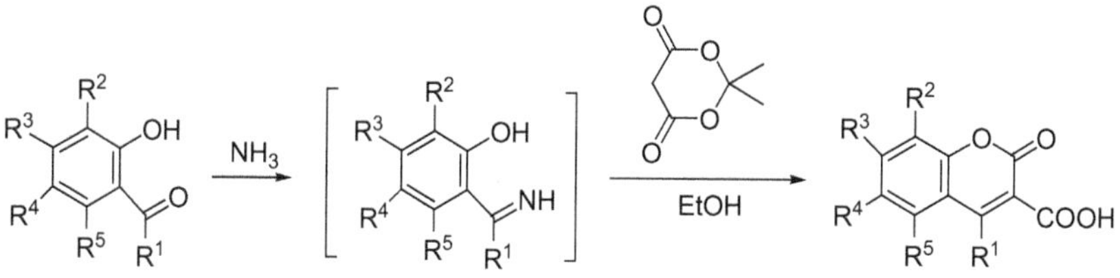

11　**12 a~g**
51%~66%

12a: $R^1=Me$, $R^2=R^3=R^4=R^5=H$　12b: $R^1=Me$, $R^2=R^4=R^5=H$, $R^3=F$　12c: $R^1=Me$, $R^2=R^3=R^5=H$, $R^4=Cl$
12d: $R^1=Me$, $R^2=R^4=R^5=H$, $R^3=MeO$　12e: $R^1=Et$, $R^2=R^3=R^4=R^5=H$　12f: $R^1=n\text{-}Pr$, $R^2=R^3=R^4=R^5=H$
12g: $R^1=2\text{-}PhEt$, $R^2=R^3=R^4=R^5=H$

Scheme 4
图 3-4　Knoevenagel 反应产生香豆素类化合物

开发高效又能在温和条件下使用的催化剂也是目前有机合成领域引人注目的一个研究方向。Bigi 等通过水杨醛和丙二酸在蒙脱土 KSF 催化条件下，以 89% ～ 92% 的产率环化合成了香豆素 -3- 羧酸，该催化剂廉价易得、易回收。Angelescu 等研究了水杨醛与丙二酸二乙酯分别在 Mg-Al、Mg-Al+Ln（Ln=Dy，Gd）及 Li-Al 混合氧化物为催化剂条件下的反应。该方法简便、高效且在无溶剂条件下反应，符合绿色化学的要求。

Watson 等先将乙基丙二酸酯与 Wang 树脂结合，再让其与水杨醛发生 Knoevenagel 缩合，最后得到香豆素 -3- 羧酸 13（Scheme 5），见图 3-5。该固相合成方法不良反应少、便于分离，但由于需要在反应前引入大分子、反应后去掉大分子，因此，反应步骤较多，反应时间较长。

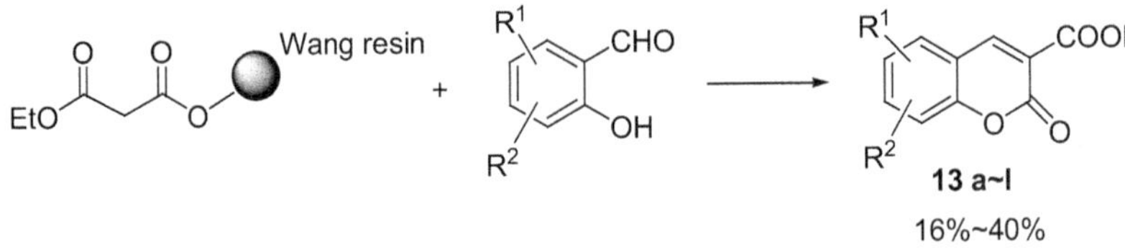

13a: R^1=R^2=H   13b: R^1=3-Cl, R^2=H   13c: R^1=3-MeO, R^2=H   13d: R^1=3-Br, R^2=5-Br

13e: R^1=4-OH, R^2=H   13f: R^1=4-MeO, R^2=H   13g: R^1=4-MeO, R^2=6-MeO   13h: R^1=5-Br, R^2=H

13i: R^1=5-MeO, R^2=H   13j: R^1=5-Cl, R^2=H   13k: R^1=3-I, R^2=5-I   13l: R^1=3-Br, R^2=5-Cl

Scheme 5

图 3-5　Knoevenagel 反应产生香豆素 –3– 羧酸 13

1.3　Pechmann 缩合反应

　　由于一些取代水杨醛的合成比较困难，利用 Perkin 反应和 Knoevenagel 反应合成香豆素受到一定限制，此时可利用酚和 β– 酮酸（或酮酸酯）在酸性条件下反应合成香豆素类化合物，该反应由德国化学家 Hans von Pechmann 发现并首先报道，因此称为 Pechmann 缩合反应（Pechmann condensation）。如在酸催化下，苯酚与 β– 酮酸酯反应得到香豆素类化合物 14（Scheme 6），见图 3–6，该反应由于使用最简单的起始原料，并有很好的收率而获得广泛的运用，同时还是合成 4– 取代香豆素的重要方法。

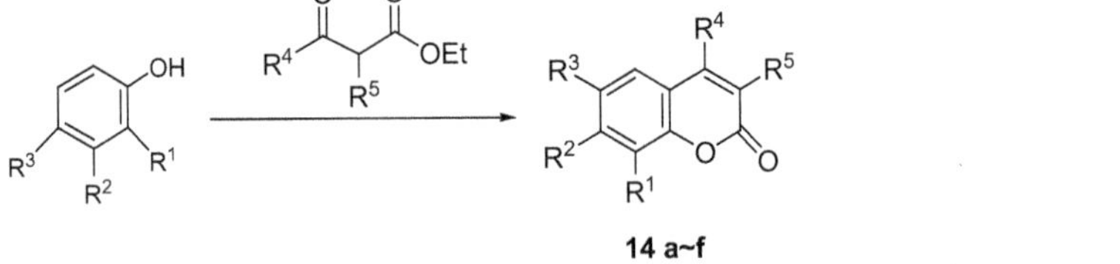

14a: R^1=R^3=R^4=H, R^2=OH, R^5=Ph   14b: R^1=R^2=R^3=R^5=H, R^4=CH$_3$ 14c: R^1=R^4=CH$_3$, R^2=R^3=R^5=H

14d: R^2=R^4=CH$_3$, R^1=R^3=R^5=H   14e: R^3=R^4=CH$_3$, R^1=R^2=R^5=H   14f: R^1=NO$_2$, R^2=R^3=R^5=H, R^4=CH$_3$

Scheme 6

图 3-6　Pechmann 缩合反应产生香豆素类化合物 14

　　但是，该反应合成香豆素通常是在浓硫酸的催化下进行的，浓硫酸虽然廉价，但存在着选择性差、容易发生不良反应、产率低、腐蚀设备、污染环境、不能回收、可重复使用等缺点。Chavan 等虽然用苯酚与 β- 酮酸酯在甲苯中加热回流，经 Zn 和 I$_2$ 催化合成了 4- 甲基香豆素类化合物，该方法依然使用有机溶剂，会造成环境污染。随着人们对人类生存环境的日益重视，越来越多的科学家将有机合成的研究重点放在对环境无污染的绿色合成上。有文献报道分别以 H$_6$P$_2$W$_{18}$O$_{62}$·24H$_2$O、Sm（NO$_3$）$_3$·6H$_2$O、Bi（NO$_3$）$_3$·5H$_2$O、ZrCl$_4$、TiCl$_4$ 为催化剂，在无溶剂条件下合成该类化合物，避免了有机溶剂的污染。在此基础上，Manhas 等在微波辐射、无溶剂条件下，以对甲苯磺酸（p-TSA）为催化剂进行了苯酚与 β- 酮酸酯的反应，反应时间大约为 20min，产率为 80% ～ 96%。Frère 等以石墨 / 蒙脱土 K10 为载体，用间氨基酚与草酸二甲酯在微波辐射下无溶剂合成 4- 羧甲基 -7- 氨基香豆素，并将其与传统加热的反应情况进行了对比，在这种条件下反应快、产率高、浪费小、操作简便、后处理容易。Potdar 等研究了苯酚与乙酰乙酸乙酯在酸性离子液体 [bmim]Cl·2AlCl$_3$ 中的反应，该反应虽然在温和条件下能够快速、有效地合成 4- 甲基香豆素类化合物，但该离子液体吸水性强且不易回收，而以中性离子液体 [bmin]BF$_4$ 或 [bmin]PF$_6$ 为介质可克服此缺点。在此基础上，Singh 等以苯酚和乙酰乙酸甲酯为原料，在酸性离子液体 [bmim][HSO$_4$] 中，微波辐射条件下合成了多种 4- 甲基香豆素类化合物。该方法在无溶剂条件下进行，避免了有机溶剂的污染，而且离子液体介质与微波辐射的联合使用使得产率比传统加热方法和单独使用微波辐射都有所提高，产率升至 65% ～ 96%，反应时间则缩短至 2 ～ 10min。

Laufer 等将 Nafion/SiO$_2$ 体系应用于间苯二酚与乙酰乙酸乙酯的反应，还对比了分别用 Amberlyst-15 和沸石 [H-BEA、H-Y（US）、H-ZSM5] 作催化剂时该反应的情况，研究表明，Nafion/SiO$_2$ 体系会对反应有较大影响，以 81% ～ 96% 的产率得到 7- 羟基 -4- 甲基香豆素，而且该催化剂可回收，仅有少部分出现钝化现象。Sabou 等研究了 Amberlyst-（-15、-35、-36、-Cl、-S）催化剂对该缩合反应的催化情况，发现其中 Amberlyst-S 催化效果最好，产率为 95%。Palaniappan 等则以负载于聚苯胺的各种无机及有机酸为催化剂研究了该反应，同时指出催化剂的效率与负载于聚苯胺分子链上的酸量和酸强度有关，负载高氯酸和硫酸的催化剂效率最高，产率分别为 72%、70%。而且这一类型的催化剂具有易制备、可重复使用、不污染环境等优点。杨建明等报道了在苯基磺酸官能化介孔分子筛催化剂作用下，取代苯酚和乙酰乙酸乙酯经该缩合反应合成系列取代香豆素类化合物。该催化剂具有很好的热稳定性，在催化反应中具有很高的催化活性和选择性，且产物容易分离，减少了后处理，催化剂易回收并可重复使用。

1.4 Michael 加成反应

Michael 加成反应（Michael Addition）是有机化学中的经典反应，由旅欧的美国留学生 Arthur Michael 于 1887 年发现并做了系统研究，主要利用有活泼亚甲基化合物形成的碳负离子，对 α，β- 不饱和羰基化合物的碳碳双键的亲核加成，是活泼亚甲基化物烷基化的一种重要方法，在 20 世纪前半叶的合成实践中被大量运用于天然产物和药物的合成。

Yavari 等利用一锅法，将苯酚、三苯基膦和丁炔二酸二甲酯（DMAD）混合，在 CH_2Cl_2 中回流得到 4- 羧甲基香豆素类化合物 15。随后他们又报道了一锅法将邻苯二酚、间苯二酚、对苯二酚、邻苯三酚、间氨基酚分别与三苯基膦和 DMAD 混合制得该类化合物 16～20（Scheme 7），见图 3-7。该方法具有高效、高选择性、条件温和、操作简便等优点，且反应物不需活化或改性可直接混合。

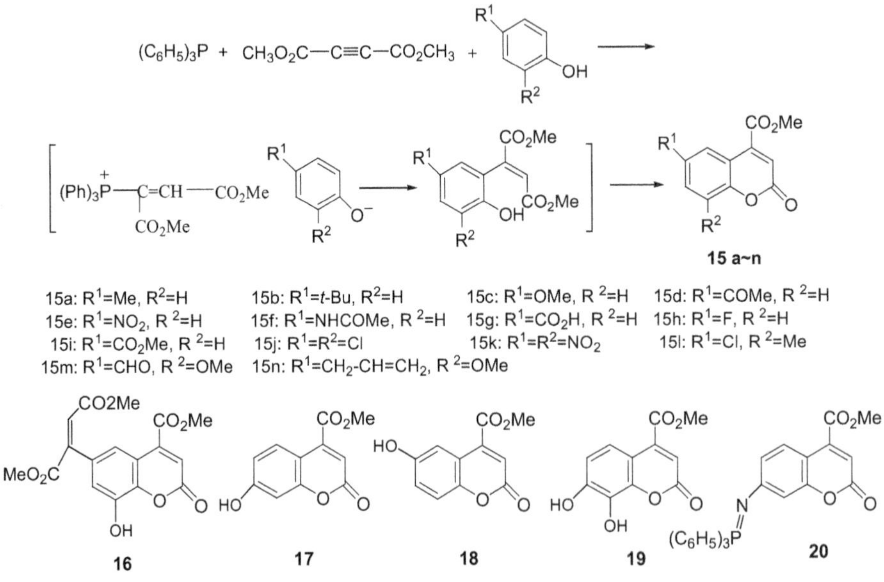

15a: R^1=Me, R^2=H   15b: R^1=t-Bu, R^2=H   15c: R^1=OMe, R^2=H   15d: R^1=COMe, R^2=H
15e: R^1=NO$_2$, R^2=H   15f: R^1=NHCOMe, R^2=H   15g: R^1=CO$_2$H, R^2=H   15h: R^1=F, R^2=H
15i: R^1=CO$_2$Me, R^2=H   15j: R^1=R^2=Cl   15k: R^1=R^2=NO$_2$ 15l: R^1=Cl, R^2=Me
15m: R^1=CHO, R^2=OMe   15n: R^1=CH$_2$-CH=CH$_2$, R^2=OMe

Scheme 7

图 3-7 Michael 加成反应产生香豆素类化合物 15～20

1.5　Wittig 反应

　　1953 年，德国化学家 Georg Wittig 使用二苯甲酮和亚甲基三苯基磷合成 1, 1- 二苯基乙烯和三苯氧膦，随后把它称之为 Wittig 反应。Wittig 反应在烯烃合成中有十分重要的地位，Georg Wittig 并因此获得 1979 年诺贝尔化学奖。虽然 Wittig 反应在制备烯化合物具有很大的优越性，但当亚甲基上的取代基团是羧酸、羧酸酯、腈等吸电子基团时，亚甲基碳原子的亲核性减低，同羰基化合物反应的难度增加。为了增强亚甲基碳原子的亲核性，对 Wittig 反应有了许多新的改进，其中以亚甲基化膦酸二乙酯负离子法的 Wittig-Horner 改良法应用最为广泛，亦称为羰基成烯反应。

　　Maes 等报道了 2- 羟基 -4，5- 亚甲二氧基苯甲醛、2- 羟基 -3- 甲氧基 -4，5- 亚甲二氧基苯甲醛、2- 羟基 -6- 甲氧基 -4，5- 亚甲二氧基苯甲醛、2- 羟基 -3，6- 二甲氧基 -4，5- 亚甲二氧基苯甲醛依次与膦叶立德在 N，N- 二乙基苯胺中加热反应 4h，合成了泽兰内酯、8- 甲氧基泽兰内酯、5- 甲氧基泽兰内酯及 5，8- 二甲氧基泽兰内酯 4 种天然香豆素 21，产率分别为 78%、77%、79% 及 82%（Scheme 8），见图 3-8。

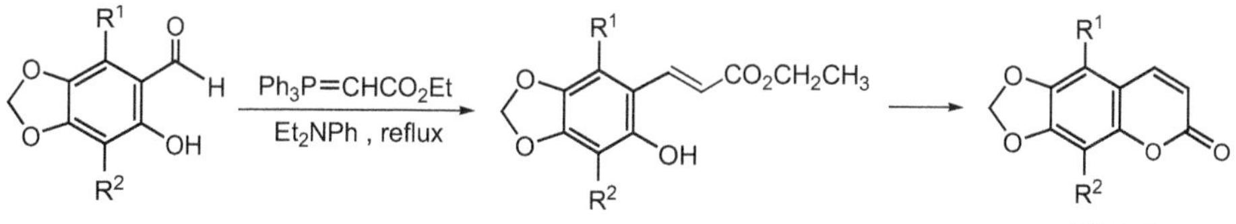

21a: $R^1=R^2=H$　21b: $R^1=H$, $R^2=OMe$　21c: $R^1=OMe$, $R^2=H$　21d: $R^1=OMe$, $R^2=OMe$

Scheme 8

图 3-8　Wittig 反应产生天然香豆素 21

1.6　Vilsmeier-Haack 反应

　　1927 年，德国青年有机化学家 Anton Vilsmeier 和 Albrecht Haack 首先发现和报道了芳香化合物与二取代甲酰胺在三氯氧磷作用下，反应生成芳环上甲酰化产物，该反应称为 Vilsmeier-Haack 反应。三乙胺存在下，水杨醛或邻羟基苯乙酮和取代乙酸与 Vilsmeier 试剂在二氯甲烷溶剂中反应可生成香豆素类化合物 22，见图 3-9。该反应可以使一系列羧酸直接转化为香豆素衍生物，而且副产物很少、条件温和、产率较高（Scheme 9）。

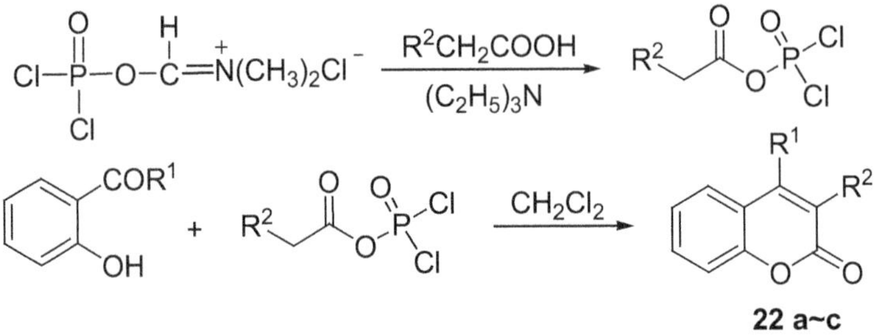

22a: R[1]=H, R[2]=CH₃　22a: R[1]=CH₃, R[2]=CH₃　22a: R[1]=CH₃, R[2]=Ph

Scheme 9

图 3-9　Vilsmeier-Haack 反应产生香豆素类化合物 22

2. 合成香豆素及其衍生物的非传统方法

目前开发一些有特殊功能的香豆素类化合物是发展的总趋势。近年来，在传统合成方法的基础上，阴极还原技术、新试剂（如 Pd）的催化合成、新原料（如 C_3O_2，若丹宁）的应用等成为合成这类化合物的有效方法。

2.1　阴极还原

Batanero 等采用 2- 乙酰三氯乙酸苯酯为原料，经阴极还原得到 3- 氯 -4- 甲基香豆素 23，并提出了相应的反应机制。2003 年他们又利用该方法分别以 1- 乙酰基 -2- 萘酚、2- 乙酰基 -1- 萘酚及 1- 乙酰基 -4，6- 二溴苯酚为原料，相应得到了 3- 氯 -4- 甲基 - 苯并 [f] 香豆素、3- 氯 -4- 甲基 - 苯并 [h] 香豆素及 3- 氯 -5，7- 二溴 -4- 甲基香豆素 24 ～ 26，产率分别为 63%、45% 和 62%，为香豆素类化合物的合成开辟了新的方法（Scheme 10），见图 3-10。

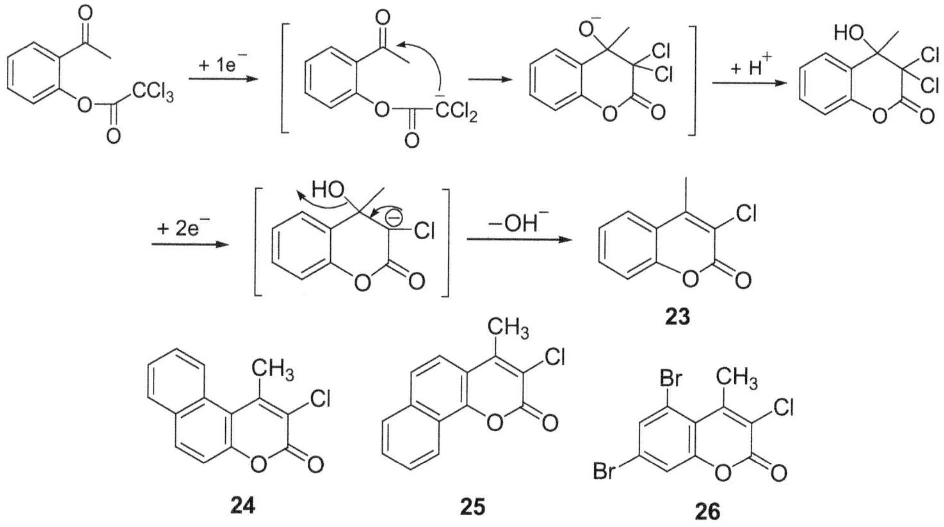

Scheme 10
图 3-10 阴极还原产生香豆素类化合物 23 ～ 26

2.2 钯催化环化

4- 位含有取代基的香豆素大都具有良好的生理活性，其光学用途也比较广泛，人们对其合成研究较多。近年来主要使用 Pd 催化剂形成 C–C 键来合成 4- 取代香豆素，避免了常用的 Pechmann 反应中使用无机酸或路易斯酸，可减少对环境带来的污染。Jia 等从一些易得的原料炔酸和苯酚或苯胺在 Pd 催化下发生分子内炔的烷基化反应，制得 4- 甲基（苯基）香豆素或喹啉酮 27（Scheme 11），见图 3-11。当苯环上有溴或醛基时并不影响反应，这为合成香豆素或喹啉酮提供了一条简洁、有效的路线，同时他们还进行了同位素实验并提出了可能的机制。

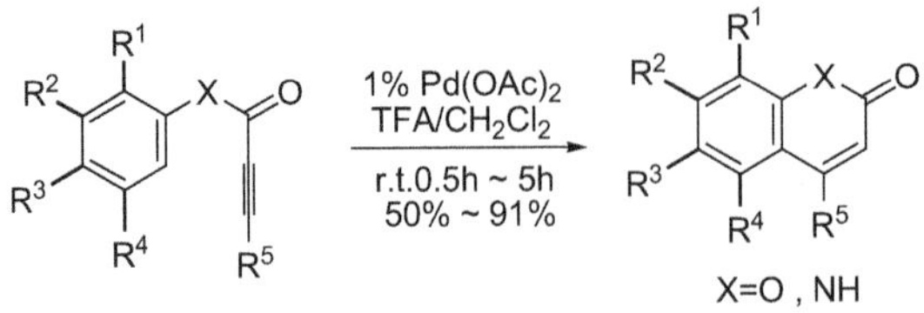

27a: R¹=Me, R²=R³=R⁴=H, R⁵=Ph   27b: R²=Me, R¹=R³=R⁴=H, R⁵=Ph   27c: R¹=R³=H, R²=R⁴=Me, R⁵=Ph
27d: R¹=H, R²=R³=R⁴=MeO, R⁵=Ph   27e: R¹=H, R²=R⁴=Me, R³=Br, R⁵=Ph

Scheme 11

图 3-11　钯催化环化产生香豆素类化合物 27

　　Kadnikov 等分别报道了用 Pd 催化偶联有效合成 3, 4- 二取代香豆素 28
（Scheme 12），见图 3-12，同时对对称、不对称的炔烃以及带有吸电子、推电
子基团的邻碘苯酚进行了反应研究，并提出了相应的机制解释。此外，还有利
用半导体技术、生物合成方法以及以水为介质的合成方法催化合成香豆素类衍
生物的报道。

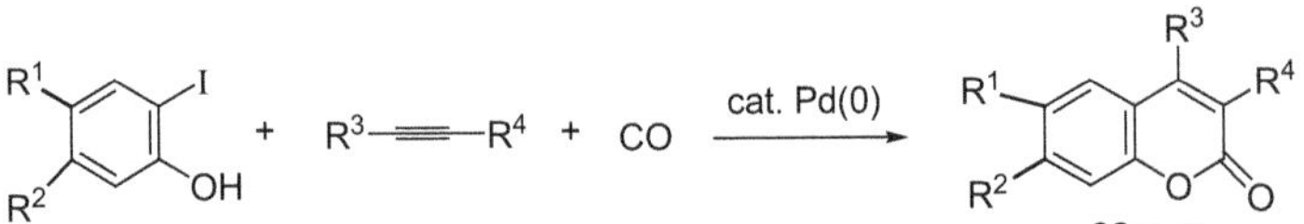

28a: R¹=R²=H, R³=R⁴=Ph   28b: R¹=R²=H, R³=Me, R⁴=Ph   28c: R¹=R²=H, R³=Et, R⁴=Ph
28d: R¹=R²=H, R³=Et, R⁴=CH₃CO   28e: R¹=R²=H, R³=CH₂OBn, R⁴=Ph   28f: R¹=CO₂Et, R²=H, R³=R⁴=n-Ph
28g: R¹=H, R²=CO₂Me, R³=R⁴=n-Ph

Scheme 12

图 3-12　Pd 催化偶联合成香豆素类化合物 28

2.3　其他方法

　　二氧化三碳（C_3O_2）分子由于具有重要的药理学活性以及在室温或低于室
温下具有强的反应活性而受到广泛关注，以 C_3O_2 为原料合成香豆素类衍生物
是一个较为直接的合成思路。Bonsignore 等以水杨醛和 7- 氨基头孢烷酸（7-ACA）
为原料先合成席夫碱 29，再与 C_3O_2 反应得到香豆素类衍生物（头孢菌素）30
（Scheme 13），见图 3-13。

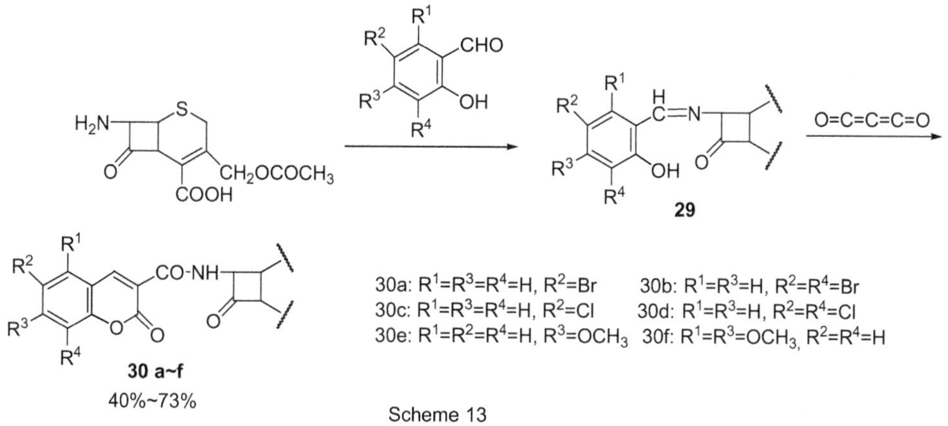

Scheme 13

图 3–13　以 C_3O_2 为原料合成香豆素类化合物 29 ～ 30

Chimenti 等以水杨醛和羟胺为原料先合成肟类 31，再与 C_3O_2 反应得到含香豆素结构的羧酸胺类 32，最后得到目标产物 33（Scheme 14），见图 3–14。

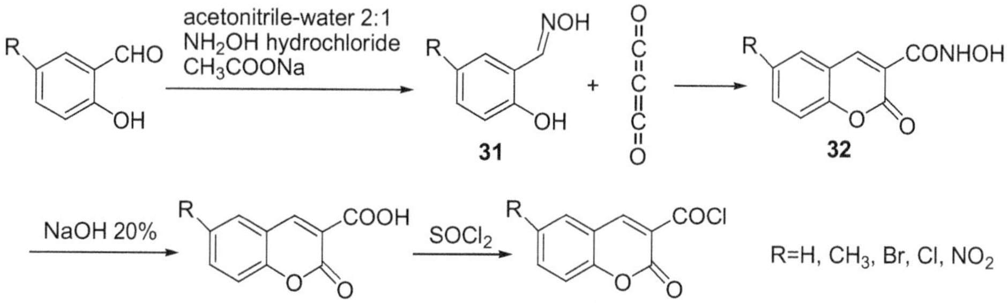

Scheme 14

图 3–14　与 C_3O_2 反应合成香豆素类化合物 31 ～ 33

若丹宁由于具有多种官能团，可以发生多种化学反应而受到化学家的重视。在 5- 位上可发生缩合、偶联、酰化及 N–Mannich 反应，其产物有的具有良好的杀菌性能，有的是优良的荧光试剂和显示剂。经研究发现，水杨醛与若丹宁首先生成 5- 邻羟基苯亚甲基若丹宁，再在 10% NaOH 条件下，水解生成 α- 羧基 –β- 邻羟基苯基丙烯酸，然后羧基再和苯环上的邻位羟基形成稳定的六元环内酯，即 3- 羧基香豆素 34。此外，还有以 N- 亲核试剂和 3- 乙酯基（羧基）-5，6，7，8- 四氟对氧萘酮、氧杂—双环烯烃和 β- 碘 –（Z）– 丙烯酸酯或邻碘苯甲酸酯、5- 亚烷基 –Meldrum 酸和苯酚、硼酸和烯醇、PPh₃C=C=O 和水杨醛为原料合成香豆素类衍生物的报道，产物分别为 35 ～ 39（Scheme 15），见图 3–15。

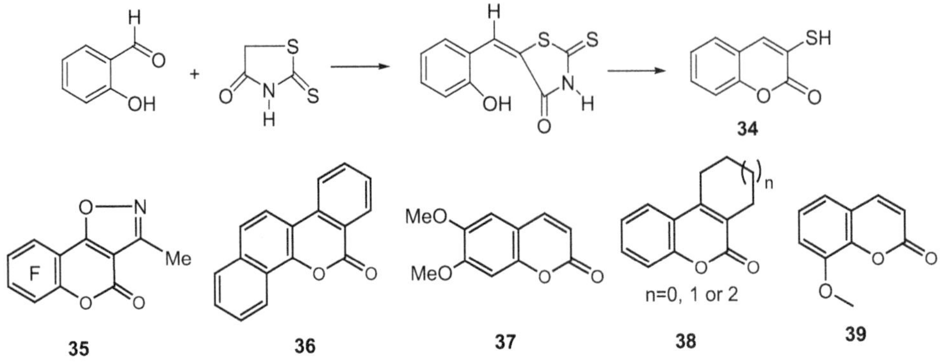

Scheme 15
图 3–15　香豆素类化合物 34 ～ 39 的合成

　　微波是频率在 300MHz（0.3GHz）～ 300GHz 之间的电磁波，比一般的无线电波频率高，通常也称为"超高频电磁波"。微波对被照物质具有很强的穿透力，能对反应物产生深层加热的作用，因而被应用于热反应中。微波辐射法是利用微波产生的交变磁场使介质分子极化，极性分子随高频磁场交替排列，导致分子高速震荡，由于受到分子热运动和相邻分子间相互作用的干扰和阻碍，产生了类似摩擦的作用，使分子获得高的能量，导致反应物能在较短的时间内达到较高的温度而发生反应，表现为微波穿过反应物时，不断被吸收产生深层加热，即"内加热"；而传统的加热反应法都是先加热物体表面，通过热传导的方式，将热能由表面传到内层，即"外加热"。因此与传统加热相比，微波加热可使反应速度大大加快，可以提高几倍、十几倍甚至上千倍，同时由于微波为强电磁波，产生的微波等离子体中常可存在热力学方法得不到的高能态原子、分子和离子，因而可使一些热力学上不可能发生的反应得以发生。1986 年 Gedye 等首次将微波技术引入有机合成，发现用传统的加热方法几小时、几十小时的反应在微波辐射下几分钟即可完成，在香豆素的合成中引入微波辅助催化，理论上可强化催化剂和原料间的接触，缩短反应时间。近十几年来大量的研究结果表明，微波辐射技术在有机合成中具有快速、高效、完全的优越性及广阔的应用前景。

2008 年，李西安等以硫酸氢钠为催化剂并利用微波辐射技术，研究了微波对 7- 羟基 -4- 甲基香豆素合成的影响。以间苯二酚、乙酰乙酸乙酯为反应物，硫酸氢钠为催化剂，添加不同带水剂，磁力搅拌下在微波炉中加热，在一定功率下辐射一定时间，探究不同反应物之比，不同微波辐射功率、催化剂用量、不同带水剂、带水剂用量和反应时间对 7- 羟基 -4- 甲基香豆素合成的影响。结果发现当微波辐射功率过小时，在规定时间内反应不完全，产率明显偏低；当功率过大时，由于短时间内升温过快，则会造成反应物挥发。不同的带水剂，产率明显不同，其中环己烷作为带水剂产率最高。当反应时间较短时，产率随时间的增长而增大，当反应时间过长时，反应温度过高，反应物挥发损失较多，产率下降。2010 年，李永红等以四氯化锡为催化剂，在无溶剂环境中利用微波辐射，在间苯二酚与乙酰乙酸乙酯原料比为 1 : 0.8，反应温度 115℃，催化剂的用量为 2.6g，辐射时间为 18min，微波功率为 500W 时使香豆素合成收率达到 80.6%。安华等人在 2013 年找到了以杂多酸磷钨酸为催化剂，利用微波辐射来辅助催化反应合成 7- 羟基 -4- 甲基香豆素，其收率达 94.4%。

我们前期以水杨酸、甲醇为原料，浓硫酸为催化剂采用微波辐射法合成出水杨酸甲酯 1，同时考察了微波功率、微波辐射时间及反应温度对 1 产率的影响，再经过一系列反应合成出中间体 4- 羟基香豆素 a，反应式如 Scheme 16，见图 3-16；再以 a 出发，微波合成了一系列 4- 羟基香豆素衍生物 3，3′- 苯亚甲基 - 双 -4- 羟基香豆素 b、3，3′，3″，3‴- 亚乙四基 -4- 羟基香豆素 c 及 4- 羟基香豆素 -1，4- 萘醌 d，反应式如 Scheme 17，见图 3-17，并用红外光谱（IR）、核磁共振氢谱（^{1}H NMR）、元素分析（EA）、高分辨质谱（MS）和 X- 四圆衍射仪（X-ray）表征了产物的结构。

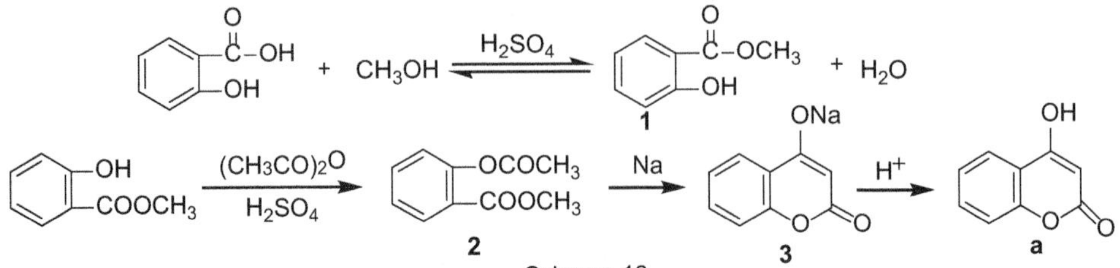

Scheme 16

图 3-16　香豆素类化合物反应式 16 的合成

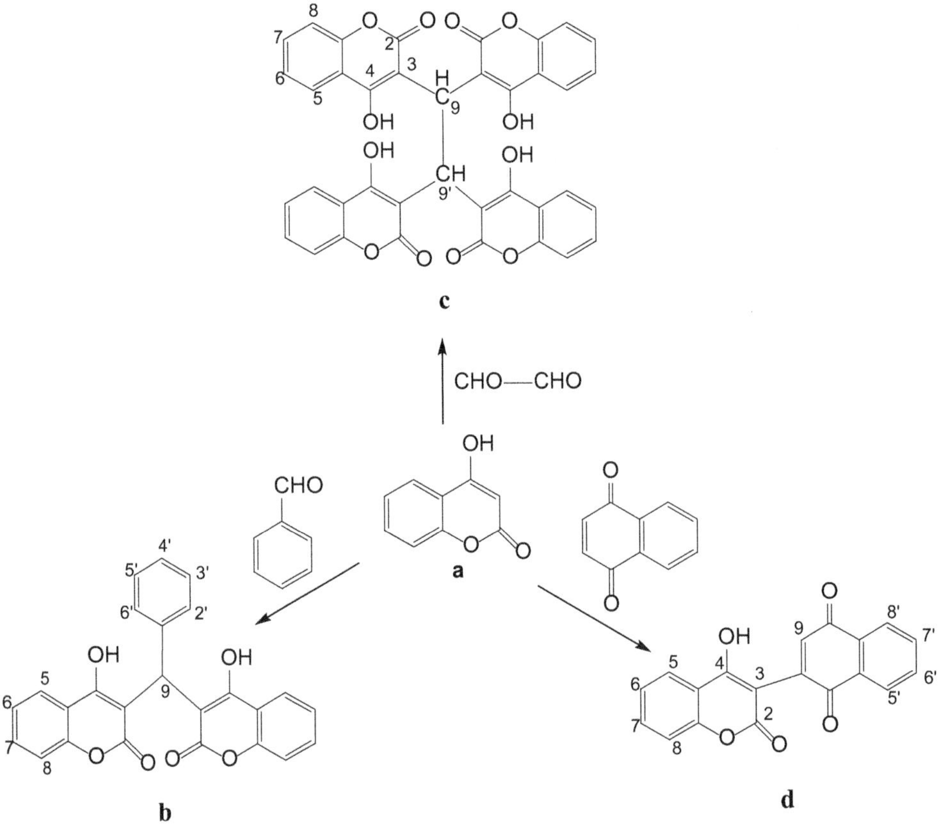

Scheme 17

图 3-17　香豆素类化合物反应式 17 的合成

　　这些新方法的联合使用已经引起了人们的广泛关注，相信在以后的研究中此类方法会更具吸引力，只是目前这些方法用于工业生产尚有一定难度还有待进一步研究和开发。

综上所述，香豆素及其衍生物种类繁多，合成方法广泛。近年来，除传统方法外，随着人们将阴极还原技术、半导体技术、生物技术、以水为介质合成技术、微波技术等新的合成手段运用到香豆素的合成中，以及 Pd 催化剂和各种新型原料的使用，使其合成方法得到了进一步的扩展，众多潜在用途的香豆素衍生物被设计和合成出来。从目前发展的趋势看，如何简便、有效、无污染地合成此类化合物仍然是具有挑战性的课题，在其结构上引入一些特殊功能的官能团，从而使其在某些领域具有特殊用途，这也是当前研究的热点问题之一。香豆素类化合物在应用方面已经显示出了诱人的前景，随着研究的不断深入，我们相信在不久的将来，它会在越来越多的领域显示出其广泛的用途。

参考文献

[1] Li X, Jain N, Russell RK, et al. Development of a Scalable Synthetic Process for Selective Bromination of 4-Methyl-3,7-Substituted Coumarins. Org Process Res Dev,2006,10(2): 354-360.

[2] Vilar S, Quezada E, Santana L, et al. Design, synthesis, and vasorelaxant and platelet antiaggregatory activities of coumarin-resveratrol hybrids. Bioorg Med Chem Lett,2006,16(2):257-261.

[3] ÇakırÜ, Özer M, İçen M A, et al. Synthesis of some 3-phenyl chromenone-crown ethers and equilibrium studies on complexation with ion-pair extraction of sodium and potassium dyes. Dyes and Pigments, 2004,60(3): 177-185.

[4] Brunet E, Alonso MT, Juanes O, et al. Novel polyamino-carboxylate chelates derived from 3-aroylcoumarins. Tetrahedron, 2001,57(15): 3105-3116.

[5] Volmajer J, Toplak R, Leban I, et al. Synthesis of new iminocoumarins and their transformations into N-chloro and hydrazono compounds. Tetrahedron,2005,61(29): 7012-7021.

[6] Reddy NS, Mallireddigari MR, Cosenza S, et al. Synthesis of new coumarin-3-（N-aryl）sulfonamides and their anticancer activity. Bioorg Med Chem Lett,2004,14(15):4093-4097.

[7] Reddy NS, Gumireddy K, Mallireddigari MR, et al. Novel coumarin-3-（N-aryl）-

carboxamides arrest breast cancer cell growth by inhibiting ErbB–2 and ERK1. Bioorg Med Chem,2005,13(9):3141–3147.

[8] Christie RM, Lui Chin–Hung. Studies of fluorescent dyes: part 2. An investigation of the synthesis and electronic spectral properties of substituted 3–（2′–benzimidamzolyl） coumarins. Dyes and Pigments,2000,47(1–2): 79–89.

[9] 王涛，吴飞鹏，施盟泉，等．一种新型香豆素酮可见光敏化染料的合成及光引发性质的研究．化学学报,2004,62(5): 527–531.

[10] Song A, Wang X, Lam KS. A convenient synthesis of coumarin–3–carboxylic acid via Knoevenagel condensation of Meldrum′s acid with ortho–hydroxyaryl aldehydes or ketones. Tetrahedron Letters,2003,44(9): 1755–1758.

[11] Bigi F, Chesini L, Maggi R, et al. Montmorillonite KSF as an Inorganic, Water Stable, and Reusable Catalyst for the Knoevenagel Synthesis of Coumarin–3–Carboxylic Acids. J Org Chem,1999,64(3):1033–1035.

[12] Angelescu E, Pavel OD, Bîrjega R, et al. Solid base catalysts obtained from hydrotalcite precursors, for Knoevenagel synthesis of cinamic acid and coumarin derivatives. Applied Catalysis A General,2006,308(7): 13–18.

[13] Watson BT, Christiansen GE. Solid Phase Synthesis of Substituted Coumarin–3–Carboxylic Acids via the Knoevenagel Condensation. Tetrahedron Letters,1998,39(33): 6087–6090.

[14] Chavan SP, Shivasankar K, Sivappa R, et al. Zinc mediated transesterification of β–ketoesters and coumarin synthesis. Tetrahedron Letters,2002,43(47): 8583– 8586.

[15] Romanelli GP, Bennardi D, Ruiz DM, et al. A solvent–free synthesis of coumarins using a Wells–Dawson heteropolyacid as catalyst. Tetrahedron Letters,2004,45: 8935–8939.

[16] Bahekar SS, Shinde DB. Samarium（Ⅲ）catalyzed one–pot construction of coumarins. Tetrahedron Letters,2004,45(43): 7999–8001.

[17] Alexander VM, Bhat RP, Samant SD. Bismuth（Ⅲ）nitrate pentahydrate–a mild and inexpensive reagent for synthesis of coumarins under mild conditions. Tetrahedron Letters,2005, 46(40): 6957–6959.

[18] Sharma GVM, Reddy JJ, Lakshmi PS, et al. An efficient ZrCl₄ catalyzed one–

pot solvent free protocol for the synthesis of 4-substituted coumarins. Tetrahedron Letters,2005,46(36): 6119-6121.

[19] Valizadeh H, Shockravi A. An efficient procedure for the synthesis of coumarin derivatives using TiCl$_4$ as catalyst under solvent-free conditions. Tetrahedron Letters,2005,46(20): 3501-3503.

[20] Manhas MS, Ganguly SN, Mukherjee S, et al. Microwave initiated reactions: Pechmann coumarin synthesis, Biginelli reaction, and acylation. Tetrahedron Letters,2006,47(14): 2423-2425.

[21] Frère S, Thiéry V, Besson T. Microwave acceleration of the Pechmann reaction on graphite/montmorillonite K10: application to the preparation of 4-substituted 7-amino-coumarins. Tetrahedron Letters,2001,42(15): 2791-2794.

[22] Potdar MK, Mohile SS, Salunkhe MM. Coumarin synthesis via Pechmann condensation in Lewis acidic chloroaluminate ionic liquid. Tetrahedron Letters,2001,42(52): 9285-9287.

[23] Potdar MK, Rasalkar MS, Mohile SS, et al. Convenient and efficient protocols for coumarin synthesis via Pechmann condensation in neutral ionic liquids. Journal of Molecular Catalysis A Chemical,2005,235(1-2): 249-252.

[24] Singh V, Kaur S, Sapehiyia V, et al. Microwave accelerated preparation of [bmim] [HSO$_4$] ionic liquid: an acid catalyst for improved synthesis of coumarins. Catalysis Communications, 2005,6(1): 57-60.

[25] Laufer MC, Hausmann H, Hölderich WF. Synthesis of 7-hydroxycoumarins by Pechmann reaction using Nafion resin/silica nanocomposites as catalysts. Journal of Catalysis,2003,218(2): 315-320.

[26] Sabou R, Hoelderich WF, Ramprasad D, et al. Synthesis of 7-hydroxy-4-methyl-coumarin via the Pechmann reaction with Amberlyst ion-exchange resins as catalysts. Journal of Catalysis,2005,232(1): 34-37.

[27] Palaniappan S, Shekhar RC. Synthesis of 7-hydroxy-4-methyl coumarin using polyaniline supported acid catalyst. Journal of Molecular Catalysis A Chemical,2004, 209(1-2): 117-124.

[28] 杨建明, 吕剑. 苯基磺酸官能化分子筛催化合成香豆素类化合物. 有机化学,

2004,24(4): 450–453.

[29] Yavari I, Hekmat–Shoar R, Zonouzi A. A New and Efficient Route to 4–Carboxy-methylcoumarins Mediated by Vinyltriphenylphosphonium Salt. Tetrahedron Letters,1998,39(16): 2391–2392.

[30] Yavari I, Adib M, Hojabri L. ChemInform Abstract: Vinyltriphenylphosphonium Salt Mediated Synthesis of Functionalized Coumarins. Tetrahedron,2001,57(35): 7537–7540.

[31] Yavari I, Adib M, Hojabri L. Vinyltriphenylphosphonium salt mediated synthesis of 1,4–benzoxazine and coumarin derivatives. Tetrahedron,2002,58(34): 6895–6899.

[32] Maes D, Vervisch S, Debenedetti S, et al. Synthesis and structural revision of naturally occurring ayapin derivatives. Tetrahedron,2005,61(9): 2505–2511.

[33] Hesse S, Kirsch G. A rapid access to coumarin derivatives using Vilsmeier–Haack and Suzuki cross–coupling reactions. Tetrahedron Letters,2002,43(7): 1213–1215.

[34] Batanero B, Barba F. A new proposed mechanism for the cathodic reduction of a carbon–chlorine bond in 2–acetylphenyltrichloroacetate. Electrochemistry Communications, 2001,3(11): 595–598.

[35] Batanero B, Barba F. Cathodic reduction of hydroxycarbonyl compound trichloroacetyl esters. Tetrahedron,2003,59(46): 9161–9165.

[36] Jia C, Piao D, Kitamura T, et al. New Method for Preparation of Coumarins and Quinolinones via Pd–Catalyzed Intramolecular Hydroarylation of C–C Triple Bonds. J Org Chem,2000,65(22):7516–7522.

[37] Kadnikov DV, Larock RC. Synthesis of Coumarins via Palladium–Catalyzed Carbonylative Annulation of Internal Alkynes by o–Iodophenols. Organic Letters, 2000,2(23):3643–3646.

[38] Kadnikov DV, Larock RC. Palladium–catalyzed carbonylative annulation of terminal alkynes: synthesis of coumarins and 2–quinolones. Journal of Organometallic Chemistry,2003,687: 425–435.

[39] Tesfu E, Roth K, Maurer K, et al. Building Addressable Libraries: Site Selective Coumarin Synthesis and the "Real–Time" Signaling of Antibody–Coumarin Binding. Organic Letters,2006,8(4):709–712.

[40] Pacholec M, Hillson NJ, Walsh CT. NovJ/NovK Catalyze Benzylic Oxidation of a β–Hydroxyl Tyrosyl–S–pantetheinyl Enzyme during Aminocoumarin Ring Formation in Novobiocin Biosynthesis. Biochemistry,2005,44(38):12819–12826.

[41] 王静, 史达清, 庄启亚, 等. 水介质中 α, α–双（4–羟基香豆素–3–基）甲苯的洁净合成. 有机化学,2005,25(8): 926–929.

[42] Bonsignore L, Cottiglia F, Elkhaili H, et al. Synthesis and antimicrobial activity of coumarin 7–substituted cephalosporins and sulfones. Farmaco,1998,53(6):425–430.

[43] Chimenti F, Secci D, Bolasco A, et al. Inhibition of monoamine oxidases by coumarin–3–acyl derivatives: biological activity and computational study. Bioorg Med Chem Lett,2004,14(14):3697–3703.

[44] Eisenbrand G, Otteneder M, Tang W. Synthesis of N–acetyl–S–（3–coumarinyl）–cysteine methyl ester and HPLC analysis of urinary coumarin metabolites. Toxicology,2003,190(3): 249–258.

[45] Saloutin VI, Skryabina ZE, Bazyl' IT, et al. Interaction of 3–ethoxycarbonyl (carboxy)–substituted 5,6,7,8–tetrafluorochromones with N–nucleophiles: synthesis of fluorocoumarins. Journal of Fluorine Chemistry,1999,94(1): 83–90.

[46] Rayabarapu DK, Shukla P, Cheng CH. Cyclization of Oxa–Bicyclic Alkenes with β–Iodo–（Z）–propenoates and o–Iodobenzoate Catalyzed by Nickel Complexes: A Simple Efficient Route to Annulated Coumarins. Organic Letters,2003, 5(25): 4903–4906.

[47] Fillion E, Dumas AM, Kuropatwa BA, et al. Yb（OTf）₃–Catalyzed Reactions of 5–Alkylidene Meldrum's Acids with Phenols: One–Pot Assembly of 3,4–Dihydrocoumarins, 4–Chromanones, Coumarins, and Chromones. J Org Chem,2006,71(1):409–412.

[48] Sellès P, Mueller U. Expedient Synthesis of Highly Substituted Fused Heterocoumarins. Organic Letters,2004, 6(2): 277–279.

[49] Westman J, Orrling K. Cascade Synthesis with （Triphenylphosphoranylidene）–Ethenone as a Versatile Reagent for Fast Synthesis of Heterocycles and Unsaturated Amides under Microwave Dielectric Heating. Comb Chem High Throughput Screen,2002,5(7):571–574.

[50] 李西安, 马霞. 微波辐射合成 7- 羟基 -4- 甲基香豆素. 化学世界, 2008, 49(11): 671–673.

[51] 李永红, 侯金松. 微波辐射四氯化锡催化无溶剂合成 7- 羟基 -4- 甲基香豆素. 应用化工, 2010, 39(3):358–360.

[52] 安华, 郭一平. 微波辐射杂多酸催化合成 7- 羟基 -4- 甲基香豆素的研究. 陕西科技大学学报, 2013, 31(4):78–81.

第四章　香豆素荧光化合物

自 20 世纪 80 年代以来，新型功能材料的研究与开发利用得到普遍的重视与关注。天然产物香豆素由于同时含有六元杂环和羰基这两种具有荧光潜能的基团，并且通过香豆素环上不同位置的取代基修饰，可以得到具有不同范围的吸收和荧光发射波长，从而显示不同颜色和具有较强荧光的衍生物。这些经过不同程度修饰的香豆素类衍生物，可以广泛用做荧光染料、荧光增白剂、激光染料、太阳能电池的有机光敏染料、电致发光材料以及荧光传感器等。但迄今为止，关于香豆素化合物光学性能尤其是荧光量子效率和其分子结构之间的关系还不能用现有的理论去预测，必须用物理方法测定结构并阐明性质，运用光化学理论来讨论有关光物理过程。这就需要研究物质的光吸收和发射过程，测定它们在溶剂中的荧光量子效率，并对化合物光谱性能与结构之间的关系进行研究，从而为香豆素功能材料的开发、应用，以及理论计算建立研究基础。

1. 香豆素荧光化合物的结构特点

在室温下，香豆素化合物是无色物质。如在 3 或 4 位引入吸电子基团，同时在 5 ~ 8 位引入供电子基团，可使整个分子形成一个标准的电子"供体—受体"的共轭模式，化合物则呈黄色或红色，并产生较强烈荧光，可作为具有光—电响应的功能材料。

Hinohara 等对系列香豆素化合物的荧光性质进行了研究，发现 $n-\pi^*$ 和 $\pi-\pi^*$ 间的能差对化合物的荧光性质影响较大。具有小能差衍生物的荧光量子效率随着能差的增大而增大，而且能差随着取代基供电能力的增强而增大，但能差过大会导致荧光量子效率的降低。因而，供电基团在香豆素环的 7 位较在其他位置能更好地向香豆素环内酯键中的羰基发生分子内电荷转移，当 3 位同时引入吸电性的取代基，一方面使香豆素分子 3、4 位双键电荷密度降低，有利于分子的极化，另一方面与香豆素环内的内酯键一起导致供电部分更易发生电荷转移乃至电荷分离，从而获得荧光量子效率较高的香豆素荧光化合物。常见的香豆素环上的供电基和受电基列于表 4-1。

表 4-1　常见的能激起荧光的供电基和受电基

供电基	受电基
氨基（H_2N-）	氰基（$-CN$）
烷氨基（$RHN-$）	羰基（$-CO-$）
二烷氨基（R_1R_2N-）	乙烯基（$-CH=CH-$）
环氧基（$-O-$）	苯乙烯基（$PhCH=CH-$）
羟基（$HO-$）	丙烯酸酯（$ROOC-CH=CH-$）
烷氧基（$RO-$）	苯并噻唑基
	苯并咪唑

2. 香豆素荧光化合物的性质特征

化合物的结构决定着它的性能，根据香豆素荧光化合物的结构特点，它们具有如下性质特征。

2.1　吸收波长可调范围广

香豆素母环本身就是一个大的 π 共轭体系，在环上不同位置引入不同的取代基可以改变该分子共轭体系的大小，因此不同的取代位置以及取代基的类型对化合物分子的吸收波长范围有着重要的关系。如 3- 苯并噻唑香豆素化合物 1 ～ 3，化合物 2 较化合物 1 由于 7 位引入供电性甲氧基，最大吸收峰由365nm 红移至 375nm，解释为由于其结构中 3 位被吸电性的苯并噻唑取代时，香豆素 2 中由 7 位甲氧基向内酯键和 3- 苯并噻唑两个通道同时发生电荷转移且强度较大，从而使化合物分子在基态时偶极距已经发生了较大改变，分子内

共轭 π 电子体系就有了较好的离域，导致吸收波长红移较大；化合物 3 在化合物 2 的基础上最大吸收峰又红移了 70nm，这是由于二乙氨基较甲氧基具有更强的供电性。

对于 3 位苯环上有不同取代基的香豆素 4 ~ 6，随苯环上取代基吸电性的增强（H < Br < CN），分子内电荷转移增强，最大吸收波长发生相应的红移；在化合物 6 的基础上进一步用苯乙烯延长二乙氨基和氰基之间的共轭链形成化合物 7，其最大吸收峰由化合物 6 的 413nm 红移至 416nm。见图 4-1。

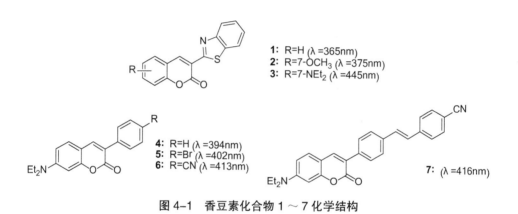

1: R=H （λ =365nm）
2: R=7-OCH₃ （λ =375nm）
3: R=7-NEt₂ （λ =445nm）

4: R=H （λ =394nm）
5: R=Br （λ =402nm）
6: R=CN （λ =413nm）

7: （λ =416nm）

图 4-1 香豆素化合物 1 ~ 7 化学结构

2.2 结构可修饰性强

由于香豆素的结构特征，使其具有较强的可修饰性。人们可以在原有结构的基础上，适当改变取代基的类型，使原有性能更加优异。例如，在 7- 二乙氨基香豆素的 3 位分别引入苯并噁唑和苯并噻唑得到香豆素荧光化合物 8 和 9，均可作为分散染料用于涤纶及其混纺织物的染色和印花。分散染料的应用性能与其结构紧密相关，其中要求有良好的光稳定性，这是分散染料热熔法染色和热定型所要求的，也是考核分散染料性能的重要指标之一。通过研究可以发现，化合物 8 的光稳定性明显高于化合物 9，这可能是由于苯并噁唑环中氧的电负性大于硫原子，所以在形成分子间氢键时，前者就比较稳定。

此外，香豆素化合物作为功能材料被应用于荧光染料、太阳能电池敏化剂以及电致发光材料等领域，一个重要指标就是要有良好的热稳定性。取代基

类型的改变可以明显提高化合物的热分解温度。Jagtap 等研究了两种具有 1,
4- 二乙基 –1，2，3，4- 四氢喹喔啉结构的香豆素化合物 10 和化合物 11，当
香豆素环 3 位取代基由苯并咪唑环变为苯并噻唑环时，化合物 10 的热分解温
度由化合物 11 的 200℃提高到 400℃。见图 4-2。

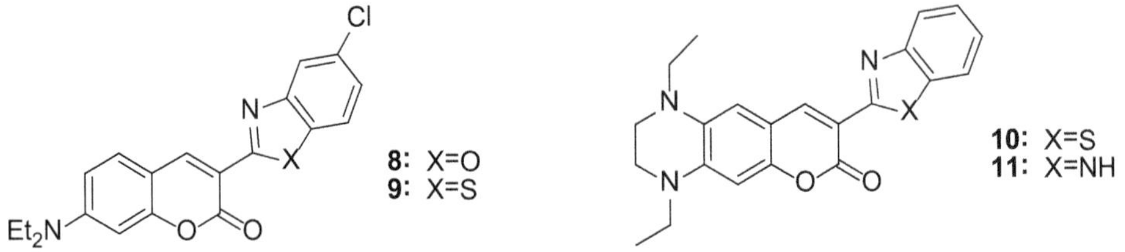

图 4-2　香豆素化合物 8 ～ 11 化学结构

2.3　荧光性能良好

香豆素由于分子中存在 $C_3=C_4$ 双键、$C=O$ 双键及内酯结构，因此香豆素类
化合物在可见光范围内具有很强的荧光性，是很好的荧光增白剂、激光染料、
荧光探针及非线性光学材料。近年来香豆素类化合物被广泛应用在香料工业、
医药工业及农药工业等方面，广大科研工作者对一系列结构新颖、具有学术价
值和应用前景的香豆素类化合物进行了大量的研究。一般共轭体系越大、共轭
大 π 键的共轭平面性及刚性程度越大，分子的荧光量子产率也就相应提高。
例如，通过比较香豆素化合物 12 ～ 15 的荧光量子产率可以看出，当两个香豆
素基团由连在苯环的间位（12 和 13）转变为对位时（14 和 15），由于对位较
间位能引起更好的共轭作用，因此 14 和 15 的荧光量子产率较相应的 12 和 13
有了一定程度的提高；在香豆素环的 5 位和 7 位同时引入甲氧基，共轭作用增
强且增加了分子的内电荷转移能力，因此化合物 13 和 15 较相应的 12 和 14 荧
光量子产率提高，见图 4-3。

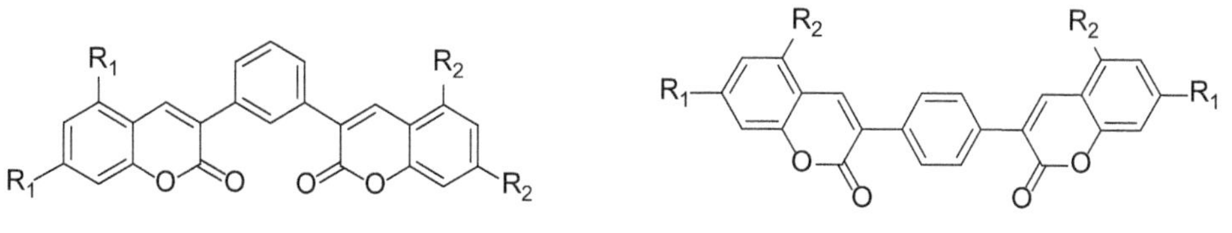

12: R₁=R₂=H (Φ=0.098)
13: R₁=R₂=OCH₃ (Φ=0.70)

14: R₁=R₂=H (Φ=0.73)
15: R₁=R₂=OCH₃ (Φ=0.80)

图 4-3 香豆素化合物 12 ～ 15 化学结构

3. 香豆素荧光化合物的应用研究

3.1 荧光增白剂、荧光染料和激光染料

荧光增白剂是一种无色的有机化合物，它能吸收肉眼看不见的近紫外光（300 ～ 400nm），再发射出肉眼可见的蓝紫色荧光（420 ～ 480nm）。荧光增白剂能显著提高被作用物的白度和光泽，因此被广泛地用于纺织、造纸、塑料及合成洗涤剂等工业。荧光增白剂也可被看作是一种白色染料，或者是白色的荧光染料，利用荧光给予视觉器官以增加白度的感觉。

香豆素类荧光增白剂是人们最早发现和使用的荧光增白剂，其中 4- 甲氧基 -7- 羟基香豆素和 4- 乙酸基 -7- 羟基香豆素是人类首次用人工合成的方法制造出的荧光增白剂，这两种化合物虽然对纺织品有增白作用，但是不耐水洗。在 3- 苯基香豆素的 7 位引入不同的取代基，可以得到一系列具有工业使用价值的荧光增白剂。如 3- 苯基 -7- 氨基香豆素 16 可以作为合成塑料和合成纤维用光稳定荧光增白剂的重要中间体。另外，它还可以与三聚氯氰缩合生成聚氯乙烯塑料使用的增白剂，如化合物 20。同时，化合物 16 中的氨基也可以经重氮化及一系列反应转化成各种不同的取代基，从而制得具有不同应用性能的香豆素类荧光增白剂，如化合物 17 ～ 19，该类化合物具有白度更高、耐日晒牢度更高的特点，在工业上具有较重要的地位，被广泛应用于蛋白质纤维、醋酸纤维、尼龙、涤纶、腈纶等的增白。由于它们的毒性小，因此，还可用于化妆品及某些食品的增白。见图 4-4。

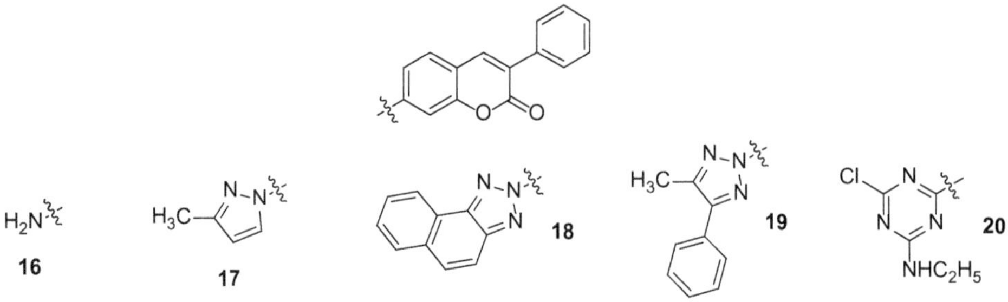

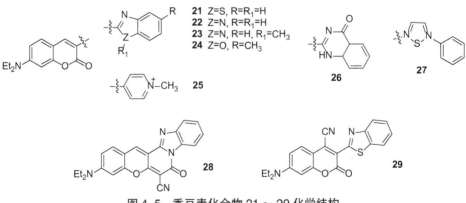

图 4-4　香豆素化合物 16 ～ 20 化学结构

　　通常在香豆素环 7 位引入二烷氨基后，除少数香豆素化合物用做荧光增白剂之外，大部分商品化香豆素化合物的吸收波长已进入可见光范围，发射波长由于取代基的不同而分别位于不同颜色的可见光区域。7- 二烷氨基 -3- 杂环取代的香豆素衍生物，如苯并噻唑取代的香豆素 21、苯并咪唑取代的香豆素 22 及其 N- 烷基化的香豆素 23、苯并噁唑取代的香豆素 24、N- 甲基吡啶盐取代的阳离子香豆素染料化合物 25、喹唑酮取代的香豆素 26 以及在香豆素结构的 3 位引入噻二唑的长波长调谐范围的荧光染料 27 等，都是典型的黄绿色荧光染料。化合物 28 是首个基于香豆素体系的红色荧光染料，此后，有文献报道通过 30% 氰化钠的水溶液与 3 位五元杂环的香豆素化合物反应，然后再用溴氧化制得 4- 氰基香豆素红色荧光染料 29，该化合物在丙酮中的最大吸收波长位于 519nm，呈亮红色且具有中等耐光牢度，可作为分散染料应用于聚酯纤维。见图 4-5。

图 4-5　香豆素化合物 21 ～ 29 化学结构

　　1966 年起，荧光染料和荧光增白剂在染料激光器中的应用变得非常重要。7– 取代氨基 –4– 烷基香豆素是首次用于激光染料领域的氨基香豆素染料，如 7– 二甲氨基 –4– 甲基香豆素 30，该化合物在氯化氙（XeCl）激光器激发波长于 423 ～ 462nm 可调，并且在氩激光器激发下于 425 ～ 475nm 范围内连续可调，可用作激光染料。近年来，对激光染料结构进行改进和（或）加入合适的添加剂已用于激光染料的光稳定性。4– 甲基 –7– 二乙氨基香豆素 31，在氮激光器激发下于 436 ～ 486nm 的波长范围内连续可调，用氩离子连续激发可得 450 ～ 500nm 区域内的激光。该激光染料的缺点主要是光稳定性较差，这是由于 4 位甲基易被光氧化成羰基，而其氧化产物的吸收波长又恰恰位于 4– 甲基化合物的激光波长区域内，所以减小了激光辐射。用三氟甲基代替甲基后，得到 4– 三氟甲基 –7– 二甲氨基香豆素 32，该化合物在 XeCl 激光器激发下获得 490 ～ 570nm 波长范围的激光，且光稳定性明显提高。此外，在化合物 31 的基础上，用苯嵌 –5– 氮杂萘烷代替二乙氨基苯，开发出许多高效的香豆素激光染料，如香豆素 33 ～ 36，该类染料避免了 C–N 键的旋转，从而限制了无辐射去活化过程的机会，见图 4-6。香豆素化合物 21 溶于水溶液中并加入 N，N– 二甲基 – 十二烷氨基 –N– 氧化物，用环辛四烯作三线态淬灭剂，在氩离子激光器上激发得到连续发射的荧光，且具有强的光稳定性。该类荧光香豆素染料耐晒度中等，还可用做聚酯和聚酰胺方面的分散染料。

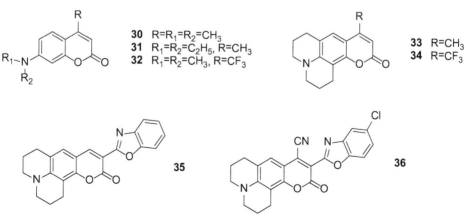

图 4-6　香豆素化合物 30 ～ 36 化学结构

3.2　太阳能电池

进入 21 世纪，地球上不可再生资源的不断消耗，能源危机再次成为人们关注的焦点问题。太阳能具有取之不尽、用之不竭、绿色无污染等特点，是科研工作者开发和利用的新能源之一。1991 年 Grätzel 小组研制出一种新型的化学太阳能光电池，称为染料敏化纳米晶体太阳能光电池，其光电转换效率从原来不足 1% 提高到 7.1% ~ 7.9%。染料敏化太阳能电池的出现为能源问题的解决提供了一个新的途径，这种太阳能电池的开发与研究也受到了全世界的关注。

染料分子是染料敏化太阳电池的光捕获天线，是染料敏化太阳电池的一个重要组成部分，它的作用就是吸收太阳光，将基态电子激发到高能态，然后再转移到外电路，它的性能是决定电池转换效率的重要因素之一。从分子工程学的角度来说，理想的染料分子需要满足以下要求：①光敏化染料分子能够吸收 920nm 以下的光，这样才能充分利用太阳光；②光敏化染料分子应该带有羧基、磷酸基等官能团，这样，染料分子才能牢固地连接到氧化物半导体的表面；③染料分子的激发态能级与半导体的导带能级必须匹配，尽可能减少电子转移过程中的能量损失，量子产率应该接近于 1；④染料分子的氧化还原电位应该与电解液中氧化还原电对的电极电位匹配，以保证染料分子的再生；⑤染料分子应该具有非常高的光稳定性，能够进行 10^8 次循环，对应着自然光照射下 10 年的寿命。

要提高染料敏化太阳能电池的寿命，要求光敏染料不仅自身要具有良好的光热稳定性，还要与纳米半导体之间的吸附更加牢固。对于许多金属配合物和纯有机染料而言，它们的激发态寿命较短（金属配合物通常为几十纳秒，有机染料一般为几个纳秒），只有和 TiO_2 键合比较紧密的染料在激发态才能有效地注入电子。所以能够以紧密的化学键与电极材料键合的染料分子才有利于实现良好的光电转换。经过多年来的探索和实践，羧基是一个优良吸附官能团，它可以保证染料分子以化学键的形式键合于 TiO_2 表面，使染料分子的 LUMO 轨道与半导体的 3d 轨道（导带）发生电子云重叠，从而完成激发态染料电子向半导体导带的注入。

香豆素类光敏染料主要是日本的 Arakawa 研究组等进行了深入研究，他们设计的主要出发点是使染料的吸收光谱变宽和抑制染料分子的聚集。基于传统的香豆素染料 C343 而开发出的 NKX-2311、NKX-2586、NKX-2807、NKX-2883、NKX-2593、NKX-2677、NKX-2753、NKX-2587 和 NKX-2697，它们的光电性能较好，见图 4-7。此外，这些染料与传统的香豆素染料 C343 相比，可见光区的吸收光谱显著红移，吸收范围更宽。基于 NKX-2311 的染料敏化太阳能电池在 AM 1.5 条件下，获得了 80% 的 IPCE，能量转换效率可达 6%。他们认为，在 π 共轭体系中引入其他共轭单元，如苯环、噻吩环、吡咯环和呋喃环等能加长 π 共轭体系，使染料的吸收光谱红移，而且能同时提高染料分子的光电转换效率和稳定性。他们将噻吩单元引入到 π 共轭体系使 NKX-2593 和 NKX-2677 的吸收光谱进一步拓宽，使电池性能得到进一步提高，分别获得了 7.2% 和 7.7% 的能量转换效率。为了进一步研究包含噻吩的香豆素染料，他们又设计了 NKX-2587 和 NKX-2697，同等条件下测得 NKX-2587、NKX-2677、NKX-2697 和 N3 敏化 DSSC 的能量转换效率分别为 5.8%、7.4%、6.4%、8.9%。可以看出，随着噻吩的引入，光电转换效率增加，但 NKX-2697 敏化的电池效率却下降，这是由于聚集造成；而 NKX-2677 敏化电池效率低于 N3 染料的原因，他们认为，与 N3 敏化电池相比，NKX-2677 电池中 TiO_2 的电子与电解质

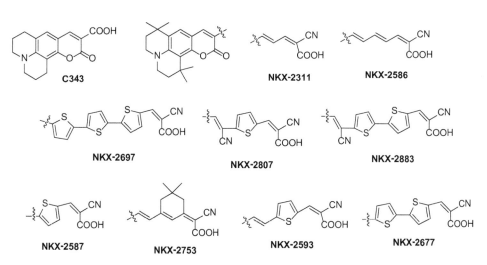

图 4-7 香豆素化合物 C343、NKX-2311、NKX-2586、NKX-2697、NKX-2807、NKX-2883、NKX-2587、NKX-2753、NKX-2593、NKX-2677 化学结构

中 I_3^- 更容易发生复合，使电池效率降低。为了抑制 NKX-2586 的聚集，他们又在其共轭链中引入侧环合成了 NKX-2753，其能量转换效率为 6.7%。为了扩展染料对光的响应，在共轭体系中引入氰基合成了 NKX-2807 和 NKX-2883，NKX-2883 在添加共吸附剂脱氧胆酸后达到 7.6% 的效率，且在离子液体电解质中的电池稳定性测试中，电池效率可以稳定在 6% 左右。

3.3 有机电致发光材料

电致发光（electroluminescence，EL）是指发光材料在电场作用下，受到电流和电场的激发而发光的现象，它是一个将电能直接转化为光能的过程。从发光材料角度可将电致发光分为无机电致发光和有机电致发光。无机电致发光早在 20 世纪 30 年代就开始研究，但无机 EL 器件的制作成本较高，加工困难，发光颜色不易调节，也比较难以实现全色，而且由于很难实现大面积的平板显示，其进一步的发展受到很大的限制。有机电致发光的研究比无机电致发光晚了 20 年左右，早期只作一些探讨有机分子结晶的电荷注入、传输及发光的基础研究。但自 1987 年有机发光二极管（OLED）诞生以后，这种情况就有了很大的改变。简单地说，OLED 是一种由多层有机薄膜结构形成的电致发光器件，它很容易制备而且只需要低的驱动电压。

促成 OLED 有机电致发光材料不断发展的关键之一是主客掺杂发光体体系的发明，因为具有优越电子传输及发光特征的主发光体材料，可以和各种高性能的荧光发光体相结合而得到高效率 EL 及各种不同的光色。这种发光体系的核心理念是，利用主、客发光体的分子设计，能级与界面的合理搭配，将载流子的输送、导电功能与其发光机制分开，并个别地改善使之最佳化，最终的目的是使 OLED 发光体能够达到最好的光电功能与发光效率。OLED 掺杂发光体的另一个优点是，由电激发产生的电致激子可转移到强荧光效率及稳定的掺杂物中发光，以提高器件的稳定性，也因此将器件由非发光能量衰退的概率降至最低。

绿色荧光掺杂物是具有最佳荧光效率的掺杂物，也是较其余三者（红、蓝、黄）首先成功商品化的例子，其中香豆素类化合物得到了很好的应用。香豆素 C-6 是一般常见的有机激光染料，将其作为绿色掺杂物而制成的器件可得到 8cd/A 的发光效率。典型的强荧光性香豆素化合物 C-545 是由香豆素 C-6 这个分子演变而来。7 位久洛尼定（julolidine）推电子基与氮原子的 p- 轨道排列结构共平面的特性，并与苯环上的 π 轨道重叠以提高整体结构的共轭性，其结果使得化合物 C-545 的相对荧光量子效率提升到大于 90%，发光效率也提高到 9cd/A，这是由于分子键的相对运动减少，使得非发光性激发态的能量衰退概率降低所致。而且从热力学观点来看，C-N 单键在这类分子中的键能也较弱，因此久洛尼定体系除了提升它的共轭性之外，也同时改善了此荧光色素的热稳定性。在 C-545T 中，4 个取代在合适位置上的甲基具有重要的作用，它们的立体效应使得此类荧光染料在高浓度下分子间的作用力降至最低，得到了 10.5cd/A 的发光效率。C-545TB 是在 C-545T 的基础上，将苯并噻唑环上引入叔丁基得到的，在不改变荧光体的发光色性下，浓度淬熄问题得到了进一步抑制，发光效率提高到 12.9cd/A，热稳定性也大幅度提高（T_g 由 100℃提高到 142℃）。

C-545MT 是另一个重要的绿光掺杂物，该香豆素化合物在结构上与 C-545T 主要不同点在于前者在 C-4 位置多了一个甲基，当它掺杂到三（8- 羟基喹啉）铝（Alq_3）器件时，能更有效地防止浓度淬熄问题，且在大范围的掺杂浓度 [2%～12%（质量分数）] 下依旧可以维持高的 EL 发光效率（约 7.8cd/A），而此最佳浓度是 C-545T 的 10 倍以上。由比较掺杂物晶形的单晶 X 射线衍射（XRD）晶格透视图中观察可知，这些掺杂后的现象差异显然与分子聚集方式及单体分子密度有关，且 C-545MT 扭曲的分子几何形状被 C-4 上取代的甲基所改变，从而使得 C-545MT 在高浓度下较不容易形成分子聚集，因此可降低浓度淬熄的发生。

香豆素化合物 C-545P 的结构有别于 C-545T，是在久洛尼定不同位置上取代了 5 个甲基，其中有 2 个甲基是用有机合成的方法引入氮原子的旁边。从分子设计的观点看，这种不对称的刚性立体结构，有助于防止高浓度分子间的聚集。经实验证明，在 20mA/cm² 电流密度的驱动下，获得 11.3cd/A 的发光效率，比 C-545T 的 10.4cd/A 高 10%。在研究中还发现，C-545P 的发光效率在不同的驱动电流下，不但能保持不变而且一直都比 C-545T 高，尤其是在低电流密度（＜ 10mA/cm²）的驱动下，C-545P 在短时间内可达到较高的光电转换效率。这类特征是被动矩阵型显示器所需要的，因为这可使显示器在低电流下达到瞬间高亮度，并有助于灰阶的划分与调节，见图 4-8。

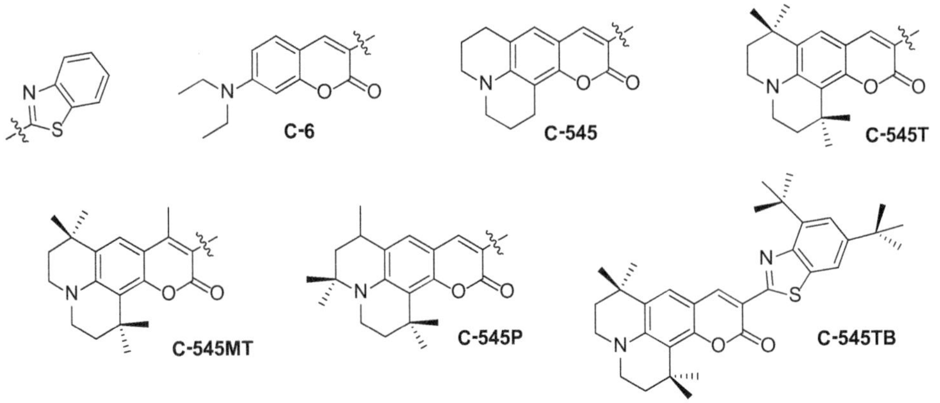

图 4-8 香豆素化合物 C-6、C-545、C-545T、C-545MT、C-545P、
C-545TB 化学结构

基于大分子结构的新型香豆素类有机电致发光材料也不断被开发出来。2009 年，T. Yu 等设计合成了三脚架结构的香豆素化合物 37，该化合物包含三个独立的 7- 二乙氨基香豆素荧光基团，这种特殊结构一方面在保持单个 7- 二乙氨基香豆素基团良好光学性质的基础上，进一步增强了对光的灵敏度，拓宽了吸收波长的范围，另一方面扩大了该化合物的空间三维立体结构，这可有效地防止分子堆积，降低荧光猝灭现象。将化合物 37 作为绿色掺杂物而制成的器件在 $20mA/cm^2$ 电流密度的驱动下，获得 2.0cd/A 的发光效率。2010 年，他又在香豆素 3- 位引入蒽共轭基团得到化合物 38。从该化合物的单晶结构可以看出，大平面结构的蒽与香豆素环并不共面，使该化合物具有非平面的空间立体构型，这可以有效抑制分子间的聚集，从而得到高的荧光量子产率，在 $20mA/cm^2$ 电流密度的驱动下，获得 3.3cd/A 的发光效率，见图 4-9。

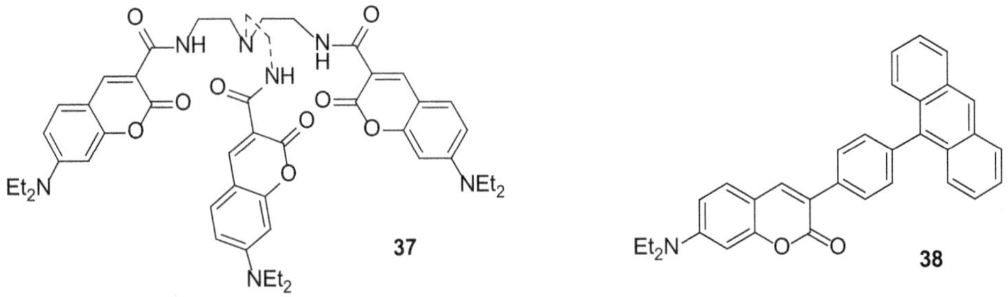

图 4-9 香豆素化合物 37、38 化学结构

3.4　荧光传感器

荧光传感器是分子识别和荧光技术结合的成就，通过特定的受体实现对目标的结合，将分子结合信息转变为易于检测的荧光信号，从而实现在单分子水平上的原位实时检测。典型的荧光传感器一般是由荧光团（fluorophore）通过连接基（spacer）与受体（receptor）相连而成，由于香豆素类荧光团具有荧光量子产率高、Stokes 位移大、光稳定性好等优点，近年来被应用于荧光传感器的设计中，其主要用于阳离子、阴离子和中性分子等被分析物的荧光识别检测。

3.4.1　阳离子荧光传感器

Blackburn 等将单氮杂 –12– 冠 –4 引入香豆素环 7 位得到能够选择识别 Li^+ 的化合物 39，见图 4–10，该化合物与 Li^+ 络合后引起荧光量子产率提高并伴有荧光光谱蓝移，这可能是由于甲氧基的引入限制了 N– 芳基键的旋转，从而减弱了激发态非辐射失活的倾向，同时也增强了 39·Li^+ 络合物的稳定性。

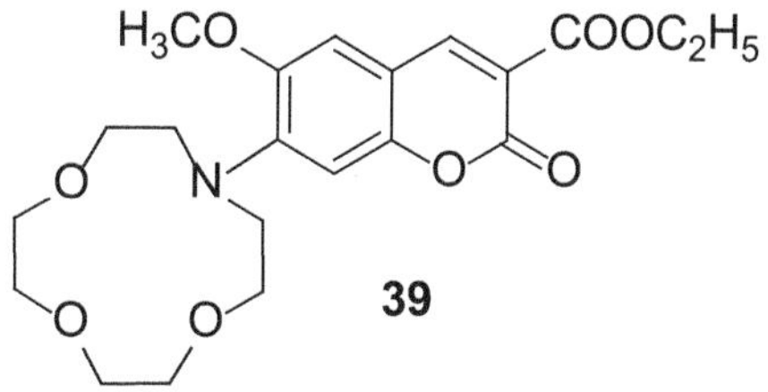

图 4–10　香豆素化合物 39 化学结构

Valeur 小组设计的化合物 40 能够识别 K^+，冠醚的柔性能使两个香豆素分子靠近，从而导致主体荧光自淬灭，当 K^+ 与氮杂冠醚络合时，两个羰基使自淬灭禁阻而导致荧光增强。Crossley 等也将氮杂冠醚接到香豆素的 7 位得到化合物 41，邻位连有甲氧基提高了 41 对 K^+ 选择性。见图 4–11。

穴状配体结构比冠醚大环结构具有更好的选择性。Kurtz 等通过乙氧桥将穴状配体与香豆素的 6、7 位相连得到化合物 42，其空穴适合 K^+ 的检测，在水溶液中当 K^+ 浓度达到 10mmol/L 时可引起荧光增强 143%，解离常数（K_d）达 1.9mmol/L，而在乙醇中 K_d 降至 0.012mmol/L，说明化合物 42 适用于在无水乙醇中检测毫摩尔级的 K⁺。在此基础上，Sammes 等将双香豆素荧光团与穴状配体相连得到了 K⁺ 荧光传感器 43，它适于作为细胞外钾离子荧光传感器，且 43·K⁺ 的 K_d 达 1 ~ 10mmol/L。见图 4-12。

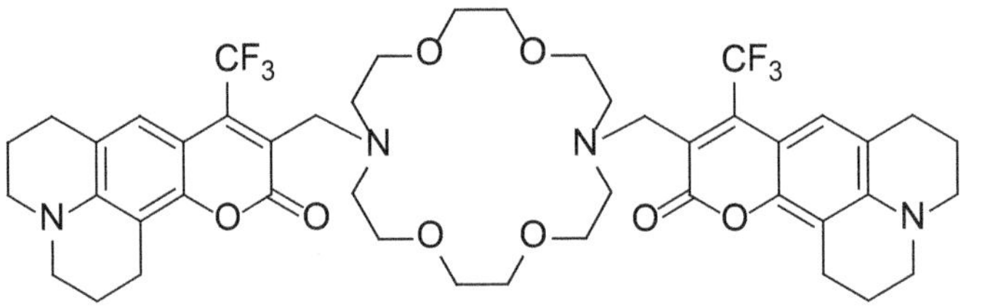

图 4-11 香豆素化合物 40、41 化学结构

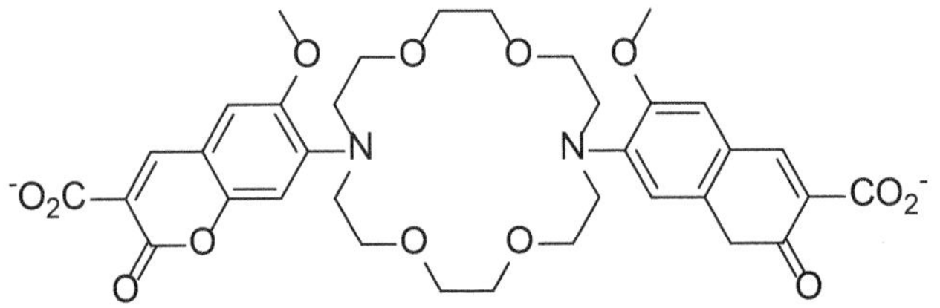

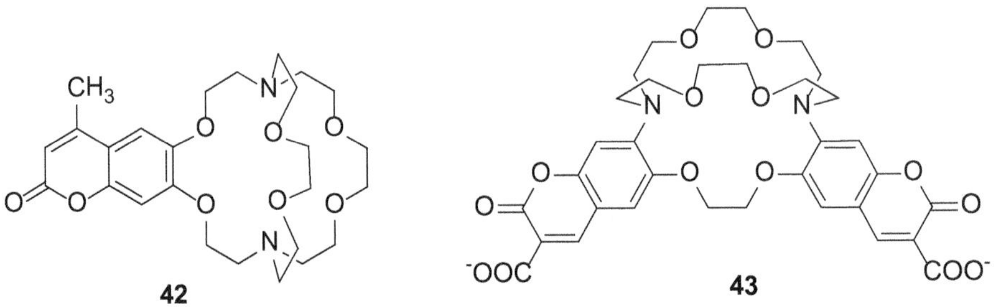

图 4-12 香豆素化合物 42、43 化学结构

1997 年，Brunet 等设计合成了 7- 二乙氨基 -3-（3，4- 亚乙二氧基苯酰）香豆素 44。在第 Ⅱ 主族金属离子中，44 仅与 Mg²⁺ 络合并引起 46nm 的吸收光谱红移，这是由于 Mg²⁺ 在离子半径、电荷密度方面比其他第 Ⅱ 主族金属离子对体系存在更好的匹配性，因此通过两个羰基形成的 44·Mg²⁺ 对分子内电荷转移（ICT）比对基态具有更大稳定作用。1998 年，Valeur 小组将香豆素分子通过刚性较强的酰胺键与冠醚相连得到化合物 45，由于酰胺羰基参与金属离子 Mg²⁺ 的络合，使吸收光谱和发射光谱均红移，表现出对 Mg²⁺ 较高的选择性。见图 4-13。

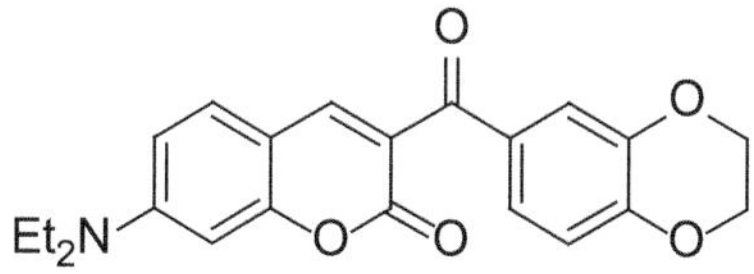

图 4-13　香豆素化合物 44、45 化学结构

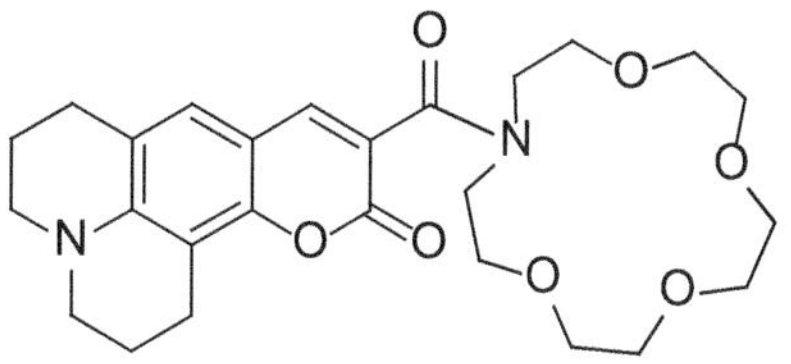

　　Brückner 等合成的化合物 46 是一种适于在活细胞中对 Zn^{2+} 进行荧光成像的荧光传感器。$46 \cdot Zn^{2+}$ 可使荧光波长保持在 448nm 处基本不变且能够引起 4.4 倍的荧光增强，而且其他金属的存在对 Zn^{2+} 的检测干扰较小。值得一提的是 46 中酯基的引入可产生多重效果：在生理介质中酯基水解为羧基，可提供附加的轴向氧供体，这有利于对中心金属离子的络合；大环周围的侧链引起的空间位阻利于受体对金属离子的络合；侧链的引入调节了传感器的溶解性。

　　多胺类和羧乙基胺类等配体作为识别基团也十分常见，Katerinopoulos 等将三（2- 氨乙基）胺与 7- 氨基 -4- 甲基香豆素相连得到一种潜在的 Zn^{2+} 荧光传感器 47。在羟乙基哌嗪乙硫磺酸（HEPES）缓冲溶液中，47 与 Zn^{2+} 络合后激发波长从 359nm 蓝移至 337nm，在 359nm 激发 $47 \cdot Zn^{2+}$ 时荧光强度呈下降趋势，而在 337nm 处激发随 Zn^{2+} 浓度增加荧光强度略有提高，最大荧光发射波长保持在 450nm，体系中其他离子（Cd^{2+}、Mg^{2+}、Fe^{2+}）的存在并未明显影响 47 对 Zn^{2+} 的识别选择性。见图 4-14。

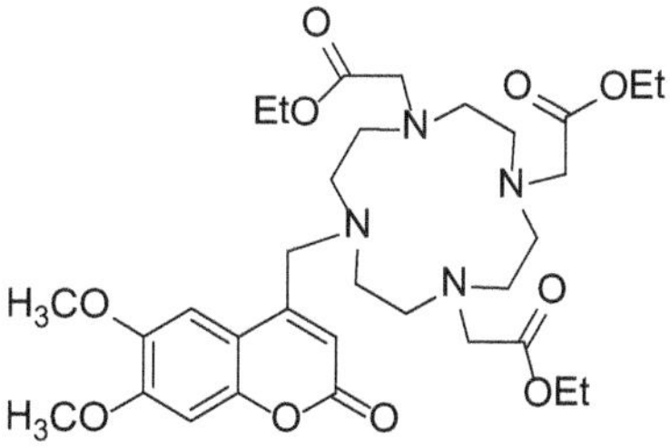

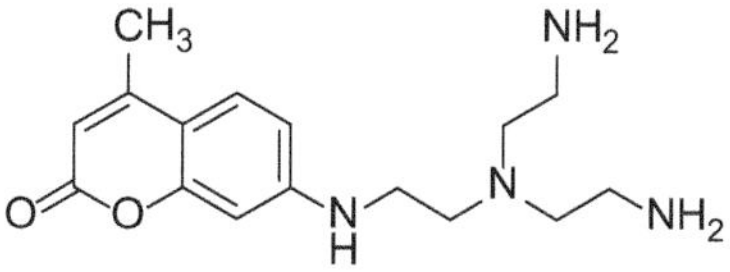

图 4-14　香豆素化合物 46、47 化学结构

环芳烃是一类由甲醛与对位取代酚缩合而成的环状低聚物，这类化合物的最大特点是具有由苯环单元组成的、富电子的、大小可调的三维空腔和环形排列的氧原子，可以较好地络合离子。Valeur 小组将一个双氧香豆素荧光团插入4- 冠醚中并以该冠醚为受体可得到选择识别 Cs^+ 的化合物 48，见图 4-15，Cs^+ 与香豆素 6、7 位氧原子相互作用降低了它们的供电能力，进而减弱了从 7 位供电基到内酯羰基的 ICT，导致荧光光谱蓝移并伴随荧光量子产率降低，同时该化合物对 Cs^+ 有较高的选择性，$48 \cdot Cs^+$（1∶1）络合物的稳定常数为 4.0×10^4（相对 Na^+ 而言）。

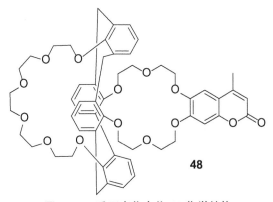

48

图 4-15　香豆素化合物 48 化学结构

2006 年，Qian 等将四酰胺受体引入香豆素的 6、7 位得到新型 Hg^{2+} 荧光传感器 49，在 49 中形成了以苯胺两个负电荷 N 原子为电子供体而羰基和苯并噻唑为电子受体的 ICT 体系。在 $49 \cdot Hg^{2+}$ 络合物结构中，两个去质子酰胺的 N 原子和邻苯二胺的两个 N 原子对 Hg^{2+} 形成四面体配位，而另两个未络合的酰胺臂产生空间位阻限制了其自由旋转，从而利于 $49 \cdot Hg^{2+}$ 的形成。在 Hg^{2+}（40equiv）存在时可使荧光光谱从 567nm 蓝移至 475nm，荧光颜色由橙色变为蓝绿色，而 I_{567}/I_{475} 明显从 11.9 降低至 0.4。在考察的过渡金属离子中，只有 Hg^{2+} 在中性缓冲水溶液中可调节 49 的荧光性质。见图 4-16。

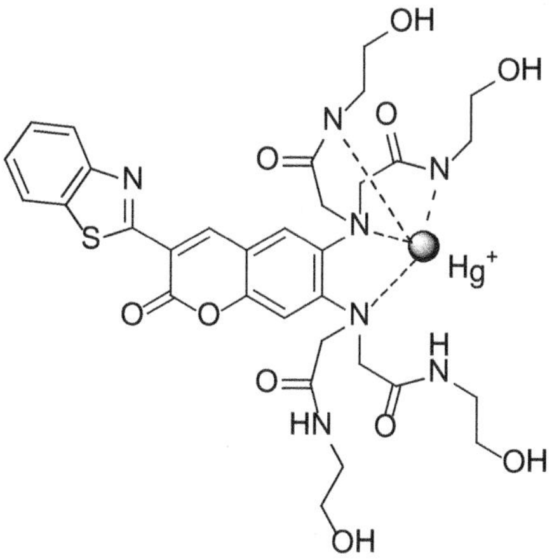

图 4-16　香豆素化合物 49 化学结构

3.4.2　阴离子荧光传感器

由于阴离子半径大、电子云密度低、溶剂化强烈和几何构型多样等因素，使得阴离子荧光传感器的发展缓慢。腈通过水解可以生成羧酸，通过还原可以生成胺等，还可以衍生出其他许多的官能团来，但其拥有令人生畏的毒性，其毒性跟 CN⁻ 对重金属离子的超强络合能力有关。CN⁻ 主要跟细胞色素 P450 中的金属离子结合，从而使其失去在呼吸链中起到的传递电子能力，进而使中毒者死亡。Kim Gun-Joong 等设计了香豆素类的 CN⁻ 探针 50，该探针对 CN⁻ 有很好的选择性，且其检测最低浓度约为 3.0μmol/L。利用该探针几乎可以通过肉眼来判别是否有 CN⁻ 的存在，因为当环境中有 CN⁻ 存在时，该探针的颜色会从淡淡的橘黄色变成粉色。

2006 年 Ghosh 等合成了可以较好地识别 F⁻ 和 C₆H₅O⁻ 的香豆素取代的硫脲衍生物 51。当 51 络合 F⁻ 和 C₆H₅O⁻ 时，荧光发生猝灭，这是由于硫脲的氮原子的电负性增强，使光诱导电子转移过程效率增强的缘故；最大吸收波长由于富电子的硫脲—阴离子络合物向缺电子的对硝基苯部分进行电荷转移而红移，51 络合 F⁻ 后吸收光谱红移 18nm，乙腈溶液颜色由无色变为黄棕色。见图 4-17。

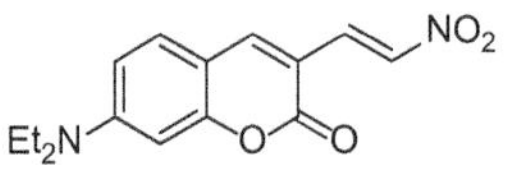

图 4-17　香豆素化合物 50、51 化学结构

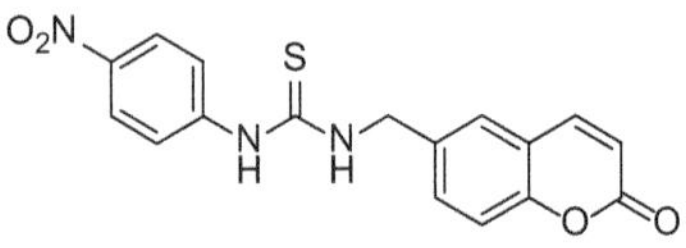

3.4.3 中性分子荧光传感器

中性有机分子在溶液中的相互作用（范德华力、氢键）比离子间作用力弱，而且由络合诱导的电子变化较小，因此对其识别比离子识别更具挑战性。该类荧光传感器主要是对环糊精类、硼酸类和卟啉类以及对一些可参与生物过程的气体分子（如 O_2、NO）的识别，其中对气体分子的识别过程不是通过配位或氢键的结合作用，而是通过气体分子与传感器的反应来改变系统的荧光而达到识别检测目的。

糖分子荧光传感器 52 是基于硼酸与二醇的配位作用而得到的，该化合物中香豆素的氨基与硼酸部分存在弱的分子内相互作用，这可使该部分的活性增强并在硼原子周围产生富电子中心。例如在 50% 乙醇水溶液中果糖分子与硼酸部分通过氢键相互作用，硼原子与氨基氮原子形成了较强的相互作用，从而产生荧光猝灭并伴荧光光谱红移。

确定 NO 在细胞中的准确浓度和分布情况，对研究其在细胞组织中的作用机制非常重要。化合物 53 作为检测 NO 的荧光传感器，是由香豆素与富电子的邻苯二胺相连而成，甲氧基引入邻苯二胺可提高这部分的富电性。化合物 53 的检测机制为：由于存在从苯胺到香豆素激发态的最低未占有轨道的光诱导电子转移效应而引起的荧光猝灭，但 NO 却可使邻苯二氨基转化为缺电子的苯并三氮唑衍生物，它具有较高的氧化电势使光诱导电子转移被禁阻，从而引起荧光增强。

过氧化氢是一个重要的活性氧因子，存在活的生物体器官中，其稳态可以有不同生理和病理结果，过氧化氢和其他活性氧化剂之间的平衡与许多疾病有关，比如癌症、心血管的混乱、阿尔茨海默症及相关的神经退行性疾病。N. Soh 等设计了香豆素类的过氧化氢探针 54，该探针受其他活性氧因子干扰少，专一性强，准确度高。见图 4-18。

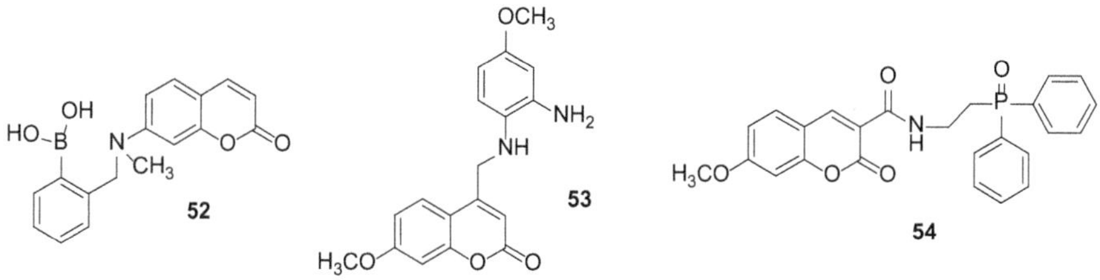

图 4-18　香豆素化合物 52 ～ 54 化学结构

4. 香豆素酮荧光化合物的光谱性质研究进展

香豆素酮化合物是一类将芳基乙烯酮结构单元引入香豆素环 3 位的系列新型香豆素化合物，由于该结构单元本身的特性，以及可以在香豆素环和芳基乙烯酮的末端引入不同的取代基团，使之成为 D–π–A 型或 A–π–D 型的具有分子内电荷转移特征的大共轭结构，因此该类化合物具有优异的光学特性，如摩尔消光系数大、吸收和发射波长范围广和荧光量子产率高等特性。其次，该类化合物的基本结构是由 3- 乙酰基香豆素化合物和苯甲醛系列化合物缩合而得，合成方法简便，因此该类荧光化合物在光电功能材料领域具有潜在的应用价值。

香豆素酮化合物是近几年较关注的一类化合物，国内外对该类化合物的研究主要基于光谱性质的基础性研究。2003 年，Z. L. Huang 等设计合成了 A–π–D 和 A–π–A′型香豆素酮化合物 AOBO 和 IOBO，其中 3- 羰基香豆素和乙烯基均代表电子受体（A）和 π 共轭桥基（π），而末端取代基蒽和吲哚在两个结构中分别代表电子给体（D）和电子受体（A′），见图 4-19。通过对比分析两个化合物的线性吸收光谱、单光子荧光光谱、荧光量子产率和双光子荧光光谱后指出，化合物 AOBO 的蒽由吲哚取代后得到化合物 IOBO，后者的综合光学性能明显优于前者，是一种具有潜在应用价值的双光子荧光材料。

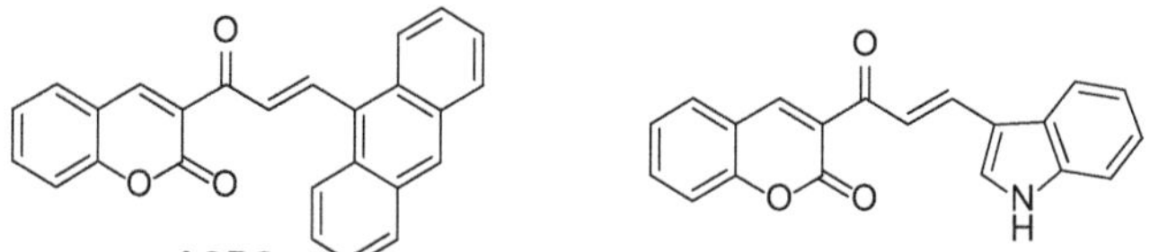

图 4-19　香豆素酮化合物 AOBO 和 IOBO 化学结构

2007 年，X. Li 等将二乙氨基引入香豆素环的 7 位，在苯环的末端连接不同的取代基团得到系列香豆素酮化合物 55 ～ 59，其中，为了进一步延长共轭结构，在原有结构的基础上，又在末端引入了苯乙烯结构单元得到化合物 60 ～ 62，见图 4-20，相关数据列于表 4-2 中。通过对比它们在三氯甲烷溶剂中的最大吸收峰值可以看出，该类化合物的最大吸收波长可调范围广。香豆素酮化合物 55 具有典型的 D-π-A 型结构，将苯环末端的强吸电性基团 CN 变为 Cl 原子得到化合物 56，由于 Cl 的吸电性较 CN 大大降低并且由于超共轭作用具有一定程度的供电性，阻碍了电子在整体结构中的跃迁，因此最大吸收峰由 462nm 蓝移至 459nm；基于相同的原理，化合物 57 由于甲氧基的供电性较 Cl 原子进一步增强，使最大吸收峰较 56 又蓝移了 3nm；值得注意的是，虽然二甲氨基的供电性较甲氧基明显增强，但化合物 58 的吸收峰却较化合物 57 红移了 33nm，这是由于随着苯环末端取代基团的供电性进一步增强，化合物 58 的整体结构已经改变为 A-π-D 型，3- 羰基香豆素基团由电子供体转变为电子受体；化合物 59 的最大吸收峰较化合物 58 蓝移了 8nm，这可能是由于二乙氨基的空间位阻所致；在化合物 57 的基础上引入苯乙烯结构得到化合物 60，由于共轭程度的增加，使最大吸收峰由 456nm 红移至 467nm；化合物 61 和 62 较相应的 58 和 59，最大吸收峰发生一定程度的蓝移，这可能是由于在这两个化合物的结构中，乙烯链发生扭转所致。通过对比该系列化合物的荧光发射波长可以看出，对于化合物 55 ～ 59，发射波长的变化规律与吸收波长的变化规律一致；化合物 60 ～ 62 较相应的化合物 57 ～ 59，由于共轭链的增加，发射波长由 497 ～ 568nm 红移至 516 ～ 672nm。作者进一步研究了该系列化合物的双光子激发光谱，化合物 61 和 62 的双光子吸收截面 δ_{max} 值可达 1570、1349GM，在双光子材料领域具有潜在的应用性。

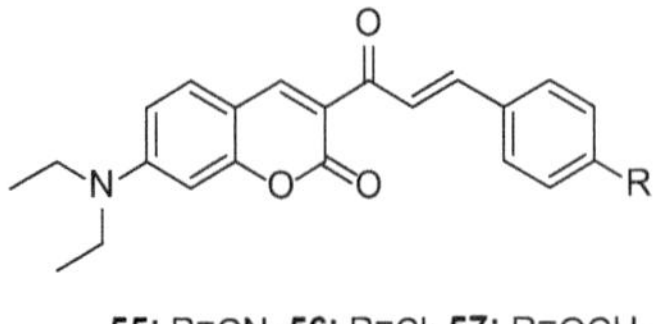

55: R=CN; **56**: R=Cl; **57**: R=OCH$_3$
58: R=N(CH$_3$)$_2$; **59**: R=N(C$_2$H$_5$)$_2$

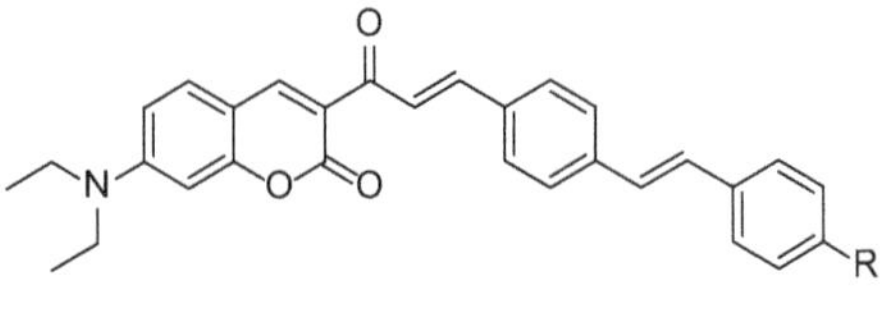

60: R=OCH$_3$; **61**: R=N(CH$_3$)$_2$; **62**: R=N(C$_2$H$_5$)$_2$

图 4-20　香豆素酮化合物 55 ～ 62 化学结构

表 4-2　化合物 55 ～ 62 的光谱数据

化合物	λ_{max}(nm)	λ_{em}(nm)	δ_{max}(GM)	化合物	λ_{max}(nm)	λ_{em}(nm)	δ_{max}(GM)
55	462	527	90	59	481	568	362
56	459	505	60	60	467	516	332
57	456	497	66	61	473	651	1570
58	489	552	242	62	472	672	1349

2008 年，Y. F. Sun 等在改变苯环末端取代基的基础上，同时将不同的取代基引入香豆素环，得到了系列香豆素酮化合物 63 ～ 69，见图 4-21。在化合物 AOBO 的基础上，在香豆素环的 6、8 位同时引入叔丁基得到化合物 63，由于受两个叔丁基空间位阻的影响，化合物 63 的最大吸收峰由 AOBO 的 454nm 蓝移至 448nm，作者进一步研究了该化合物的单晶结构，指出蒽环具有大的刚性平面结构，但在化合物 63 中与香豆素环处于两个完全不同的平面内，使该化合物具有强的空间立体构型，这能够有效地防止分子聚集，避免荧光猝灭现象。由于三苯胺基团较咔唑和双噻吩基团具有大的共轭结构，因此化合物 64 较化合物 65 和 66 的最大吸收波长明显红移，化合物 67 较化合物 68 和 69 最大吸收波长明显红移；另一方面，由于苯并香豆素环的共轭体系大于香豆素环，因此化合物 67 ～ 69 较相应的化合物 64 ～ 66 的最大吸收波长发生一定程度的红移。与此同时，化合物 67 的荧光发射波长也具有最大的红移程度，红移至 601nm，但荧光强度相对较弱，这是由于三苯胺基团的空间立体作用所致。作者对化合物 67 的单晶结构研究表明，三苯胺基团是一个近似螺旋桨结构，与香豆素环具有不共面性，从而证明了上述观点。

2011 年，A. R. Jagtap 等设计合成了具有 1，4- 二乙基 -1，2，3，4- 四氢喹喔啉结构的新型香豆素酮化合物 70 ～ 72，见图 4-22，并深入研究了最大吸收峰在不同溶剂中的变化情况，其主要数据列于表 4-3 中。

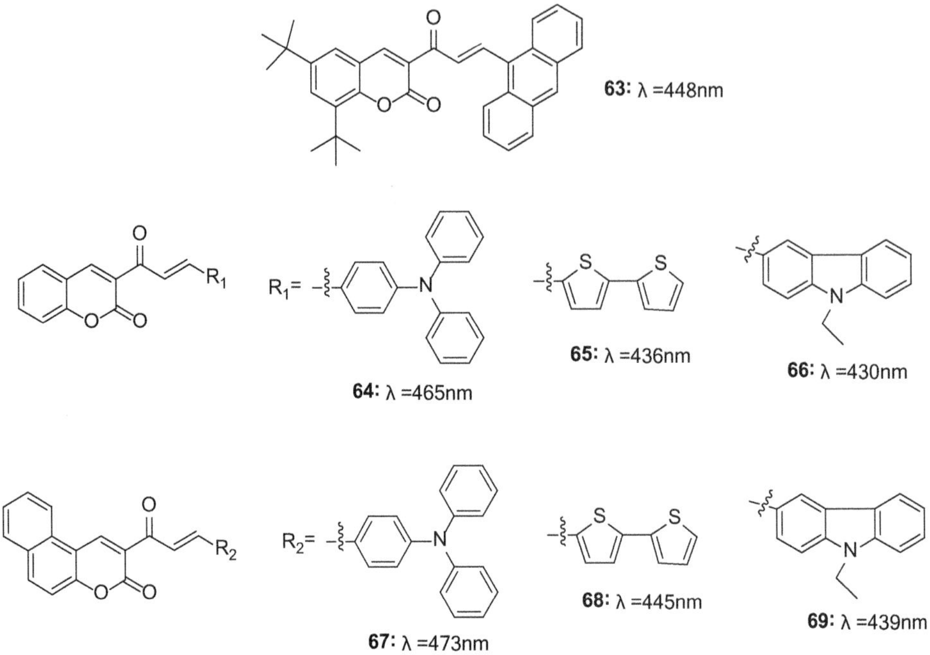

63: λ =448nm

64: λ =465nm

65: λ =436nm

66: λ =430nm

67: λ =473nm

68: λ =445nm

69: λ =439nm

图 4-21　香豆素酮化合物 63 ～ 69 化学结构

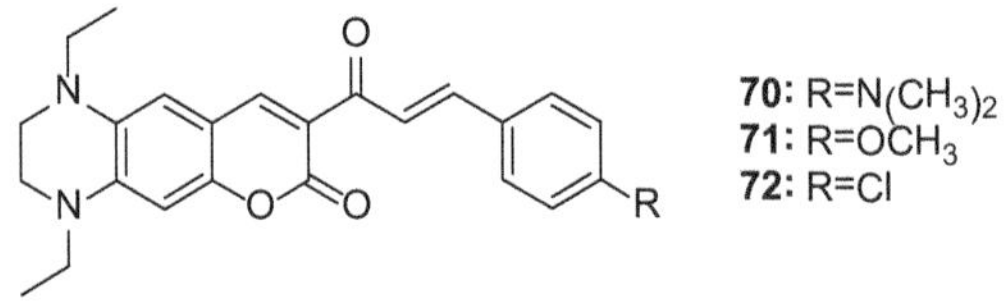

70: R=N(CH₃)₂
71: R=OCH₃
72: R=Cl

图 4-22　香豆素酮化合物 70 ～ 72 化学结构

表 4-3　化合物 70 ～ 72 在不同溶剂中的最大吸收峰值

化合物	DMF	甲醇	氯仿	乙腈	乙酸乙酯	甲苯	正己烷
70	511	498	502	505	496	493	478
71	494	501	484	478	478	475	466
72	545	513	508	508	502	498	484

　　在该类化合物的结构中，由于 1，4- 二乙基 -1，2，3，4- 四氢喹喔啉的刚性结构以及两个氮原子的作用，使 3- 羰基香豆素环具有典型的供电性，苯环末端的取代基由氯原子转变为甲氧基，使电子由 3- 羰基香豆素体系流向电子受体部分，起到一定的抑制作用，因此化合物 71 最大吸收波长较 72 发生一

定程度的蓝移；当甲氧基转变为二甲氨基时，由于二甲氨基较甲氧基能引起好的共轭作用，因此化合物 70 的最大吸收波长较 71 发生一定程度的红移。此外，该类化合物具有典型的分子内电荷转移特性，因此最大吸收波长随溶剂极性的改变影响较大。

上述表明，香豆素类化合物是一类极其重要的化工中间体，它们通常具有较好的荧光性能，可广泛应用于荧光增白剂、荧光染料、激光染料、太阳能电池敏化剂和荧光探针等方面。因此，为了获得性能优异的有机电致发光材料和光敏剂，以及灵敏度高的荧光探针以适应荧光检测技术的发展，设计合成香豆素类荧光化合物用来进行筛选就显得尤为重要。

参考文献

[1]　Fischer A, Cremer C, Stelzer EHK. Fluorescence of coumarins and xanthenes after two-photon absorption with a pulsed titanium-sapphire laser. Appl Opt,1995,34(12): 1989-2003.

[2]　Yu TZ, Zhang P, Zhao YL, et al. Photoluminescence and electroluminescence of a tripodal compound containing 7-diethylamino-coumarin moiety. Journal of Physics D: Applied Physics,2008, 41(41): 231-232.

[3]　宋丹梅 . 3- 羧基及 3- 氰基 -7- 取代香豆素类荧光化合物的合成研究 . 西安 : 西北大学，2009.

[4]　王鹏，张光华，相瑞 . 香豆素型荧光聚合物的合成及光学性能 . 发光化学 ,2013,34(10):1313-1318.

[5]　Hirano K, Kobayashi T. Coumarin fluorometry to quantitatively detectable OH radicals in ultrasound aqueous medium. Ultrason Sonochem,2016,30:18-27.

[6]　王心亮 . 新颖香豆素类荧光化合物的合成及其光谱性能研究 . 沈阳 : 沈阳化工研究院，2003.

[7]　Zhang P, Liu W, Niu G, et al. Coumarin-Based Boron Complexes with Aggregation-Induced Emission. J Org Chem,2017,82(7):3456-3462.

[8]　He G, Yang L, Qian X, et al. A coumarin-based fluorescence resonance energy transfer

probe targeting matrix metalloproteinase-2 for the detection of cervical cancer. Int J Mol Med,2017,39(6):1571-1579.

[9]   杜池敏，程明超，强西怀. 香豆素类荧光增白剂的研究进展. 皮革与化工，2012,29(4):9-12.

[10] Hinohara T, Honda M, Amano K, et al. Excited States and Fluorescence Properties of 7-Substituted Coumarins. Nippon Kagaku Zassh,1981, 4: 477-480.

[11] Streitel SG. Kirk-Othmer. 4th ed.New York: Jotm Wiley & Sods,1994:584-588.

[12] 张彦英，王心亮，孟宪梅，等. 香豆素类化合物的合成及其光谱性质的研究. 染料与染色 ,2003,40: 68-70.

[13] Christie RM, Lui CH. Studies of fluorescent dyes: part 2. An investigation of the synthesis and electronic spectral properties of substituted 3-(2′-benzimidazolyl) coumarins. Dyes and Pigments,2000,47: 79-89.

[14] 智双，温卫东，杨桂芳，等. 香豆素类染料的荧光光谱性能及应用性能研究. 染料与染色 ,2005,42(4):24-26.

[15] Jagtap AR, Satam VS, Rajule RN, et al. The synthesis and characterization of novel coumarin dyes derived from 1,4-diethyl-1,2,3,4-tetrahydro-7- hydroxyquinoxalin -6-carboxaldehyde.Dyes and Pigments,2009,82: 84-89.

[16] 孙一峰，许炎妹，梁惠芬，等. 香豆素类查尔酮化合物的合成及光学特性. 中山大学学报 (自然科学版),2007,47(2):55-58.

[17] 樊美公. 光化学基本原理与光子学材料科学. 北京：科学出版社，2001.

[18] Ammar H, Fery-Forgues S, Gharbi RE. UV/vis absorption and fluorescence spectroscopic study of novel symmetrical biscoumarin dyes. Dyes and Pigments,2003,57(3): 259-265.

[19] 沈永康，李红斌，路炜. 荧光增白剂. 北京：化学工业出版社，2004.

[20] 何瑾馨. 染料化学. 北京：中国纺织出版社，2009.

[21] 田芳，曹成波，主沉浮. 荧光增白剂及其应用与发展. 山东大学学报 ,2004,34(3):119-124.

[22] Schiedel MS, Briehn CA, Bäuerle P. Single-Compound Libraries of Organic Materials: Parallel Synthesis and Screening of Fluorescent Dyes This work was made possible with funds from Fonds der Chemischen Industrie. We also thank Prof. V. Austel and Dr. E.

Mena–Osteritz, University of Ulm, for valuable discussions and general input; Dr. G. Götz, University of Ulm, for photography and also Boehringer Ingelheim, Biberach, for apparatus support. Angew Chem Int Ed Engl, 2001, 40(24):4677–4680.

[23] Brunet E, Garcia-Losada P, Rodríguez–Ubis JC, et al. Synthesis of new fluorophores derived from monoazacrown ethers and coumarin nucleus. Canadian Journal of Chemistry, 2002,80(2): 169–174.

[24] Pulla RP, Srimannarayana G. A novel and convenient synthesis of 3–phenylcoumarins. Synthesis,1981,1981(11):887–888.

[25] Mhiri C, Ladhar F, Gharbi RE. A convenient synthesis of 3–arylcoumarins from arylacetonitriles.Synthetic Communications,1999:1451–1461.

[26] 高本春，徐飒英，王玉茹.香豆素系高档荧光溶剂染料合成工艺.染料工业,2000,37(3):6–9.

[27] Ayyangar NR, Srinivasan KV, Daniel T. Polycyclic compounds part VII. Synthesis, laser characteristics and dyeing behaviour of 7–diethylamino–2H–1–benzopyran–2–ones. Dyes and Pigments,1991,16(3): 197–204.

[28] Moylan CR. Molecular hyperpolarizabilities of coumarin dyes. Journal of Physical Chemistry,1994,98(51): 13513–13516.

[29] 马德强.化工百科全书.北京：化学工业出版社，1998.

[30] Demas JN, Crosby GA. The measurement of photoluminescence quantum yields, A review. Journal of Physical Chemistry,1971,75(8): 991–1024.

[31] 辛忠，冯岩，黄德音.高分子染料的进展.功能高分子学报,1994,7(3):344–346.

[32] 余响林，王世敏，徐祖勋.光电功能性有机染料及其应用研究进展.染料与染色,2004,41(2):64–66.

[33] Trenor SR, Shultz AR, Love BJ, et al. Coumarins in polymers: from light harvesting to photo–cross–linkable tissue scaffolds. Chemical Reviews,2004,35(36): 3059–3077.

[34] 张彦英.新型香豆素荧光材料的合成及其结构与光谱性能关系的研究.大连:大连理工大学，2003.

[35] Azuma K, Suzuki S, Uchiyama S, et al. A study of the relationship between the chemical structures and the fluorescence quantum yields of coumarins, quinoxalinones and

benzoxazinones for the development of sensitive fluorescent derivatization reagents. Photochem Photobiol Sci,2003,2(4):443–449.

[36] Kaholek M, Hrdlovic P. Characteristics of the excited states of 3–substituted coumarin derivatives and transfer of electronic energy to N–oxyl radicals. Journal of Photochemistry and Photobiology A: Chemistry,1999,127(1): 45–55.

[37] Lee MT, Yen CK, Yang WP, et al. Efficient green coumarin dopants for organic light–emitting devices. Org Lett,2004,6(8):1241–1244.

[38] 王贤丰，曲杨 . 香豆素类激光染料研究的进展 . 精细石油化工 ,1999(1):49–52.

[39] Song HK, Park YH, Han CH, et al.Synthesis of ruthenium complex and its application in dye–sensitized solar cells. Journal of Industrial and Engineering Chemistry,2009,15(1): 62–65.

[40] Chen CY, Chen JG, Wu SJ, et al. Multifunctionalized ruthenium–based supersensitizers for highly efficient dye–sensitized solar cells. Angew Chem Int Ed Engl,2008,47(38):7342–7345.

[41] Cid JJ, García–Iglesias M, Yum JH, et al. Structure–function relationships in unsymmetrical zinc phthalocyanines for dye–sensitized solar cells. Chemistry, 2009,15(20):5130–5137.

[42] Wong BM, Cordaro JG. Coumarin dyes for dye–sensitized solar cells: A long–range–corrected density functional study. J Chem Phys,2008,129(21):214703.

[43] Wang ZS, Cui Y, Danoh Y, et al. Molecular Design of Coumarin Dyes for Stable and Efficient Organic Dye–Sensitized Solar Cells. Journal of Physical Chemistry C,2008,112(43): 17011–17017.

[44] Wang ZS, Cui Y, Hara K, et al. A High–Light–Harvesting–Efficiency Coumarin Dye for Stable Dye–Sensitized Solar Cells. Advanced Materials,2007,19(8): 1138–1141.

[45] Hara K, Sato T, Katoh R, et al. Molecular design of coumarin dyes for efficient dye–sensitized solar cells. Journal of Physical Chemistry B,2003,107(2): 597–606.

[46] Hara K, Wang ZS, Sato T, et al. Oligothiophene–containing coumarin dyes for efficient dye–sensitized solar cells. J Phys Chem B,2005,109(32):15476–15482.

[47] 朱为宏，田禾，朱世琴 . 有机分子电致发光材料进展 . 化学进展 ,2002,14(1):18–23.

[48] Koumura N, Wang ZS, Miyashita M, et al. Substituted carbazole dyes for efficient molecular photovoltaics: long electron lifetime and high open circuit voltage performance. Journal of Materials Chemistry,2009,19: 4829–4836.

[49] 黄春辉，李富友，黄岩谊. 光电功能超薄膜. 北京：北京大学出版社，2001.

[50] Zhang YY, Meng XM, Wang XL, et al. Studies on the synthesis and spectra characteristics of stilbenylcoumarin organic materials. Dyes and Pigments,2003,156(3): 189–194.

[51] Schiedel MS, Briehn CA, Bauerle P. Mini review C–C cross–coupling reactions for the combinatorial synthesis of novel organic materials. Journal of Organometallic Chemistry,2002,33(39): 200–208.

[52] 陈金鑫，黄孝文. OLED 有机电致发光材料与器件. 北京：清华大学出版社,2007.

[53] Yu T, Zhang P, Zhao Y, et al. Synthesis, characterization and high–efficiency blue electroluminescence based on coumarin derivatives of 7–diethylamino–coumarin –3–carboxamide. Organic Electronics,2009,10(4): 653–660.

[54] Zhang H, Yu T, Zhao Y, et al. Synthesis, crystal structure, photo– and electro–luminescence of 3–(4–(anthracen–10–yl)phenyl)–7–(N,N′–diethylamino) coumarin. Synthetic Metals, 2010,160:1642–1647.

[55] Blackburn C, Bai MQ, Lecompte KA, et al. Lithum responsive fluorophores derived from monoaza–12–crown–4 and coumarin–the influence of a methoxy side–arm on photophysical properties. Tetrahedron Letters,1994,35(43): 7915–7918.

[56] Bourson J, Pouget MN, Valeur B. Ion–responsive fluorescent compounds. 4. effect of cation binding on the photophysical properties of a coumarin linked to monoaza– and diaza–crown ethers. Journal of Physical Chemistry,1993,97(17): 4552–4557.

[57] Crossley R, Goolamali Z, Gosper JJ, et al. Synthesis and spectral properties of new fluorescent probes for potassium.Journal of the Chemical Society. Perkin Transactions,1994,3(3): 513–520.

[58] Doludda M, Kastenholz F, Lewitzki E, et al. Time–resolved response of fluorescent alkali ion indicators and detection of short–lived intermediates upon binding to molecular cavities. J Fluoresc,1996,6(3):159–163.

[59] Crossley R, Goolamali Z, Sammes PG. Synthesis and properties of a potential

extracellular fluorescent probe for potassium. Journal of the Chemical Society. Perkin Transactions,1994,2(7): 1615–1623.

[60] Brunet E, Alonso MT, Juannes O, et al. Unusual behaviour of 7–diethylamino–3–(3,4–ethylendioxybenzoyl) coumarin towards group IIA cations: A potential photoactive probe for magnesium. Tetrahedron Letters,1997,38(25): 4459–4462.

[61] Habib–Jiwan JL, Branger C, Soumillion JP, et al. Ion–responsive fluorescent compounds V. Photophysical and complexing properties of coumarin 343 linked to monoaza–15crown–5. Journal of Photochemistry and Photobiology A: Chemistry,1998,116: 127–133.

[62] Lim NC, Yao LL, Freake HC, et al. Synthesis of a fluorescent chemosensor suitable for the imaging of zinc(II) in live cells. Bioorg Med Chem Lett,2003,13(14):2251–2254.

[63] Dakanali M, Roussakis E, Kay AR, et al. Synthesis and photophysical properties of a fluorescent TREN–type ligand incorporating the coumarin chromophore and its zinc complex. Tetrahedron Letters,2005,46(24): 4193–4196.

[64] Leray I, Asfari Z, Vicens J, et al. Photophysics of calix[4]biscrown–based ditopic receptors of caesium containing one or two dioxocoumarin fluorophores. Journal of Fluorescence,2004,14(4): 451–458.

[65] Wang JB, Qian XH, Cui JN. Detecting Hg^{2+} ions with an ICT fluorescen sensor molecule: remarkable emission spectra shift and unique selectivity. J Org Chem,2006,71(11):4308–4311.

[66] Gun–Joong K, Hae–Jo K. Doubly activated coumarin as a colorimetric and fluorescent chemodosimeter for cyanide. Tetrahedron Letters,2010,51(8): 185–187.

[67] Ghosh K, Adhikari SA. Colorimetric and flurescence sensing if anions using thiourea based coumarin receptors.Tetrahedron Letters,2006,47:8165–8169.

[68] Sandanayake KRAS, Imazu S, James TD. Molecular fluoresence sensor for sacchrides based on amino coumarin. Chemistry Letters,1995,24(2):139–140.

[69] Plater MJ, Greig IG, Helfrich MH. The synthesis and evaluation of o–phenylenediamine derivatives as fluorescent probes for nitric oxide detection. Journal of the Chemical Society, Perkin Transactions,2001,1: 2553–2559.

[70] Soh N, Sakawaki O, Makihara, K. Design and development of a fluorescent probe

for monitoring hydrogen peroxide using photoinduced electron transfer. Bioorg Med Chem,2005,13(4):1131–1139.

[71]　Huang ZL, Li N, Sun YF, et al. Synthesis and structure–photophysical property relationships for two coumarinyl–based two–photon induced fluorescent molecules. Journal of Molecular Structure,2003,657: 343–350.

[72]　Li X, Zhao YX, Wang T, et al. Coumarin derivatives with enhanced two–photon absorption cross–sections. Dyes and Pigments,2007,74(1): 108–112.

[73]　Sun YF, Cui YP. The synthesis, characterization and properties of coumarin–based chromophores containing a chalcone moiety. Dyes and Pigments,2008,78(1): 65–76.

第五章　双香豆素类抗凝药物及其临床应用

血栓严重威胁人类的生命健康，是血管性疾病中发病率和死亡率最高的重要病因，且近年来还有渐增之势，是当代医学研究的重点和热点之一。血栓动脉性疾病中包括了心肌梗死和中风等，静脉血栓栓塞包括深部静脉栓塞和肺动脉栓塞。静脉栓塞仅次于心肌梗死和中风，是心脑血管疾病中致命性的第三大因素。

半个多世纪以来，香豆素类抗凝药一直是口服抗凝治疗的基本药物。这类药物均具有 4- 羟基香豆素的基本结构，主要包括双香豆素、双香豆素乙酯、醋硝香豆素和华法林等，它们属于维生素 K 拮抗剂，其药理作用和临床应用基本相似，仅所用剂量、作用快慢和维持时间长短不同，其中华法林因口服使用便利、胃肠道吸收快而完全、作用效果明显、价格经济等优点使用最为广泛。到目前为止，华法林依然是口服抗凝血药物的代表，并且是唯一一个被批准长期使用的抗凝血药物。另外，将香豆素和曲克芦丁制备而成的曲克芦丁香豆素能抑制血小板的聚集，有防止血栓形成的作用。同时能对抗 5- 羟色胺、缓激肽的血管损伤，增加毛细血管抵抗力，降低毛细血管通透性，可防止血管通透性升高引起的水肿，临床用于治疗外伤、关节炎的解热、消肿。

1. 香豆素类抗凝药物的研发过程

1921 年，在加拿大阿尔伯特州和美国北部威斯康星州等地的很多牧场，往常在牛羊身上的不足以威胁生命的阉割或去角等操作，或者有小的伤口后，在这一年它们突然变得非常脆弱，1 ～ 2 个月内常常流血不止而死亡。这种奇怪事件逐渐蔓延开来，让牧场主们损失巨大。为了找到导致这一事件的原因，加拿大兽医病理学家弗兰克·斯科菲尔德（Frank Schofield）开始对这些农场牲畜的生活环境和所吃的饲料进行了调查。结果发现，在北美地区三叶草（Sweet Clover，也称苜蓿）长势良好，是牛羊绝佳的饲料，还能增加土壤的氮含量，使土地肥沃，因此成为农场最受欢迎的牧草。这一年当地天气异常温暖，农场储存的三叶草发霉腐败，由此推测牲畜可能食用了这些发霉的牧草，导致动物体内凝血功能障碍。为了证实这个猜测，他分别给兔子喂食了发霉的牧草和新鲜牧草，结果喂养了发霉牧草的兔子出现了凝血障碍，而喂养了新鲜牧草的兔子则安然无恙。1924年，斯科菲尔德根据这一发现，发表论文并称之为"三叶草病"，但三叶草的什么成分有剧毒仍然是个谜。

1933年，美国化学家卡尔·保罗·林克（Karl Paul Link）正在威斯康星州立大学从事植物药学研究，农场主阿德·卡尔森带着一头出血不止而死亡的母牛和一堆三叶草找见了他，希望这位年轻的化学家能够帮助他。林克很快查阅到斯科菲尔德关于"三叶草病"的论文后，决心解决这一难题，从此，三叶草走进了林克教授的生活。在威斯康星校友基金会（Wisconsin Alumni Research Foundation，WARF）的资助下，他开始带着博士生斯塔曼（Stahlman）等人一起，专门从发霉的三叶草中提取化合物，经历了漫长而艰苦的工作，到1939年6月，他们最终从这些发霉的牧草中分离获得了具有抗凝血作用的结晶品，并对结晶进行结构分析发现，这是一种由2分子的4-羟基香豆素偶联而成的双香豆素类物质，因此命名为双香豆素。单体的香豆素分子本身并不会造成凝血障碍，而当牧草发霉之后，两分子的4-羟基香豆素结合在一起形成双香豆素结构后，这种抗凝血作用就出现了。在随后的若干年，林克实验室陆续合成了上百种具有抗凝血作用的双香豆素衍生物。

1945年，林克教授因胸膜炎休假，在休息的日子里，他仍然对双香豆素念念不忘，也许他很想把自己团队合成的化合物转化为产品，于是一个做灭鼠药的想法萌生了。当时氰化物是毒力强大的灭鼠药，但氰化物能迅速杀死老鼠，老鼠生性警惕，一旦发现同类吃过某种东西之后立刻死掉，其他老鼠就不会再碰这种食物了。因此理想的灭鼠药应该起效缓慢，又不伤害人和其他家禽。于是他把实验室合成的双香豆素化合物反复研究、筛选和不断改进，终于在1948年合成了符合要求的新型灭鼠药，为了纪念威斯康星校友研究基金会对此研究的经费资助，将这一化合物命名为华法林（warfarin）。此后的若干年，华法林在灭鼠药领域一直独占鳌头，为人类的灭鼠事业做出了卓越贡献。

1951 年，一名美国士兵吃下这种灭鼠药企图自杀。但这名士兵被送到医院经过维生素 K 治疗以后就完全康复了。这个意外事件使得人们发现，这种灭鼠药在人体毒性比较小，提示华法林可以用于人体。由于在这之前，临床使用的抗凝药物是肝素，这种药物只能注射，对于需要长期使用的患者非常不方便，而华法林很可能解决这个问题。于是华法林用途的转折发生了，人们开始尝试着将华法林开发成一种全新的口服抗凝药物，用于临床预防血栓形成。

1954 年，华法林被正式批准用于人体，成为口服抗凝药物革命性的里程碑，彻底改变了之前抗凝药物使用的局限性，1955 年，美国总统艾森豪威尔心脏病发作，他正是服用华法林进行抗凝治疗，这使得华法林名声大震，口服抗凝药物的历史也就此进入了华法林时代。截至目前，美国《心房颤动（房颤）患者治疗指南（2014 版）》以及《2015 年中国心房颤动患者卒中防治指导规范》均指出，华法林是推荐的 A 级口服抗凝药，华法林的抗凝地位仍然稳居第一。

2. 香豆素抗凝药物的理化性质及药代动力学特点

2.1 华法林的理化性质及药代动力学特点

华法林又名苄丙酮香豆素，化学命名为 3-（α-苯基丙酮）-4-羟基香豆素，分子式是 $C_{19}H_{16}O_4$，分子量 308.33。化学结构由两部分组成：4-羟基香豆素部分和 4-苯基丁酮部分（图 5-1）。外消旋体为无色、无臭、无味的结晶。熔点 159～161℃。易溶于丙酮，能溶于醇，不溶于苯和水。烯醇式呈酸性，与金属形成盐，其钠盐溶于水，不溶于有机溶剂。烯醇乙酸酯的熔点 117～118℃，酮式熔点 182～183℃。

华法林的合成通过 4-羟基香豆素与 4-苯基丁烯酮（苄叉丙酮）反应生成。4-羟基香豆素的制备是以水杨酸为原料，先与甲醇进行酯化，然后用醋酐于40℃酰化，再在金属钠作用下于 240～250℃闭环、酸化合成 4-羟基香豆素；或通过水杨酸和氯化亚砜经酰化、环化、酸化制备而成。4-苯基丁烯酮则通过苯甲醛和丙酮进行 Claisen-Schmidte 缩合制备得到。将上述 2 个中间体发生迈克尔加成反应完成，该反应将有活泼亚甲基化合物形成的碳负离子，对 α，β-不饱和羰基化合物的碳碳双键的亲核加成，是活泼亚甲基化物烷基化的一种重要方法，通过迈克尔加成反应最终合成华法林。

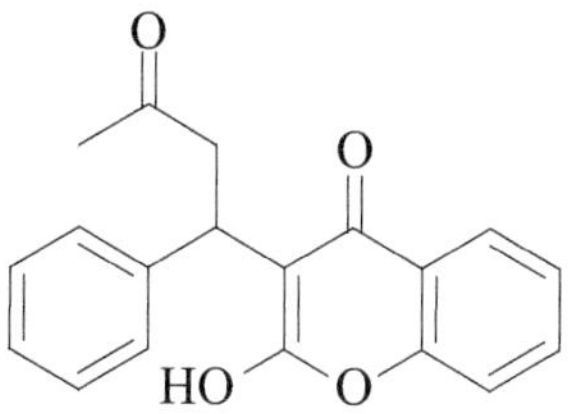

图 5-1　华法林化学结构

除了迈克尔加成反应外，目前合成苄丙酮香豆素及其衍生物还有以下方法：采用外消旋体的苄丙酮香豆素通过氧化和不对称氢化反应合成手性苄丙酮香豆素；利用串联 Knoevenagel 反应等方法合成外消旋体的苄丙酮香豆素及其衍生物；采用脯氨酸及其衍生物类催化剂手性合成苄丙酮香豆素及其衍生物等。

华法林为两种光学同分异构体 R 型和 S 型的消旋体混合物，其中 S 异构体的抗凝作用比 R 异构体强 5 倍。通过消化道迅速吸收，具有很高的生物利用度，健康个体口服给药后在体内 90min 即可达到最大血药浓度。消旋华法林的半衰期是 36 ～ 42h，通过结合血浆蛋白在体内循环。华法林几乎完全通过肝脏代谢清除，代谢产物具有微弱的抗凝作用。主要通过肾脏排泄，很少进入胆汁，只有极少量华法林以原形从尿排出，因此肾功能不全的患者不必调整华法林的剂量。华法林可通过胎盘屏障，胎儿血药浓度接近母体值，但人乳汁中未发现有华法林存在。老年人对消旋异构体 R 的清除能力略低于年轻人，而异构体 S 的清除不受年龄影响，但大于 60 岁的老年人需适当减量。

2.2　其他香豆素类抗凝药的理化性质及药代动力学特点

双香豆素（dicoumarol，bishydroxycomarin）化学名称 3，3'- 亚甲基双[4- 羟基 -2H-1- 苯并吡喃 -2- 酮]，分子式 $C_{19}H_{12}O_6$，分子量为 336，化学结构见图 5-2，几乎不溶于水、乙醇、乙醚，微溶于氯仿，溶于强碱溶液，熔点为 287 ～ 293℃。双香豆素是天然存在的化合物，但也能通过多种方法合成。

大部分香豆素二聚体、三聚体都是靠 C-O-C 键和 C-C 键相连。早在 1987 年，Jaimala 等人就利用水杨醛等进行对称及不对称的全合成天然的双香豆素及其衍生物。他们利用水杨醛与各种取代的酰胺在磷酰氯和氯仿存在的条件下回流反应，合成了 4，4'- 二羟基 -3，3'亚甲基双香豆素。由于双香豆素中含有游离的羟基，具有醇的一些性质，双香豆素可以和其他化合物发生多种反应，例如与有机酸发生酯化反应，生成酯类化合物。另外，由于双香豆素分子中具有 α，β- 不饱和内酯结构，具有内酯化合物的通性。在稀碱溶液作用下，双香豆素内酯环可缓慢水解开环生成有机酸盐；双香豆素中含有碳碳双键和碳氧双键两种双键类型，所以它们可以与多种无机物发生加成反应；双香豆素也可以与多种氧化剂（高锰酸钾、铬酸、臭氧、过氧化氢、硝酸、过碘酸）发生氧化反应，生成不同的氧化产物。

双香豆素口服吸收慢，其吸收率及代谢速度存在明显个体差异，因此吸收不规则，并受食物影响。药物与血浆蛋白结合率高达 90%～99%。主要在肝脏内缓慢代谢，治疗量每日有 15%～50% 经过代谢，血浆消除半衰期为 24～100h。能通过胎盘屏障，并出现于乳汁中。其代谢物经肾脏排泄。

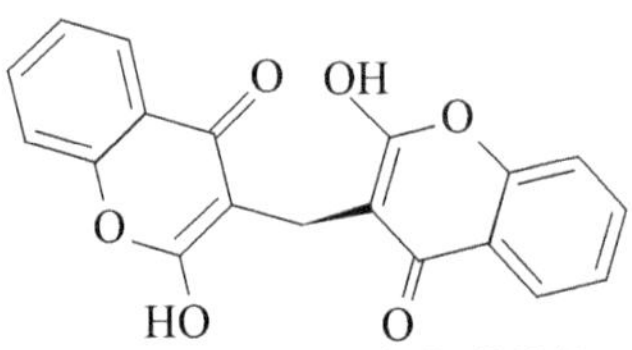

图 5-2　双香豆素化学结构

醋硝香豆素（acenocoumarol）又名醋酸香豆素、硝苄丙酮香豆素、新抗凝、心得隆等，同样属于双香豆素类抗凝药。分子式为 $C_{19}H_{15}NO_6$，分子量为 353.34。化学命名 3-[（1- 对硝基苯基）-3- 氧代丁基]-4- 羟基 -2H-1- 苯并吡喃 -2- 酮，化学结构见图 5-3。醋硝香豆素为类白色或淡黄色的结晶性粉末，无臭或几乎无臭，味苦，在乙醇和氯仿中微溶，在水和乙醚中几乎不溶；在氢氧化钠溶液中溶解，熔点为 198～203℃。醋硝香豆素口服吸收快，血浆半衰期约为 24h，达峰时间为 36～48h，作用持续 1.5～2 天，主要经肾脏排出体外。

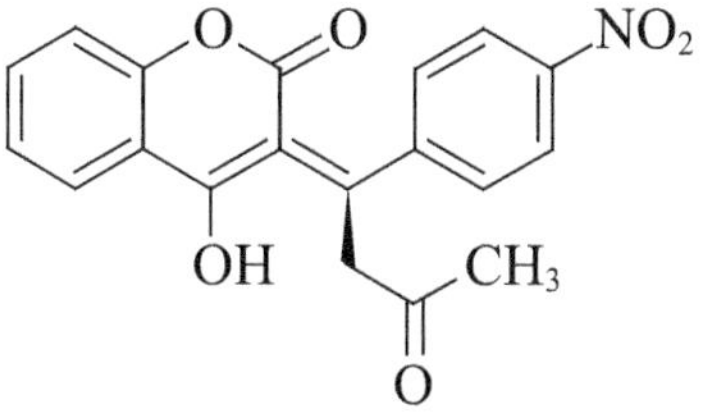

图 5-3　醋硝香豆素化学结构

双香豆素乙酯（ethyl biscoumacetate），又名新双香豆素或双香豆素醋酸乙酯。分子式为 $C_{22}H_{16}O_8$，分子量为 408，化学结构见图 5-4。理化性质同醋硝香豆素，口服易吸收，99% 与血浆蛋白结合。血浆半衰期约为 2 ～ 3.5h。仅少量出现在乳汁中，几乎全部在体内代谢。服药后 24h 发挥最大抗凝作用，停药后48h 凝血凝原时间恢复正常。

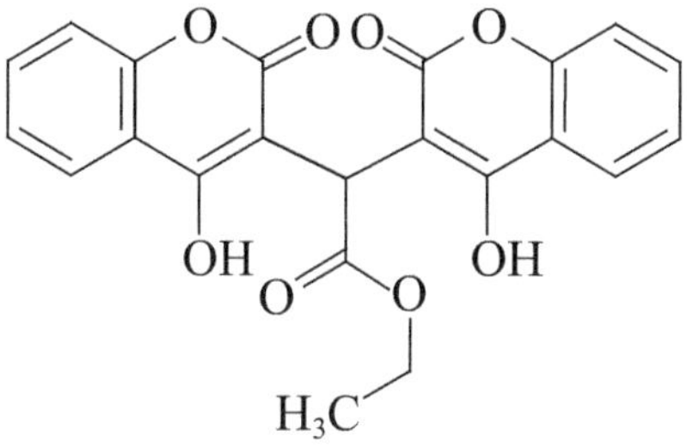

图 5-4　双香豆素乙酯化学结构

3. 双香豆素抗凝药物作用机制及临床应用

3.1　作用机制

双香豆素类药物在体外无抗凝血作用，在体内的抗凝作用主要与维生素 K密切相关。维生素 K 是一促进凝血因子活性的物质，故名为凝血维生素。20 世纪 30 年代丹麦生物化学家亨利克达姆（Carl Peter Hennk Dam）及美国化学家爱德华阿德尔波特·多伊西（Edward A Doisv）先后发现维生素 K，为此，达姆与多伊西在 1943 年共同获得了诺贝尔生理学医学奖。维生素 K 是具有叶绿醌生物活性的一类物质，有 K_1、K_2、K_3、K_4 等几种形式，其中 K_1、K_2 是天然存在的，是脂溶性维生素，维生素 K_1 可从绿色植物中提取，维生素 K_2 可被大肠杆菌等肠道细菌合成。维生素 K_3 和 K_4 是人工合成品，属于水溶性的维生素。

在正常情况下，机体同时存在着凝血与抗凝血机制，维生素 K 的主要生理功能是参与凝血机制。在肝脏内，维生素 K 能够促使维生素 K 依赖性凝血因子 Ⅱ（凝血酶原）、Ⅶ、Ⅸ、Ⅹ 的氨基末端谷氨酸羧基化转变成 γ - 羧基谷氨酸，羧基化的维生素 K 依赖性凝血因子才能与血液中的 Ca^{2+} 结合，进而与血小板磷脂结合呈现活性。在此羧化过程中，维生素 K 由氢醌型转变为环氧化物，环氧维生素 K 在环氧还原酶的作用下，还原成醌式，进一步在还原型烟酰胺腺嘌呤二核苷酸（Nicotinamide adenine dinucleotide，NADH）的作用下，还原成氢醌型，如此继续发挥作用。双香豆素可以抑制维生素 K 环氧化物还原酶的活性，从而阻断还原的维生素 K 的生成，进而抑制维生素 K 依赖性凝血因子的 γ - 羧基化作用（图 5-5）。

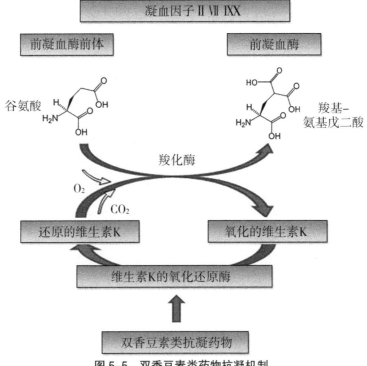

图 5-5　双香豆素类药物抗凝机制

　　基于双香豆素的抗凝机制，其抗凝效应能被维生素 K_1（植物甲萘醌）所拮抗，大剂量维生素 K_1 抵抗双香豆素类药物的作用可达 1 周以上，因为聚集在肝脏的维生素 K_1 可以通过旁路而被维生素 K 环氧化物还原酶所还原。双香豆素类药物可以通过抑制凝血因子的活化，进而抑制新的血栓形成，限制血栓的扩大和延展，有利于机体纤溶系统清除已经形成的血栓。因此，双香豆素类药物虽然没有溶栓的作用，但使用双香豆素类药物后血栓减小甚至消失，主要是因为双香豆素类药物在抑制新的血栓形成的同时，机体清除血栓的结果。

3.2　临床应用

　　双香豆素类抗凝药物适用于预防和治疗血栓栓塞性疾病。仅口服有效。由于双香豆素类抗凝药物对已形成的维生素 K 依赖性凝血因子无抑制作用，因此抗凝作用出现时间较慢，一般需 8～12h 后发挥作用，1～3 天达到高峰，其中双香豆素抗凝作用可持续 4～7 天，华法林作用持续 2～5 天，停药后抗凝作用尚可维持数天，需要长期维持抗凝的患者可考虑选用本类药物，但在需要迅速抗凝时，应选用肝素，或在肝素治疗基础上加用本类药物。目前双香豆素类抗凝药主要应用于以下两种情况：

3.2.1　防治血栓栓塞性疾病

　　可防止血栓形成与发展，如治疗血栓栓塞性静脉炎，降低肺栓塞的发病率和死亡率，减少外科大手术，风湿性心脏病、髋关节固定术、人工置换心脏瓣膜手术等的静脉血栓发生率。其中华法林为静脉血栓栓塞性疾病（VTE）的一级和二级预防、心房颤动血栓栓塞的预防、瓣膜病、人工瓣膜置换术和心腔内血栓形成等最常用药物。非瓣膜病心房颤动研究荟萃分析显示，华法林可使卒中的相对危险度显著降低 64%，全因死亡率降低 26%。但是，华法林在我国的使用率非常低，在房颤患者中不超过 10%。导致华法林在临床中使用率较低的原因主要包括：①治疗窗比较窄，有效治疗浓度为（2.2±0.4）μg/ml；②由于基因多态性等原因，华法林临床使用时剂量个体差异较大，需要实验室监测；③华法林与血浆蛋白结合率高，与其他药物合用时常产生相互作用等；④其他原因包括患者依从性差，医生高估了华法林导致出血的发生率等。

　　对于 VTE 的治疗，根据《美国胸科医师学会抗栓治疗指南第 9 版（ACCP9）》

建议，华法林初始剂量 10mg，2 天后根据国际标准化比值（INR）调整剂量。与西方国家的人相比，亚洲人肝脏华法林代谢酶存在较大差异，因此中国人的华法林平均使用剂量要低于西方人，对于心房颤动的抗栓维持剂量约在 3mg。

在联合应用华法林和肝素治疗血栓时，应该以华法林通过减少凝血酶原的水平发挥抗栓作用为依据，直到凝血酶原时间（prothrombin time，PT）延长到治疗范围。因为凝血酶原的半衰期长达 60 到 72h，华法林与肝素联合应用至少4 天。此外，在华法林治疗中凝血酶原自身抗原水平比 PT 值更能反映其抗血栓活性。在开始治疗时华法林应给予维持量（5mg/d）而不是负荷量。

3.2.2 心肌梗死的辅助用药

华法林还可治疗手术后或创伤后的静脉血栓形成，并可作心肌梗死的辅助用药，如心房颤动伴肺栓塞的治疗、冠状动脉闭塞的辅助治疗。支持急性心肌梗死（AMI）患者使用口服抗凝治疗的最早证据可以追溯到 20 世纪六七十年代，临床工作者发现中等抗凝强度的华法林（INR 1.5 ～ 2.5）对预防卒中和肺栓塞有效。在华法林对 AMI 患者有效性观察的临床随机试验中，结果显示华法林能够明显减少卒中事件，降低临床诊断的肺栓塞发病率，但对病死率影响存在不同结论，其中有些试验结果显示华法林对患者病死率影响不大，而另外试验结果显示能够减少病死率。关于 AMI 患者长期口服抗凝治疗的效果，对多个临床随机试验进行的 Meta 分析后发现，口服抗凝药治疗 1 ～ 6 年可以降低患者死亡率和非致死性再梗死两项联合终点发生率。

在欧洲的三项临床试验对高 INR 的华法林治疗效果进行了评估。The Sixty-Plus Re-infarction Study（SPRS）试验对已经接受抗凝治疗 6 个月的老年患者（超过 60 岁）展开了研究，结果显示被随机分配到连续接受抗凝治疗组的患者比停止抗凝治疗组的患者再梗死发生率及卒中事件发生率均明显降低；The Warfarin Re-Infarction Study（WARIS）研究则对年龄无限制，报告显示应用华法林后患者再梗死率、卒中率和病死率联合减少了 50%；The Antocoagulants in the Secondary Prevention of Events in Coronary Thrombosis（ASPECT）试验结果同样显示，应用华法林后 AMI 患者再梗死率减少了 50% 以上， 且卒中也减少了40%。在上述三个临床试验中使用的高抗凝强度华法林分别为：SPRS 试验 INR 2.7 ～ 4.5；WARIS 和 ASPECT 试验：INR 2.8 ～ 4.8，需要指出的是，在上述试验中由于高 INR 华法林的使用，也增加了每项试验出血的发生率。

此外，对于急性心肌缺血患者的华法林长期治疗临床试验中，还发现高强度华法林（INR 3.0～4.0）口服抗凝治疗比阿司匹林更有效，但出血的危险性增加；阿司匹林和中等强度华法林（INR 2.0～3.0）口服抗凝治疗联合应用比单独应用阿司匹林更有效，但出血的发生率也增加。由于缺乏直接证据，目前并不能断定中等强度华法林在预防死亡及再梗死方面优于阿司匹林，也没有证据显示阿司匹林与低强度华法林抗凝（INR<2.0）联合治疗比单独应用阿司匹林更有效，但阿司匹林与华法林联合抗凝治疗时出血的危险性明显增高。

4. 双香豆素抗凝药物不良反应及临床监测

4.1 药物的不良反应

双香豆素的不良反应主要与临床应用的口服剂量相关，主要不良反应是出血，最常见为鼻衄、齿龈出血、紫癜、皮肤瘀斑、血尿、月经过多、便血、伤口及溃疡处出血等，出血可发生在任何部位，特别是泌尿系统和消化系统。肠壁血肿可致亚急性肠梗阻，也见于硬膜下和颅内。任何穿刺均可引起血肿，严重时局部压迫症状明显。用药期间应定时测定凝血酶原时间，应保持在25～30s，凝血酶原活性至少应为正常值的25%～40%。不能用凝血时间或出血时间代替上述两指标。无测定凝血酶原时间或凝血酶原活性的条件时，禁止使用此类药物，以防过量引起低凝血酶原血症，导致出血。凝血酶原时间正常值为12s，当超过正常值的2.5倍、凝血酶原活性降至正常值的15%以下或出现出血时，应立即停药。严重时可用维生素 K，口服（4～20mg）或缓慢静注（10～20mg），用药后6h凝血酶原时间可恢复至安全水平。必要时也可输新鲜血浆或全血补充凝血因子。

偶见的不良反应有恶心、呕吐、腹泻、瘙痒性皮疹、过敏反应和皮肤坏死，华法林诱导的皮肤坏死通常发生在用药后3～7天。有报道大量口服华法林导致双侧乳房坏死、微血管病或溶血性贫血以及大范围皮肤坏疽，但比较罕见。华法林在体内通过胎盘屏障产生致畸作用，因此，有出血倾向、妊娠、严重肝肾功能不全、严重高血压、活动性消化性溃疡、亚急性感染性心内膜炎等患者禁用；恶病质、衰弱、发热、活动性肺结核、充血性心力衰竭、月经过多、先兆流产等患者慎用本类药物；老年患者需要适当减量。

4.2 华法林的临床监测

由于临床上使用的凝血活酶试剂来源有所不同，每一批次的凝血活酶的活性也存在差异，这样即便同一份血浆，使用不同的试剂测得的 PT 不同，无法进行比较和标准化，不便于临床诊断和用药监测。因此，华法林抗凝强度的评价目前采用国际标准化了的 PT，即 INR 来调整华法林的用药剂量。INR=PTR^{ISI}，其中 PTR 为受试者 PT 与正常血浆 PT 的比值，ISI 为国际敏感指数，代表凝血活酶的促凝活性（敏感性）。虽然同一份血浆使用不同试剂测得的 PT 不同，但如采用 INR 结果都是一样的，原则上 ISI 越接近 1 越好。

华法林最佳的抗凝强度为 INR 2.0 ~ 3.0，此时出血和血栓栓塞的危险性均较小。由于 CYP 基因多态性的原因，中国人对华法林的反应和西方国家人群有所差异，临床平均华法林使用剂量应低于西方人，建议初始剂量为 1 ~ 3mg，可经过 2 ~ 4 周达到目标药物浓度范围。在老年患者、肝功能破坏和异常、充血性心力衰竭和出血高风险患者等人群，需要再适当降低初始剂量。联合应用肝素 5 天以上，即在给予肝素的前两天即给予华法林，能达到快速抗凝目的，当 INR 达到目标范围并持续 2 天以上时，需要停用肝素。在治疗过程中，华法林的剂量调整原则主要是：当 INR 保持稳定，偶尔波动且幅度不超过 0.5，可不必调整剂量，可数天或 1 ~ 2 周复查 INR；当调整幅度较小时，可以计算每周剂量；当 INR 超过目标范围时，可升高或降低原剂量的 5% ~ 20%，同时加强药物浓度监测。住院患者口服华法林 2 ~ 3 天后，需要每日或隔日监测 INR，直到 INR 达到治疗目标并维持至少 2 天。稳定后数天至 1 周监测 1 次，出院后可每 4 周监测 1 次。门诊患者剂量稳定前应数天至每周监测 1 次，当 INR 稳定后，可以每 4 周监测 1 次。服用华法林 INR 稳定的患者最长可以 3 个月监测 1 次 INR，当出现轻微出血而 INR 控制在目标范围内时，可不必立即停药或调整剂量，但需要寻找原因并加强监测。当患者出现严重出血，应该立即停用华法林，静脉注射 5 ~ 10mg 维生素 K$_1$ 并给予凝血酶原复合物。在机械性心脏瓣膜或有心房颤动及其他危险因素的患者发生出血并发症，但同时又需要抗凝治疗来预防栓塞时，需要找出并治疗出血的原因，以及降低抗凝强度。

5. 遗传因素对香豆素类抗凝药物临床应用的影响及其基因检测

近年来，随着遗传药理学的发展，人们发现香豆素类抗凝药物的个体差异和种族差异较大。随后发现编码华法林代谢和药效的酶的基因存在遗传多态性。2007 年 8 月，美国食品和药品管理局（FDA）批准更新华法林药品说明书，要求在警示信息中标明遗传差异可能影响患者对药物的反应。

由于华法林主要经肝脏细胞色素 P450（cytochrome P450，简称 CYP450）酶系代谢，因此细胞色素 P450 的基因多态性是影响华法林用药剂量的一个重要遗传因素。CYP450 是一类亚铁血红素，属于硫醇盐蛋白的超家族，参与了内源性物质和药物等外源性物质的代谢。近年来，对 CYP450 的结构、功能，特别是对其在药物代谢中的作用的研究有了较大的进展，目前已经发现有约1000 种 CYP 广泛分布于各种生物机体内。哺乳动物 CYP 主要存在于细胞微粒体和线粒体中，根据氨基酸序列的同源性分为 17 个家族，氨基酸序列有 40%以上相同者划为同一家族，以阿拉伯数字表示；每个家族下面又包括许多亚家族，同一家族内相同达 55% 以上者为一亚家族，在代表家族的阿拉伯数字之后标以英文字母表示；在同一亚家族中又包括不同的同工酶，再以阿拉伯数字表示。

目前关于细胞色素 P450 在华法林代谢中的作用研究越来越多，其中CYP2C9 和 CYP4F2 这两个基因的多态性最引起广大药学工作者的关注。华法林是一种消旋混合物，由两种具有光学活性的同分异构体 R 型和 S 型等比例构成，其中 S- 华法林是该药物的主要有效成分，提供了 70% 的抗凝活性，其抗凝活性是 R- 华法林的 3～5 倍，85% 以上的 S- 华法林由 CYP2C9 代谢为无活性的羟化产物。CYP2C9 由 490 个氨基酸残基组成，分子量 53kDa，是 CYP 第二亚家族中的重要成员，占肝微粒体 P450 蛋白总量的 20%，目前约有 16% 的临床药物由 CYP2C9 负责代谢，除了华法林，还包括醋酸香豆素、苯丙香豆素等抗凝药物，主要是酸性底物，因此，CYP2C9 基因多态性与药物代谢及疾病有着紧密关系。

CYP2C9 基因位于染色体区 10q24.2 上，全长约 55kb，由 9 个外显子和 8 个内含子构成。近年来，CYP2C9 的多态性位点被不断发现，在编码区，由单碱基对交换导致氨基酸残基的替换等，产生了等位变异体。截至目前，等位基因命名法委员会记载了 32 种 CYP2C9 编码区突变，其中 CYP2C9*2 和 CYP2C9*3 是较常见的基因突变体。CYP2C9*2 突变发生在第 3 外显子 430 位核苷酸 C-T 突变，导致相应氨基酸 Arg 置换为 Cys，该突变破坏了 CYP2C9 蛋白的一个 α 螺旋，引起酶活性下降。在中国人中，除了野生型 CYP2C9*1，已发现的最主要的基因型是 CYP2C9*3，其基因频率约为 3.3%。CYP2C9*3 突变发生在第 7 外显子 1075 位核苷酸 A-C 突变，导致底物识别位点的一个 β 折叠破坏，酶的结构发生改变后，对底物的催化活性明显减弱。CYP2C9*2 和 CYP2C9*3 的基因突变频率在不同人种和不同民族之间差异很大。白种人的 CYP2C9*2 型突变率大于 10%，意大利和西班牙人中更高达 12.5%，美国黑种人该基因型的突变频率为 3.2%，而在亚洲人群几乎不发生突变；而 CYP2C9*3 在日本和韩国等亚洲国家人群中存在，突变频率分别为 2.2% 和 1.1%，在黑种人、西班牙人群以及高加索人群中的突变频率分别为 1.3%、3.4% 和 3.3% ~ 16.2%。此外，在 2014 年，我国吉林大学周慧教授课题组和钟大放教授课题组合作首次发现 CYP2C9*13 等位基因，该基因是由于 Leu90Pro 单氨基酸取代突变，也叫 CYP2C9.13，之后也发现在韩国、日本等亚洲国家人群中发生。

CYP4F2 是羟化二十碳四烯酸最主要的代谢酶，也是 CYP 基因超家族重要成员之一。编码该蛋白的基因位于染色体 19p13.11，全长约 20kb，由 13 个外显子和 12 个内含子构成。除了肝脏，在心、肺、肾等重要脏器也有 CYP4F2 的表达。2008 年，Caldwell 等的研究首次发现 CYP4F2 基因多态性对华法林作用的影响，该变异表现为第 1347 位碱基 G 突变为 A，使得生成的 CYP4F2 第 433 位氨基酸由缬氨酸突变成蛋氨酸，导致酶的活性也发生变化。此外，在 CYP4F2 基因外显子及内含子内还有其他基因多态性的存在，并对其酶活性产生影响，从而影响了华法林等双香豆素类抗凝药物的代谢，其中 CYP4F2*3 位于 11 号外显子，单核苷酸 C 突变为 T，导致蛋白水平缬氨酸被蛋氨酸替代。在不同人种中，基因型频率存在人种差异：野生型 CC 在黄种人、白种人和黑种人中分别为 0.533 ～ 0.635、0.607 ～ 0.652 和 0.826 ～ 0.894。纯合突变 TT 频率较为少见，而杂合突变 CT 的频率在黄种人、白种人中高达 0.30 ～ 0.40，但在黑种人中发生较少。

6. 双香豆素抗凝药物的研发进展

目前，华法林、双香豆素和醋硝香豆素等香豆素衍生物依然是临床一线抗凝药物，但在服用这些药物时患者需要监测其血药浓度，密切观察不良反应，为了寻找更加安全有效的新型香豆素类抗凝药物，科学家们进行了深入探索。

菊科兔耳风属植物含有倍半萜内酯及其苷类、三萜、黄酮、甾醇、酚酸等多种化学成分。该属植物药用种类较多，其中有 20 多种该属植物入药，广泛用于治疗感冒咳喘、风湿痹痛、跌打损伤、活血止血、肠炎痢疾、咽喉炎、泌尿系统及妇科疾病等症，具有抗菌消炎、止血、抗病毒、肝保护、细胞毒等药理活性。张勇慧等人对杏香兔耳风（*ainsliaea fragrans champ*）植物的化学成分研究工作中，发现了 5 个新型香豆素衍生物，包括一对天然香豆素对映异构体，一对罕见的多环吡喃香豆素碳骨架异构体和 7- 羟基香豆素衍生物。对上述化合物进行了部分凝血活酶时间（APTT）、凝血酶时间（TT）、凝血酶原时间（PT）等抗凝活性的评估，7- 羟基香豆素衍生物显示出有效的抗凝血活性，并没有显著的肝或肾毒性，这可能使它成为一种有前途的抗凝药物。

益母草为我国传统中草药，在《神农本草经》和《本草纲目》中均被列为上品，其性微寒，味辛苦，具有调经活血、利尿消肿、祛痰生新之功效。临床上主要用于月经不调，痛经经闭，恶露不尽，水肿尿少，疮疡肿毒等症。根据有关报道，益母草化学成分主要为生物碱、二萜、环烯醚萜苷、黄酮、三萜等。2014 年，成都中医药大学杨槐等人综合运用硅胶柱色谱、Sephadex LH-20、MCI 色谱、柱色谱等方法分离纯化益母草中的化学成分，运用有机波谱学方法鉴定各化合物的结构，并进一步测试各化合物的体外抗血小板聚集活性。从益母草的乙酸乙酯中分离鉴定了 10 个香豆素类化合物，依次为佛手柑内酯、花椒毒素、异茴芹内酯、异栓翅芹醇、异欧前胡素、橙皮内酯水合物、异橙皮内酯、九里香酮、橙皮油内酯烯、欧芹酚甲醚，活性筛选结果表明化合物异栓翅芹醇和九里香酮对 ADP 诱导的血小板聚集有明显的抑制作用。

利用现代药理技术和方法对传统中药进行研究，寻找与传统功效相关的物质基础，并进行活性筛选，必将进一步揭示其中具有抗凝血作用的香豆素类化合物，在深入阐明传统中草药的作用原理的同时，有助于开发新型化学结构的香豆素类抗凝药物。

参考文献

[1] Lippi G, Franchini M, Targher G. Arterial thrombus formation in cardiovascular disease.Nat Rev Cardiol,2011,8(9):502–512.

[2] Lagerqvist B, Fröbert O, Olivecrona GK, et al. Outcomes 1 year after thrombus aspiration for myocardial infarction. N Engl J Med,2014,371(12):1111–1120.

[3] Hart RG, Pearce LA, Aguilar MI. Meta–analysis: Antithrombotic therapy to prevent stroke in patients who have nonvalvular atrial fibrillation. Ann Intern Med,2007,146(12): 857–867.

[4] 2013 年华法林抗凝治疗的中国专家共识 . 中华内科杂志 ,2013,52(1):76–79.

[5] Vanscheidt W, Rabe E, Naser–Hijazi B, et al.The efficacy and safety of a coumarin–/ troxerutin–combination (SB–LOT) in patients with chronic venous insufficiency: a double blind placebo–controlled randomised study. Vasa,2002,31(3):185–190.

[6] Schmeck–Lindenau HJ, Naser–Hijazi B, Becker EW, et al. Safety aspects of a coumarin– troxerutin combination regarding liver function in a double–blind placebo–controlled study. Int J Clin Pharmacol Ther,2003,41(5):193–199.

[7] 王志均 . 生命科学今昔谈 . 北京：人民卫生出版社 ,1998.

[8] AHA/ACC/HRS, 2014 Atrial Fibrillation treatment guidelines.

[9] 国家卫生计生委脑卒中防治工程委员会 .2015 年中国心房颤动患者卒中防治指导规范 .

[10] Milatová E, Milata V. Warfarin–its synthesis and properties in a twenty–year retrospective. Ceska Slov Farm,2013,62(3):111–119.

[11] Medina FG, Marrero JG, Macías–Alonso M, et al. Coumarin heterocyclic derivatives: chemical synthesis and biological activity. Nat Prod Rep,2015,32(10):1472–1507.

[12] Borges F, Roleira F, Milhazes N, et al. Simple coumarins and analogues in medicinal chemistry: occurrence, synthesis and biological activity. Curr Med Chem,2005,12(8):887–916.

[13] Sanwald–Ducray P, Jamois C, Banken L. The effect of aleglitazar on the pharmacokinetics and pharmacodynamics of S– and R–warfarin in healthy male subjects. J Cardiovasc Pharmacol,2014,63(2):152–157.

[14] Han J, Sun L, Chu Y, et al. Design, synthesis, and biological activity of novel dicoumarol glucagon–like peptide 1 conjugates. J Med Chem,2013,56(24): 9955–9968.

[15] Hamdi N, Puerta MC, Valerga P. Synthesis, structure, antimicrobial and antioxidant investigations of dicoumarol and related compounds. Eur J Med Chem,2008,43(11):2541–2548.

[16] Notaridis G, Gschwind L, de Moerloose P, et al. Introduction of acenocoumarol using an algorithm for prescription. Rev Med Suisse,2010,6(235): 292, 294–297.

[17] Perlík F, Patzelová V. Pharmacokinetics of ethyl biscoumacetate and its metabolite 7–hydroxy ethyl biscoumacetate in healthy volunteers. Int J Clin Pharmacol Ther,1994,32(11):622–624.

[18] Lowenthal J, Birnbaum H. Vitamin K and coumarin anticoagulants: dependence of anticoagulant effect on inhibition of vitamin K transport. Science,1969,164(3876):181–183.

[19] Wallin R, Martin LF. Vitamin K–dependent carboxylation and vitamin K metabolism in liver. Effects of warfarin. J Clin Invest,1985,76(5): 1879–1884.

[20] Schulman S, Granqvist S, Holmström M, et al. The duration of oral anticoagulant therapy after a second episode of venous thromboembolism. The Duration of Anticoagulation Trial Study Group. N Engl J Med,1997,336(6):393–398.

[21] Schulman S, Kakkar AK, Goldhaber SZ, et al. Treatment of acute venous thromboembolism with dabigatran or warfarin and pooled analysis. Circulation,2014,129(7):764–772.

[22] Jones WS, Hellkamp AS, Halperin J, et al. Efficacy and safety of rivaroxaban compared with warfarin in patients with peripheral artery disease and non–valvular atrial fibrillation: insights from ROCKET AF. Eur Heart J,2014,35(4):242–249.

[23] 郑必龙, 刘俊. 某三甲医院心房颤患者华法林规范化抗凝治疗现状调查分析. 药

学与临床研究 ,2016, 24(4):332–335.

[24]　Kearon C, Ginsberg JS, Julian JA, et al. Comparison of fixed–dose weight–adjusted unfractionated heparin and low–molecular–weightheparin for acute treatment of venous thromboembolism. JAMA,2006,296(8):935–942.

[25]　Herlitz J, Holm J, Peterson M, et al. Factors associated with development of stroke long–term after myocardial infarction: experiences from the LoWASA trial. J Intern Med,2005,257(2):201–207.

[26]　White DC, Grines CL, Grines LL, et al. Comparison of the usefulness of enoxaparin versus warfarin for prevention of left ventricular mural thrombus after anterior wall acute myocardial infarction. Am J Cardiol,2015,115(9):1200–1203.

[27]　Kemkes–Matthes B, Matzdorff A, Heidt M, et al. Initiation of oral anticoagulant treatment: comparison between different dosage regimens of warfarin and phenprocoumon. Hamostas eologie,2002,22(2):47–51.

[28]　Ye C, Jin H, Zhang R, et al. Variability of warfarin dose response associated with CYP2C9 and VKORC1 gene polymorphisms in Chinese patients. J Int Med Res,2014,42(1):67–76.

[29]　陈晓晖，赵树进，袁进 . CYP2C9 基因多态性与药物代谢及疾病关系研究进展 . 药物流行病学杂志 ,2005, 14(3):178–180.

[30]　Céspedes–Garro C, Fricke–Galindo I, Naranjo ME, et al. Worldwide interethnic variability and geographical distribution of CYP2C9 genotypes and phenotypes. Expert Opin Drug Metab Toxicol,2015,11(12):1893–1905.

[31]　Si D, Guo Y, Zhang Y, et al. Identification of a novel variant CYP2C9 allele in Chinese. Ph armacogenetics,2004,14(7):465–469.

[32]　Caldwell MD, Awad T, Johnson JA, et al. CYP4F2 genetic variant alters required warfarin dose. Blood,2008,111(8):4106–4112.

[33]　Teichert M, Eijgelsheim M, Rivadeneira F, et al. A genome–wide association study of acenocoumarol maintenance dosage.Hum Mol Genet,2009,18(19): 3758–3768.

[34]　谢爽，李一石 . CYP4F2 基因多态性与华法林维持剂量关系的研究进展 . 中国新药杂志 , 2011,20(3):1183–1187.

[35]　Alvarellos ML, Sangkuhl K, Daneshjou R, et al. PharmGKB summary: very important

pharmacogene information for CYP4F2. Pharmacogenet Genomics,2015,25(1):41-47.

[36] 张勇慧,宋红萍,雷亮,等.从杏香兔耳风中分离纯化得到的化合物、其衍生物或类似物及其应用.发明专利.2015,公开号:CN105061380A.

[37] 崔张新,尚金星,雷慧,等.益母草文献考证.现代中西医结合杂志,2012,19(5):627.

[38] 杨槐,周勤梅,彭成,等.益母草香豆素类化学成分与抗血小板聚集活性.中国中药杂志,2014,39(22): 4356-4358.

第六章 香豆素类抗菌药物及其临床应用

香豆素类抗生素主要包括新生霉素（novobiocin），氯新生霉素（chlorobiocin）
（图6-1）和香豆霉素（coumermycin）（图6-2）。其中新生霉素是香豆素类抗生
素的代表药物，于1955年美国3个药厂的实验室分别研制而同时报道的新抗生
素，它的发现和其他抗生素情况类似，当时是在美国纽约 Queens Village 土壤样
品中收集到了放线菌链霉菌（*streptomyces niveus*），随后发现这种土壤丝状细菌
能产生新生霉素，起初命名为 streptonivicin 和 albamycin。由于青霉素耐药现象
日趋严重，新生霉素作为抗葡萄球菌的有效治疗药物，给当时的抗感染治疗带
来了新的希望。

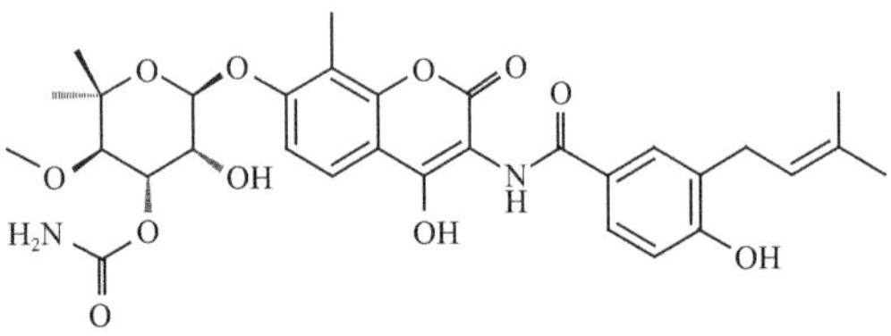

新生霉素

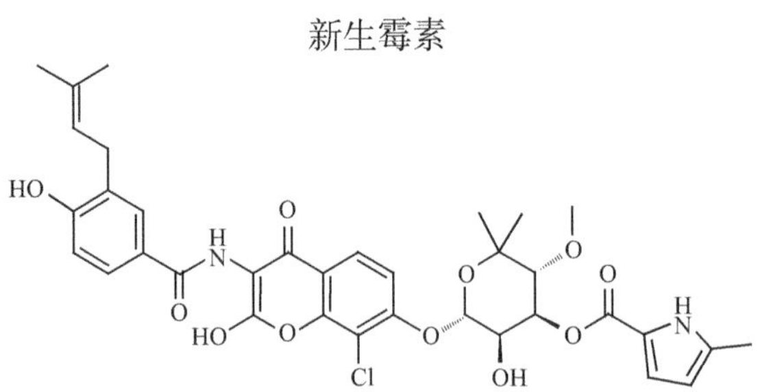

氯新生霉素

图 6-1 新生霉素和氯新生霉素化学结构

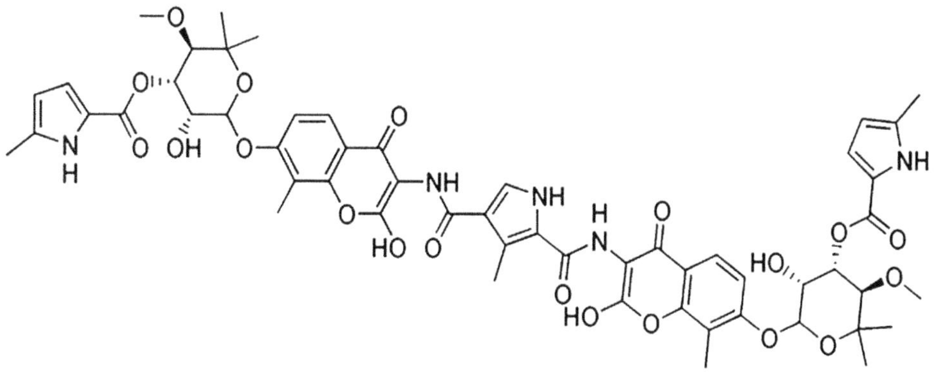

图 6-2 香豆霉素化学结构

1. 新生霉素生物合成及其临床应用

新生霉素的化学结构由三部分组成：苯甲酸衍生物、香豆素和糖苷，其中 3- 二甲烯丙基 -4- 羟苯酸部分称为 A 环，氨基香豆素的部分称为 B 环，糖衍生物 l-noviose 称为 C 环。新生霉素的生物合成基因簇是 1999 年由 Steffensky 等人从球形链霉菌 NCIB 11891 中确定，他们鉴定了在新生霉素生物合成中发挥作用的 23 个开放阅读框（open reading frame，ORF）。

新生霉素 A 环的合成是来自莽草酸生物合成衍生物预苯酸（prephenate）开始。NovF 酶催化预苯酸的脱羧反应，同时减少烟酰胺腺嘌呤二核苷酸磷酸（NADP$^+$）产生 NADPH。随后 NovQ 酶催化苯环与二甲基烯丙基焦磷酸（DMAPP）的亲电取代反应，DMAPP 可以来自甲羟戊酸途径或脱氧木酮糖的生物合成途径。接下来 3- 二甲烯丙基 -4- 羟苯酸分子在 NovR 的催化下和分子氧发生氧化反应，从而形成 A 环，NovR 是一个非血红素铁酶，具有独特的双功能催化作用。新生霉素 B 环的生物合成则从酪氨酸这个天然氨基酸开始。在 ATP 的参与下，通过 NovH 的作用将氨基酸腺苷化和硫酯化到 NovH 自身的肽载体蛋白（peptidyl carrier protein，PCP）。NovI 进一步利用 NADPH 和氧分子在上述结合的肽载体蛋白 β 位置进行氧化反应。异源二聚体 NovJ 和 NovK 将 NADP$^+$ 作为 β- 氧化氢受体，然后在未知蛋白的催化下选择性氧化苯环，在这过程会自发的内酯化氧化形成芳香环 B 和失去 NovH。新生霉素 C 环的生物合成过程从葡萄糖 -1- 磷酸开始，NovV 利用 dTDP 取代磷酸基团，NovT 然后利用 NAD$^+$ 氧化

4- 羟基，同时也在糖的 6 位脱羟基，NovW 在糖的 3 位完成差向异构，NovU 和 S- 腺苷蛋氨酸（S-adenosyl methionine，SAM）在 5 位甲基化，最后 NovS 利用 NADH 以起始葡萄糖 -1- 磷酸在 4 位达到差向异构化。最终，新生霉素的 A 环、B 环和 C 环耦合。NovL 酶利用 ATP 将 A 环去磷酸化，从而羧基可和 B 环上的胺基团结合，NovO 和 SAM 将其甲基化，NovM 将 C 环结合到酪氨酸的羟基。另一个甲基化是由 NovP 和 SAM 在 l-noviose 糖的 4 位完成，该甲基化使 NovN 移到氨甲酰化糖的 3 位，从而完成新生霉素的生物合成。

2. 新生霉素抗菌特点及临床应用

新生霉素对革兰阳性球菌有很强的抗菌作用，而对革兰阴性菌效果很弱。新生霉素和青霉素、链霉素、氯霉素、四环素等没有交叉耐药性，主要用于耐药性金黄色葡萄球菌引起的感染，如肺炎、败血症等，对严重感染疗效较差。易引起细菌耐药性，故宜和其他抗菌药物配伍应用，新生霉素目前仍然是有效治疗耐甲氧西林金黄色葡萄球菌的抗菌药物。使用时可以口服、静脉注射或肌肉注射，吸收快，空腹服后 2h 即达到有效血药浓度，然而口服形式的药物由于缺乏疗效已经退出了市场。新生霉素大部分和血浆蛋白结合。常见的不良反应为皮疹、发烧及胃肠道不良反应等，因其部分被排入胆汁，治疗过程中患者血清的黄疸指数可能会提高。

新生霉素抗菌作用机制和氯新生霉素和香豆霉素 A1 类似，能有效抑制细菌的 DNA 回旋酶的活性。细菌回旋酶又称为拓扑异构酶Ⅱ（type Ⅱ topoisomerase），属于解链酶的一种，该酶首先在大肠杆菌中被发现。分别由两个 α 亚基和两个 β 亚基组成，其作用是在水解 ATP 的同时能使松弛态环状 DNA 转变为负超螺旋 DNA。这一作用包括三个步骤：①首先 DNA 回旋酶与 DNA 结合，使环状 DNA 扭曲而形成一个"右手结"结构，在这一过程中形成一个稳定的正超螺旋，同时又引入一个负超螺旋；②然后该酶在结的背后断开双链 DNA，将其搭在另一条双链的前面，从而右手性正超螺旋变为左手性负超螺旋；③最后将断点连接起来。DNA 负超螺旋的引入能降低打断碱基对所需的能量，有利于将 DNA 双链分开。在复制过程中，当 DNA 新链在模板上形成后，

DNA 回旋酶将复制好的 DNA 双链变为天然的负超螺旋的构型，此过程需 ATP 水解供能。若缺乏 ATP，则该酶催化负超螺旋松弛。新生霉素等氨基香豆素抗生素作为 ATP 酶的催化下的 DNA 回旋酶竞争性抑制剂，与氟喹诺酮类药物相比较，其作用位点不同，且效价明显高于氟喹诺酮类药物。

3. 具有抗菌活性的天然香豆素化合物

由于四类香豆素化合物广泛分布于植物中，其中简单香豆素本身的抗菌活性非常低，但当其含有长链取代基时就展现出了较好的抗菌活性。例如欧前胡精（图 6-3 化合物 1）和阿摩树脂醇（图 6-3 化合物 2）对巨大芽孢杆菌、藤黄微球菌、溶壁微球菌和金黄色葡萄球菌活性均有明显抗菌作用。Silvija 等在三氮唑基本化学结构基础上加入其他支链取代基后，发现取代基含有简单香豆素结构时展现出优良的抗卡他莫拉菌活性，其中某一化合物（图 6-3 化合物 3）的抗菌效果优于阿奇霉素，最低抑菌浓度（MIC）≤ 0.25μg/ml。Corene 等人评估了一种在非洲分布广泛的传统药物曼密树皮的抗菌活性，结果发现其纯化后的化合物曼密 A/AA（图 6-3 化合物 4）具有良好的抗菌活性，其对空肠弯曲杆菌、肺炎链球菌和艰难梭状芽孢杆菌的 MIC 分别为 0.5μg/ml、0.25μg/ml 和 0.25μg/ml。飞龙掌血的叶子在印度民间一直被用来治疗咳嗽、疟疾、消化不良、流感、风湿、发烧、胃病、霍乱和腹泻等疾病，Raj 等从中提取分离出白花前胡醇（图 6-3 化合物 5），并在铜绿假单胞菌、表皮葡萄球菌等细菌进行了抗菌活性实验，结果显示都有不同程度的抗菌活性。

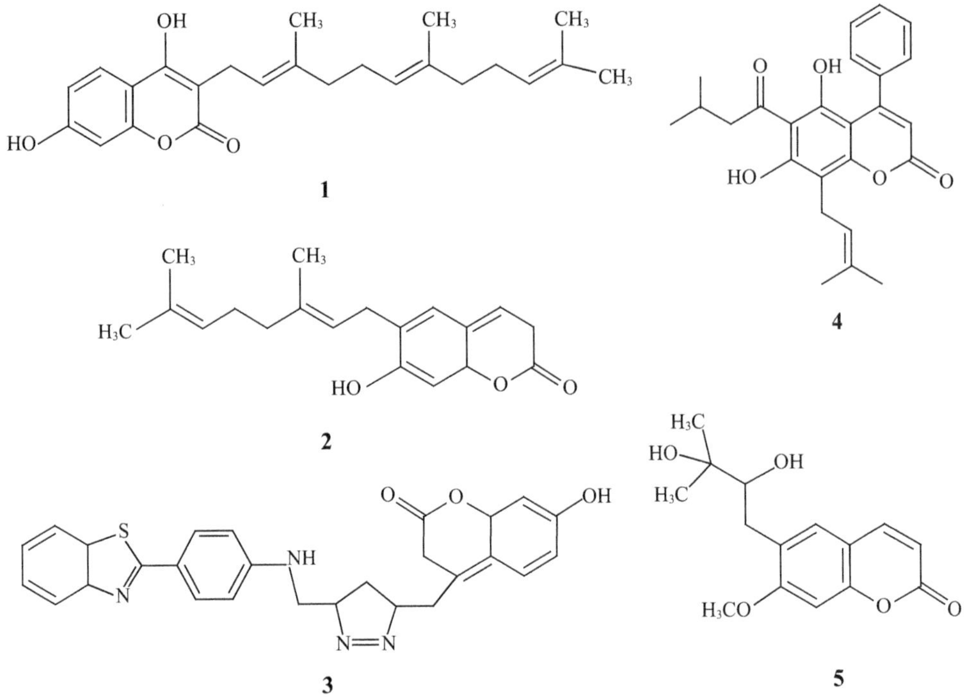

图6-3 具有抗菌活性的天然简单香豆素化合物 1～5 化学结构

　　呋喃香豆素类化合物在自然界主要存在于伞形科植物中，其中欧前胡、白芷、蛇床、独活等植物中富含的欧前胡素是线性呋喃香豆素的典型代表，Sergio Rosselli 等发现欧前胡素（图6-4 化合物6）对大肠埃希菌（ATCC10875）、金黄色葡萄球菌（ATCC13709）等标准菌株有一定的抗菌活性。Yukiko Tada 等从中亚的伞形科植物 Prangospabularia 分离纯化了 30 种化合物，其中的 3 种呋喃香豆素类化合物氧化前胡素、欧前胡素、蛇床子素均对敏感金黄色葡萄球菌、耐甲氧西林金黄色葡萄球菌、大肠埃希菌和铜绿假单胞菌表现出一定的抗菌活性。Luisella Verotta 等从藤黄科植物铁力木的花中分离了多种 4- 烷基、4- 苯基、5，7- 二羟基香豆素类化合物（图6-4 化合物7、8），展现了良好的抗葡萄球菌活性（包括金黄色葡萄球菌、表皮葡萄球菌、溶血性葡萄球菌和腐生葡萄球菌），MIC 在 4μg/ml 至 8μg/ml。Tulla 等从毛蕨中分离得到的呋喃香豆素类化合物 interruptin E、F（图6-4 化合物9、10） 对蜡样芽孢杆菌和表皮葡萄球菌有中等强度的抑制作用。

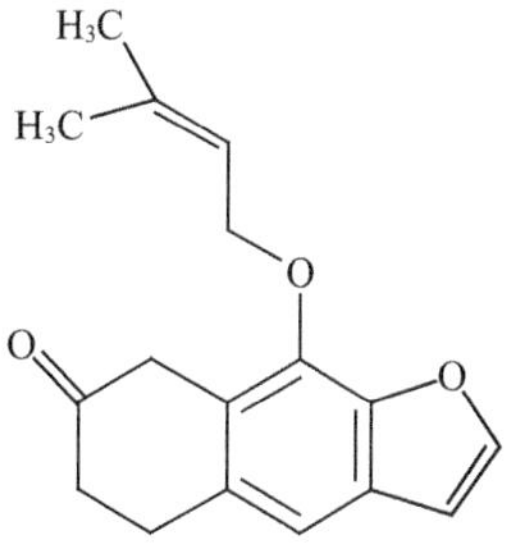

图 6-4　具有抗菌活性的天然呋喃香豆素化合物 6～10 化学结构

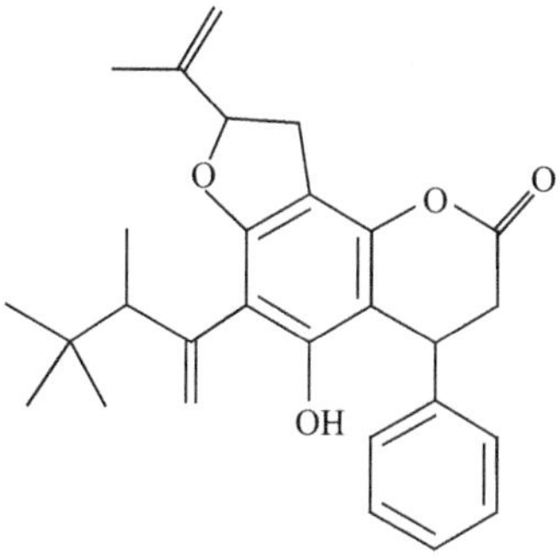

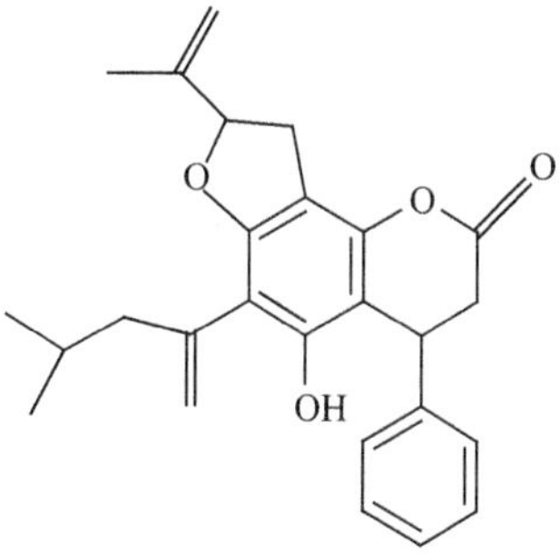

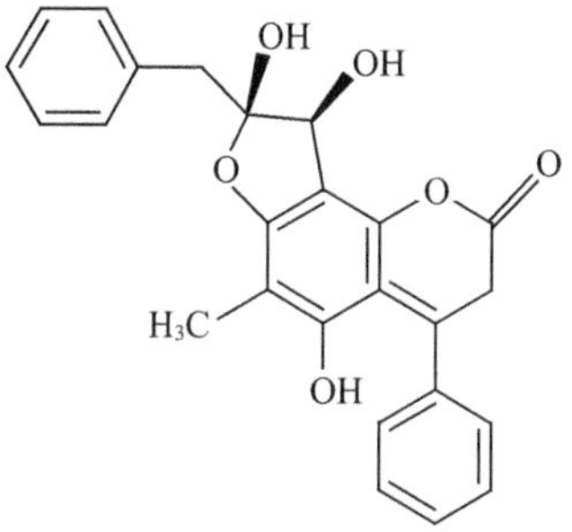

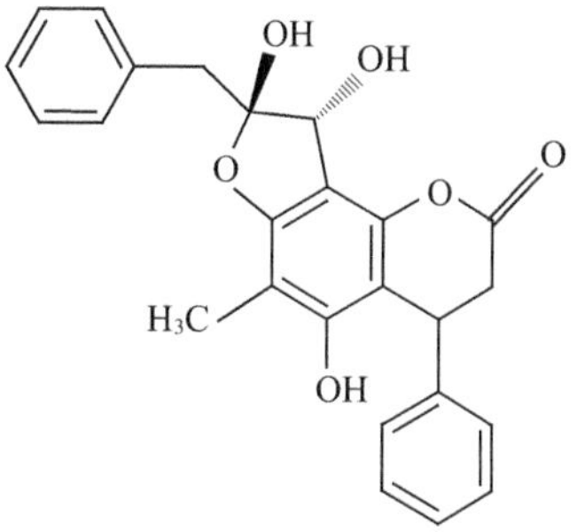

目前发现吡喃香豆素类化合物有较好的抗结核杆菌活性。针对艾滋病患者并发结核的情况，在研究抗 HIV 感染药物同时具有抗结核分枝杆菌活性的实验中，筛选出了抗 HIV 的天然产物（+）-calanolide A（图 6-5 化合物 11）对于结核杆菌的药敏株和耐药株都有抗菌活性。Adriana Basile 等从伞形花科类植物 *Ferulagocampestris* 的根部分离出数种香豆素类化合物，并鉴定了其中的吡喃香豆素类化合物的化学结构，研究了其中含量最丰富的三种化合物及其水解产物的抗菌活性，结果显示 agasyllin 和水解产物 aegelinol（图 6-5 化合物 12）对金黄色葡萄球菌、伤寒沙门菌、阴沟肠杆菌的抗菌活性最好。上述研究表明，不同化学结构的天然香豆素化合物具有的抗菌作用特点多样，其抗菌活性和化学结构之间的规律比较复杂，还需进一步的研究。

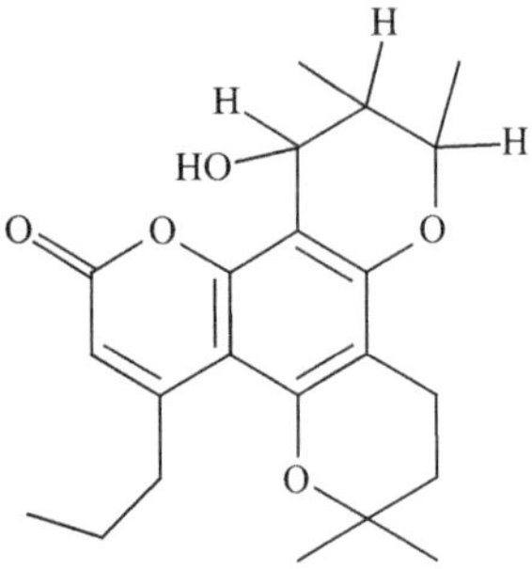

11 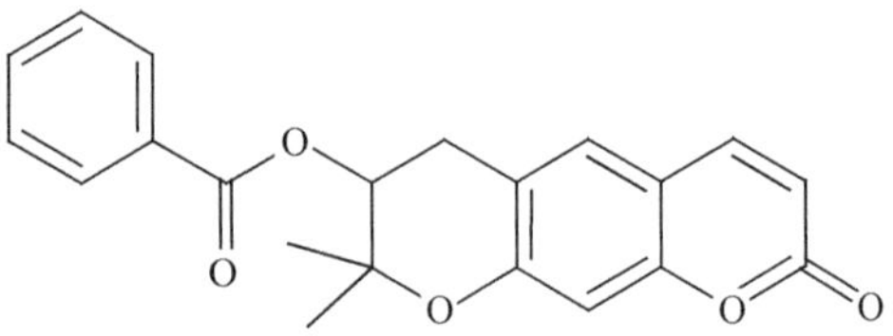　　　　　　　　　　　　　　**12**

图 6-5　具有抗菌活性的天然吡喃香豆素化合物 11、12 化学结构

4. 香豆素衍生物抗菌活性及机制研究

近年来，国内外众多实验室针对人工合成的香豆素类衍生物也开展了抗菌活性的研究。苗延青等人合成的香豆素 -3- 羧酸化合物对柠檬色葡萄球菌、普通变形杆菌、产气肠杆菌、绿脓杆菌、大肠杆菌都有较好的抗菌活性。抑菌圈直径分别为 18、11、12、11、13mm；对金黄色葡萄球菌、肺炎球菌、伤寒杆菌、福氏志贺菌无活性。杨国玉等人以水杨醛及其衍生物为原料，通过缩合、水解、酰化、酯化四步反应合成了 4 个新的取代香豆素 -3- 酰水杨酸衍生物，结果显示上述四个衍生物对串珠镰刀菌均有良好的抑菌效果。

2008 年，Hamdi 等人工合成了 8 个 4- 羟基香豆素衍生物（图 6-6），其中化合物 3 和 4 对短小棒状杆菌（*propionibacterium acnes* ATCC 11827）、表皮葡萄球菌（*staphylococcus epidermidis* ATCC 12228）和金黄色葡萄球菌（*staphylococcus aureus* ATCC 6538）具有明显的抗菌活性，MIC 值为 0.5 ～ 3.7μg/ml。2012 年，他们又合成了系列 4- 甲基 -7- 羟基香豆素衍生物，其中部分化合物对大肠埃希菌、金黄色葡萄球菌和枯草杆菌具有抗菌活性。Venkatesa 等人合成了多个 3- 双吡啶取代的香豆素衍生物并对其抗菌活性进行了评价，结果表明，所有的衍生物均具有明显的抗菌活性。

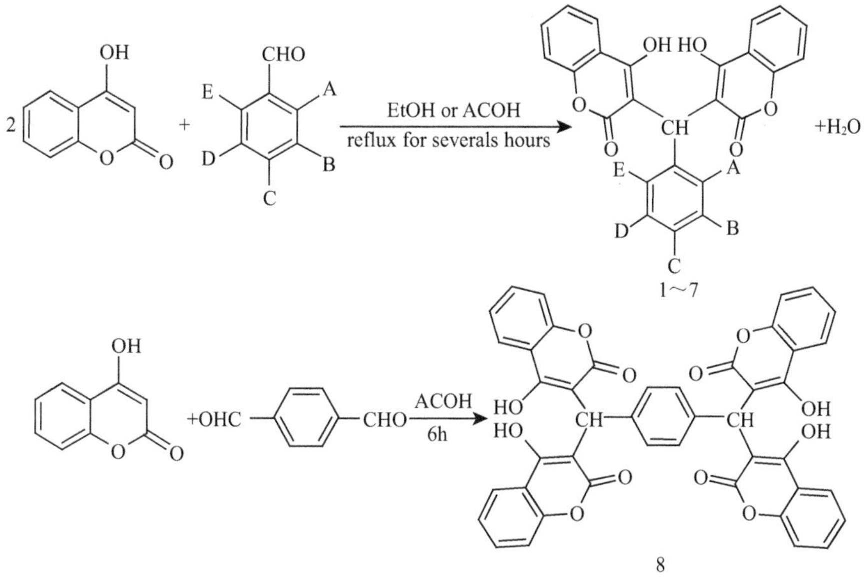

图 6-6 4- 羟基香豆素衍生物化学合成及结构

Compounds	A	B	C	D	E
1	H	H	H	H	H
2	H	OCH₃	OCH₃	OCH₃	H
3	H	H	NO₂	H	H
4	OH	OH	H	H	H
5	OH	H	H	NO₂	H
6	H	H	OMe	H	H
7	H	H	Me	H	H

我们课题组近年来合成了多个系列具有新型结构的 4- 羟基香豆素类衍生物，并利用红外光谱、核磁共振氢谱、高分辨质谱等技术，对上述合成的系列新型香豆素类化合物进行分子量、结构和纯度等鉴定（图 6-7）。分别在药物敏感的标准金黄色葡萄球菌（ATCC29213）和 USA300 等耐甲氧西林金黄色葡萄球菌上采用试管法检测化合物的最低抑菌浓度，部分化合物具有明显抗菌活性，化合物的抗菌活性和分子内氢键的键能有关，键能值越低，抗菌活性越强，推测化合物通过变构更容易和细菌内靶点结合。此外，在建立的耐甲氧西林金黄色葡萄球菌致 BALB/c 小鼠感染模型上观察到某些化合物可以明显提高小鼠生存时间和生存率；显著降低小鼠血液、肝脏和肺脏内耐药细菌 CFU；能明显改善模型动物肝脏、肺脏等重要脏器的炎症损伤。

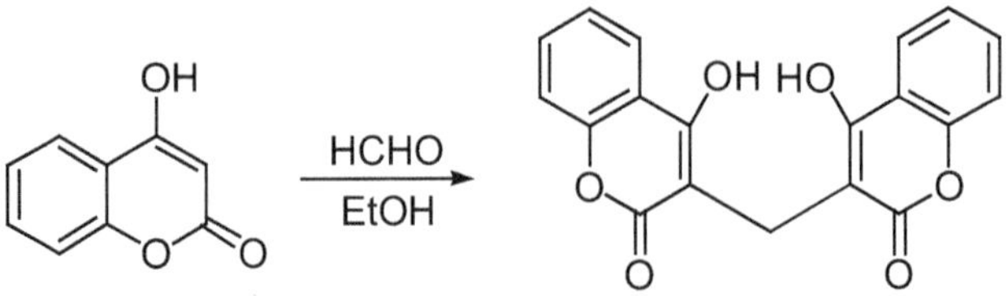

2: R=H; 3: R=3–CF₃; 4: 4–CF₃; 5: 3,5–2CF₃; 6: R=3–CN; 7: R=4–CN; 8: 2–NO₂;
9: 3–NO₂; 10: 4–NO₂; 11: 2–Cl–5–NO₂; 12: 3–Cl; 13: 4–Cl; 14: 3,4–2Cl; 15: 3,5–2Cl; 16: 3–F;
17: 4–F; 18: 3,4–2F; 19: 3,5–2F; 20: 3,4,5–3F; 21: 3–Br; 22: 4–Br; 23: 3,5–2Br; 24: 3–Br–
4–F; 25: 3–F–4–Cl; 26: 3–Cl–4–F; 27: 3–CF₃–4–Cl; 28: 4–COOH; 29: 3–CH₃; 30: 4–CH₃;
31: 3,4–2CH₃; 32: 2–OCH₃; 33: 3–OCH₃; 34: 4–OCH₃; 35: 3,4–2OCH₃; 36: 3,5–2OCH₃;
37: 3,4,5–3OCH₃; 38: 3–OCH₃–4–OH; 39: 3–NO₂–4–OH; 40: 3,5–2Br–4–OH; 41: 3–OH–4–
OCH₃; 42: 4–SCH₃; 43: 4–SO₂CH₃; 44: 4–CH(CH₃)₂; 45: 4–N(CH₃)₂;46: 4–C(CH₃)₃; 47: 4–CH₂Cl;
48: 4–OC₂H₅; 49: 4–N(C₂H₅)₂; 50: 3–OPh; 51: 4–OCH₂Ph; 52: 3,5–2OCH₂Ph; 53: 3–I; 54: 4–I

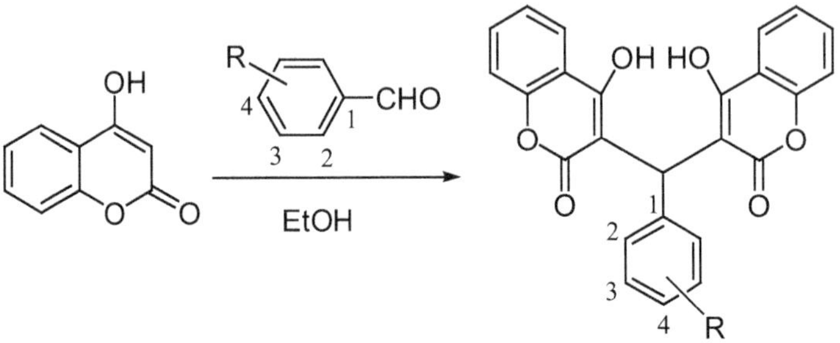

图 6-7 4- 羟基香豆素类衍生物化学结构

张新源等人通过运用桌面化学软件 Chem3D Ultra 构建了香豆素类目标化合物的三维结构，通过 Chem3D Ultra 软件中自带的分子力学分析模块 MM2 对 25 种简单香豆素类化合物的初始结构进行几何预优化。在获得的预优化结果的基础上，运用量子化学计算软件 Gaussian 中的密度泛函理论 DFT/B3LYP 方法，在 6–311G（d，p）[或 6–31G（d，p）] 基组水平上对目标化合物进行结构全优化，并对计算结果进行频率分析，得到了各个目标化合物的能量最小的稳定构型。根据目标化合物对变形杆菌抑制率的 2D–QSAR 模型，得出目标化合物的分子轨道跃迁能 DELH 和疏水参数 LogP 是影响化合物对变形杆菌活性抑制能力的主要因素，两者与目标化合物的抑菌活性都呈负相关。即简单香豆素类化合物的（DELH）和 LogP 越小，对变形杆菌抑制作用越强。对六种明显具有抑制变形杆菌作用的氨基取代香豆素进行了 NBO 分析，得出化合物的活性中心可能存在于原子 N、O10 以及 O11 上。

另外，在植物方面，章维华等采用了多种方法进行异戊烯基香豆素的合成（包括金属催化偶联、碱性介质中直接取代、催化直接取代等），合成了四种 C– 异戊烯基取代香豆素，采用菌丝生长速率法和浊度法测定了合成的香豆素化合物对水稻纹枯病菌、小麦赤霉病菌、番茄灰霉病菌、辣椒疫霉病菌和番茄早疫病菌等五种常见植物病原菌的毒力。在 50mg/L 试验浓度下，大多数测试化合物对几种供试病菌均有不同程度的抑制作用，且对水稻纹枯病菌的抑制活性最为明显。4– 甲氧基香豆素衍生物明显例外，因此类化合物整体对番茄灰霉病菌活性最高。

香豆素类化合物化学结构多样，展现出差异较大的抗菌谱和抗菌活性，不同类别的化合物针对不同细菌抗菌机制也可能有所不同。有关香豆素类化合物的报道最早见于新生霉素，Brock TD 在 1956 年发现新生霉素作用于大肠埃希菌后产生丝状（filamentation），而在金黄色葡萄球菌上未见该现象，$MgSO_4$ 可以抑制新生霉素对大肠埃希菌等革兰阴性菌的作用，而不影响对金黄色葡萄球菌等革兰阳性菌的作用；新生霉素基本不影响对细菌 DNA 和 RNA 的合成。然而，哈佛大学医学院的 Smith DH 等人报道新生霉素可以快速可逆地阻碍大肠埃希菌分裂，随后明显抑制其增殖，可以明显抑制 DNA 的合成，也可以较小的程度抑制 RNA 的合成。随后的系列研究发现，新生霉素、香豆霉素 A 和氯香豆霉素等经典的氨基香豆素类抗菌药物，其酰基、脱氧糖基和氨基香豆素基团组成了主要的药效基团，该类化合物与细菌回旋酶（DNA gyrase）有极高的亲和力，可作用于回旋酶抑制细菌 DNA 的复制。

喹诺酮类抗菌药物的靶点是细菌回旋酶，但是香豆素类化合物对喹诺酮耐药的细菌亦有抗菌作用。相关研究表明，在大肠埃希菌中，参与应急反应的蛋白 RecA 通过刺激 LexA 的分解，诱导 40 多种基因表达的 SOS 调控系统，而香豆素类化合物能通过阻遏氟喹诺酮类药物诱导激活的 RecA 来减少耐药的产生。Flatman RH 等的研究还发现，香豆素类化合物 Simocyclinone D8（SD8）虽然含有和新生霉素、香豆霉素等相同的关键特征氨基香豆素基团，但 SD8 和已知的氨基香豆素类和喹诺酮类的机制都不同，主要通过阻止 DNA 回旋酶与 DNA 结合的早期步骤来发挥抗菌作用。

Wang 等的研究提示秦皮素会增加细胞膜的通透性，但是不能渗透入 DNA 和 RNA 等大分子，能够阻断拓扑异构酶与 DNA 的结合来干扰核酸和蛋白的合成。Lee 等研究了 9 个香豆素类化合物对大肠埃希菌的抗菌活性，发现伞形酮能够抑制细菌生物膜形成而不影响细菌生长，进一步发现该类香豆素化合物能抑制细菌菌毛基因和运动基因的转录，这和观察到的鞭毛产生的减少，泳动的减弱以及生物膜形成的减少等现象相一致。Lama 等利用香豆素类化合物 amicoumacin A 处理耐甲氧西林金黄色葡萄球菌后，发现其能使耐甲氧西林金黄色葡萄球菌的细胞膜能量耗散，而耐甲氧西林金黄色葡萄球菌会通过减少蛋白合成、DNA 扩增等胞内的代谢代偿性的改变来应对细胞膜的功能紊乱，从而增加其存活率。

我们近期的研究发现，4- 羟基香豆素化合物对耐甲氧西林金黄色葡萄球菌有较好的抗菌活性，其中香豆素环上的羟基对抗菌活性非常重要；扫描和透射电镜结果显示其可以明显抑制细菌拟核区遗传物质的合成，基本不影响细菌的正常形态，推测该类化合物可能通过抑制了细菌 DNA 聚合酶的功能发挥抗菌活性。

目前世界范围内细菌耐药的发展呈现出向多药耐药发展的趋势，耐甲氧西林金黄色葡萄球菌、产超广谱 β 内酰胺酶的细菌以及多药耐药结核杆菌正在蔓延。更为严峻的是能够抵抗所有抗生素的全耐药细菌（pan resistant bacteria）已经出现，一旦人类感染这类细菌，可能会面临无药可治的境地。随着当前天然产物有效成分提取和分离纯化技术的进展，以及人工合成技术和合成路径的深入研究，具有抗菌活性的新型化学结构香豆素衍生物不断被发现和鉴定，尤其在抗上述超级耐药细菌方面显示了较强的作用，其抗菌活性与母核上的取代基的种类和取代位置有密切关系。对于香豆素这一大类天然产物，如何有效地开展抗菌药理作用的构效关系研究，深入揭示其作用靶点和抗菌分子作用机制，将为研制有效控制耐药细菌感染提供新策略和新的抗菌药物。

参考文献

[1] Martin WJ, Heilman FR, Nichols DR, et al. Streptonivicin (albamycin): a new antibiotic; preliminary report. Proc Staff Meet Mayo Clin,1955,30(23):540–551.

[2] Smith CG, Dietz A, Sokolski WT, et al. Streptonivicin, a new antibiotic. I. Discovery and biologic studies. Antibiot Chemother (Northfield),1956, 6(2):135–142.

[3] Shane SJ. Novobiocin, a new antibiotic. Can Med Assoc J,1956,75(1):51–52.

[4] Steffensky M, Mühlenweg A, Wang ZX, et al. Identification of the novobiocin biosynthetic gene cluster of Streptomyces spheroides NCIB 11891. Antimicrob Agents Chemother,2000,44(5):1214–1222.

[5] Pojer F, Wemakor E, Kammerer B, et al. Clo Q, a prenyltransferase involved in clorobiocin biosynthesis. Proc Natl Acad Sci U S A,2003,100(5):2316–2321.

[6] Pojer F, Kahlich R, Kammerer B, et al. CloR, a bifunctional non–heme iron oxygenase involved in clorobiocin biosynthesis. J Biol Chem, 2003,278(33): 30661–30668.

[7] Chen H, Walsh CT. Coumarin formation in novobiocin biosynthesis: beta–hydroxylation of the aminoacyl enzyme tyrosyl–S–NovH by a cytochrome P450 NovI. Chem Biol,2001,8(4): 301–312.

[8] Pacholec M, Hillson NJ, Walsh CT. NovJ/NovK catalyze benzylic oxidation of a β–hydroxyl tyrosyl–S–pantetheinyl enzyme during aminocoumarin ring formation in novobiocin biosynthesis. Biochemistry,2005,44(38): 12819–12826.

[9] Thuy TT, Lee HC, Kim CG, et al. Functional characterizations of novWUS involved in novobiocin biosynthesis from Streptomyces spheroides. Arch Biochem Biophys,2005,436(1): 161–167.

[10] Pacholec M, Tao J, Walsh CT. CouO and NovO: C–methyltransferases for tailoring the aminocoumarin scaffold in coumermycin and novobiocin antibiotic biosynthesis. Biochemistry,2005,44(45):14969–14976.

[11] Freel Meyers CL, Oberthür M, Xu H, et al. Characterization of NovP and NovN: completion of novobiocin biosynthesis by sequential tailoring of the noviosyl ring. Angew Chem Int Ed Engl, 2004,43(1): 67–70.

[12] Lanoot B, Vancanneyt M, Cleenwerck I, et al. The search for synonyms among streptomycetes by with SDS–PAGE of whole–cell proteins. Emendation of the species Streptomyces aurantiacus, Streptomyces cacaoi subsp. cacaoi, Streptomyces caeruleus and Streptomyces violaceus. Int J Syst Evol Microbiol,2002,52(3): 823–829.

[13] Walsh TJ, Standiford HC, Reboli AC, et al. Randomized double–blinded trial of rifampin with either novobiocin or trimethoprim–sulfamethoxazole against methicillin–resistant Staphylococcus aureus colonization: prevention of antimicrobial resistance and effect of host factors on outcome. Antimicrob Agents Chemother,1993,37(6):1334–1342.

[14] Lewis RJ, Tsai F, Wigley DB. Molecular mechanisms of drug inhibition of DNA gyrase. BioEssays,1996,18(8): 661–671.

[15] Maxwell A,Lawson DM. The ATP–binding site of type II topoisomerases as a target for antibacterial drugs. Curr Top Med Chem,2003,3(3): 283–303.

[16] Schinkovitz A, Gibbons S, Stavri M, et al. Ostruthin: an antimycobacterial coumarin from the roots of Peucedanum ostruthium. Planta Med,2003,69(4):369–371.

[17] Maracic S, Kraljevic TG, Paljetak HC, et al. 1,2,3–Triazole pharmacophore–based benzofused nitrogen/sulfur heterocycles with potential anti–Moraxella catarrhalis activity. Bioorg Med Chem,2015,23(23):7448–7463.

[18] Canning C, Sun S, Ji X, et al. Antibacterial and cytotoxic activity of isoprenylated coumarin mammea A/AA isolated from Mammea africana. J Ethnopharmacol,2013,147(1):259–262.

[19] Karunai Raj M, Balachandran C, Duraipandiyan V, et al. Antimicrobial activity of Ulopterol isolated from Toddalia asiatica (L.) Lam.: a traditional medicinal plant. J Ethnop harmacol,2012,140(1):161–165.

[20] Rosselli S, Maggio A, Bellone G, et al. Antibacterial and anticoagulant activities of coumarins isolated from the flowers of Magydaris tomentosa. Planta Med,2007,73(2):116–120.

[21] Tada Y, Shikishima Y, Takaishi Y, et al. Coumarins and gamma–pyrone derivatives from Prangos pabularia: antibacterial activity and inhibition of cytokine release. Phytochemistry, 2002,59(6):649–654.

[22] Verotta L, Lovaglio E, Vidari G, et al. 4-Alkyl- and 4-phenylcoumarins from Mesua ferrea as promising multidrug resistant antibacterials. Phytochemistry,2004,65(21):2867-2879.

[23] Quadri-Spinelli T, Heilmann J, Rali T, et al. Bioactive coumarin derivatives from the fern Cyclosorus interruptus. Planta Med,2000,66(8):728-733.

[24] Xu ZQ, Pupek K, Suling WJ, et al. Pyranocoumarin, a novel anti-TB pharmacophore: synthesis and biological evaluation against Mycobacterium tuberculosis. Bioorg Med Chem,2006,14(13):4610-4626.

[25] Xu ZQ, Barrow WW, Suling WJ, et al. Anti-HIV natural product (+)-calanolide A is active against both drug-susceptible and drug-resistant strains of Mycobacterium tuberculosis. Bioorg Med Chem,2004,12(5):1199-1207.

[26] Basile A, Sorbo S, Spadaro V, et al. Antimicrobial and antioxidant activities of coumarins from the roots of Ferulago campestris (Apiaceae). Molecules,2009,14(3):939-952.

[27] 苗延青，秦蓓，张小清，等. 香豆素 -3- 羧酸的合成，晶体结构与抗菌活性. 安徽农业科学 ,2010,38(35): 20019-20020.

[28] 杨国玉，王彩霞，黄立挺，等. 新型香豆素类衍生物的合成及其抗菌活性. 合成化学 ,2011,19(3):337-340.

[29] Hamdi N, Puerta MC, Valerga P. Synthesis, structure, antimicrobial and antioxidant investigations of dicoumarol and related compounds. Eur J Med Chem,2008,43(11): 2541-2548.

[30] Hamdi N, Al-Ayed AS, Ben Said R, et al. Synthesis and characterization of new thiazolidinones containing coumarin moieties and their antibacterial and antioxidant activities. Molecules,2012,17(8):9321-9334.

[31] Hemali BL, Rakesh RG, Brahmahatt DI. An efficient synthesis of some new 3-bipyridinyl substituted coumarins as potent antimicrobial agents. Chinese Chemical Letters,2013,24:227-229.

[32] Li MK, Li J, Liu BH, et al. Synthesis, crystal structures, and anti-drug-resistant Staphylococcus aureus activities of novel 4-hydroxycoumarin derivatives. Eur J Pharmac ol,2013,721(1-3):151-157.

[33] Li J, Hou Z, Chen GH, et al. Synthesis, antibacterial activities, and theoretical studies of

dicoumarols. Org Biomol Chem,2014, 12(29):5528–5535.

[34] Qu D, Li J, Yang XH, et al. New biscoumarin derivatives: synthesis, crystal structure, theoretical study and antibacterial activity against Staphylococcus aureus. Molecules, 2014,19(12):19868–19879.

[35] Li J, Lv CW, Li XJ, et al. Synthesis of Biscoumarin and Dihydropyran Derivatives and Evaluation of Their Antibacterial Activity. Molecules,2015,20(9):17469–17482.

[36] 张新源. 五种具有不同生物活性的香豆素类化合物的构效关系的研究. 青岛：青岛科技大学,2012.

[37] 章维华. 新型香豆素类化合物的合成及其抑菌活性研究. 南京：南京农业大学,2010.

[38] Brock TD. Studies on the mode of action of novobiocin. J Bacteriol,1956,72(3): 320–323.

[39] Smith DH, Davis BD. Mode of action of novobiocin in Escherichia coli. J Bacteriol,1967, 93(1):71–79.

[40] Ogasawara N, Seiki M, Yoshikawa H. Effect of novobiocin on initiation of DNA replication in Bacillus subtilis. Nature,1979,281(5733):702–704.

[41] Herrero E, Fairweather NF, Holland IB. Envelope protein synthesis and inhibition of cell division in Escherichia coli during inactivation of the B subunit of DNA gyrase. J Gen Microbiol,1982,128(2):361–369.

[42] Heide L. New aminocoumarin antibiotics as gyrase inhibitors. Int J Med Microbiol,2014, 304(1):31–36.

[43] Flatman RH, Howells AJ, Heide L, et al. Simocyclinone D8, an inhibitor of DNA gyrase with a novel mode of action. Antimicrob Agents Chemother,2005,49(3):1093–1100.

[44] Wang H, Zou D, Xie K, et al. Antibacterial mechanism of fraxetin against Staphylococcus aureus. Mol Med Rep,2014,10(5):2341–2345.

[45] Lee JH, Kim YG, Cho HS, et al. Coumarins reduce biofilm formation and the virulence of Escherichia coli O157:H7. Phytomedicine,2014,21(8–9):1037–1042.

[46] Lama A, Pane-Farre J, Chon T, et al. Response of methicillin-resistant Staphylococcus aureus to amicoumacin A. PLoS One, 2012,7(3):e34037.

[47] Li ZP, Li J, Qu D, et al. Synthesis and pharmacological evaluations of 4-hydroxycoumarin

derivatives as a new class of anti–Staphylococcus aureus agents. J Pharm Pharmacol, 2015,67(4):573–582.

[48] Hou Z, Zhou Y, Li J, et al. Selective in vivo and in vitro activities of 3,3'–4–nitrobenzylidene–bis–4–hydroxycoumarin against methicillin–resistant Staphylococcus aureus by inhibition of DNA polymerase III. Sci Rep,2015,5:13637.

第七章　香豆素类化合物抗病毒活性研究

　　病毒是由一个或几个 RNA 或 DNA 分子组成的传染因子，通常由一种或几种蛋白质构成的衣壳包裹，有些病毒还覆盖更为复杂的囊膜。病毒没有细胞结构，没有实现新陈代谢所必需的基本系统，因此病毒自身不能复制。但是，病毒可将它的核酸由一个宿主细胞传播给其他细胞，并能将自己的遗传信息加于宿主细胞，利用宿主细胞酶系统完成细胞内复制。因此，病毒属于最小的生命形态，是只能在宿主细胞内才能复制的微生物。一些病毒可将病毒核酸整合于宿主细胞的基因组中，导致隐性或持续性感染；另一些病毒可使宿主细胞的基因特性发生转化，扰乱细胞的正常调控机制，进而引起细胞癌变。常见由病毒引起的症状包括：发热、头痛、全身不适等全身中毒症状及病毒寄主和侵袭组织器官导致炎症损伤而引起的局部症状。流行很广的病毒性疾病如艾滋病、天花、麻疹、流感、传染性肝炎、脊髓灰质炎及非典型肺炎等传染性强，病死率高。如何研发高效低毒，方便易得的抗病毒药物成为现今社会关注的焦点。

　　近年来，天然产物中的黄酮、生物碱、多糖、萜类、皂甙以及香豆素等被发现具有良好的抗病毒活性，并且来源广泛。尤其是香豆素类化合物，由于分子量小，合成简单，生物利用活性高，以这些天然香豆素类化合物为先导物，筛选出许多显著抑制病毒的衍生物，而在此基础上经过化学修饰形成的衍生物抗病毒活性显著增强。

1. 抗人类免疫缺陷病毒香豆素

　　人免疫缺陷病毒（human immunodeficiency virus，HIV），即艾滋病（AIDS，获得性免疫缺陷综合征）病毒，是造成人类免疫系统缺陷的一种反转录病毒，于 1981 年在美国被首次发现。现已知 HIV 可以分为 HIV-1 和 HIV-2 两个型，HIV-2 被发现于非洲西部，毒力较弱，病程较长，症状较轻。HIV-1 是引起全球艾滋病流行的主要病原，目前的研究以 HIV-1 型为主。HIV 通过破坏人体的 T 淋巴细胞，阻断细胞免疫和体液免疫过程，导致进行性免疫缺陷，引起严重的并发症，最终导致多器官衰竭死亡。HIV 目前已见于地球上所有有人居住的地方，累计感染者及 AIDS 患者已经超过 7000 万人，造成近 2600 万人死亡。由于 HIV 的变异极其迅速，难以生产特异性疫苗，至今无有效治疗方法，对人类健康造成了极大威胁。

1.1　Calanolides A 及其衍生物

1992 年，在藤黄科红厚壳属植物（*Calophyllum inophyllum*）中，美国国立癌症研究所的科研人员首次分离出 8 种具有抗 HIV 活性的吡喃型香豆素类化合物，其中 Calanolides A（1）对 HIV-1 型病毒抑制活性最强，EC_{50} 为 0.1μmoL/L，IC_{50} 为 20μmol/L，成为第一个被报道具有抗 HIV 活性的香豆素类化合物，化学结构见图 7-1。该化合物安全性高，并且对多种耐药病毒株也有一定的抑制作用，包括对齐多夫定（AZT）耐药以及对一些非核苷 HIV-RT 抑制剂和吡啶酮等耐药病毒株，目前是抗 AIDS 药物开发的热点先导物，在美国已进入二期临床试验阶段，有可能成为治疗 AIDS 的新一代非核苷酸类药物。

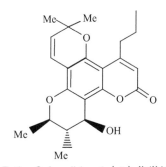

图 7-1　Calanolides A（1）化学结构

由于提取该化合物的植物资源有限，很难通过提取分离等方法来获得大量的天然化合物，因此国内外药物学家开始对该化合物的全合成开展研究工作。

Calanolides A 化学结构中含有 3 个手性中心：C_{10}、C_{11}、C_{12}，4 个六元环，其中 A 环和 B 环构成香豆素环，A 环和 C 环构成苯并吡喃环，A 环和 D 环构成苯并二氢吡喃环。研究发现 3 个手性中心 C_{10}、C_{11}、C_{12} 位的功能基团及其立体化学结构对该种化合物的活性起关键作用。因此，Calanolides A 全合成的关键就是如何构建 A、B、C、D 环及其 C_{10}、C_{11}、C_{12} 这三个手性中心，又由于在中心环 A 的 3 个间位上含有 3 个氧原子，恰好构成了间苯三酚，因此多数关于 Calanolides A 的全合成报道都是以间苯三酚为起始物。1993 年 Chenera 等从间苯三酚（1）出发，通过 Pechmann 反应得到香豆素类化合物（2），再通过 Friedel-Crzfts 羰基化得到产物 3，用碳酸钾处理 3 得到异构体 4，然后通过 Claisen 重排得到化合物 5，最后用 Luche 试剂还原羰基得到 Calanolides A 的外消旋体，上述合成过程中的中间产物化学结构见图 7-2。

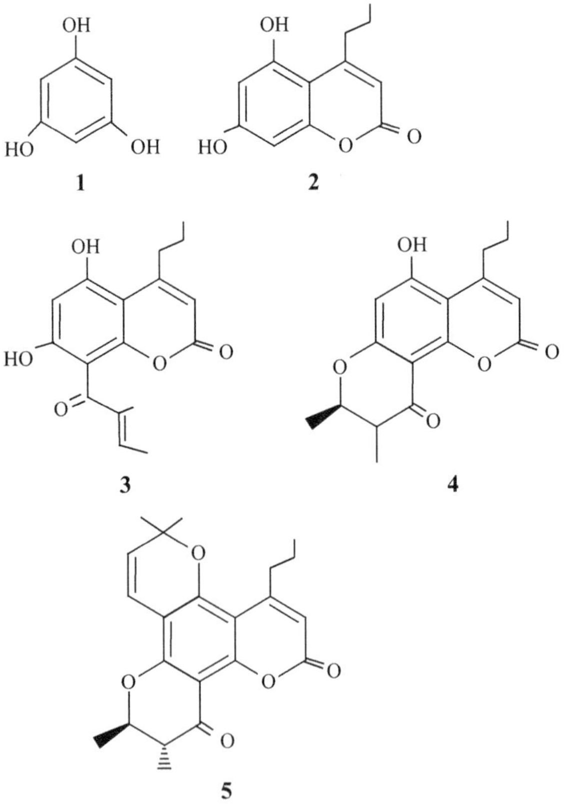

图 7-2　Calanolides A（1）人工合成中间产物化学结构

1995 年 Deshpande 完成了光学活性的（+）Calanolide A 合成，以香豆素（1）为原料，经过两步反应得到关键中间体（2）（3），随后进行不对称烯丙基化反应得到苏式 – 高烯丙醇化合物（4），利用 TBDMS 保护高烯丙醇的羟基，得到化合物（5），化合物（5）在 Hg（Ⅱ）的辅助下进行关环反应，由于 TBDMS 的空间位阻，可以控制新形成的手性中心苯并二氢吡喃环 C2 甲基的立体化学，得到两个甲基处于反式的双直立构型的产物（6），从而立体选择性构建了活性所需的手性中心，最后通过改进的 Mitsunobu 反应，完成羟基的构型转变，得到光学活性的（+）Calanolide A（7），合成路线见图 7-3。

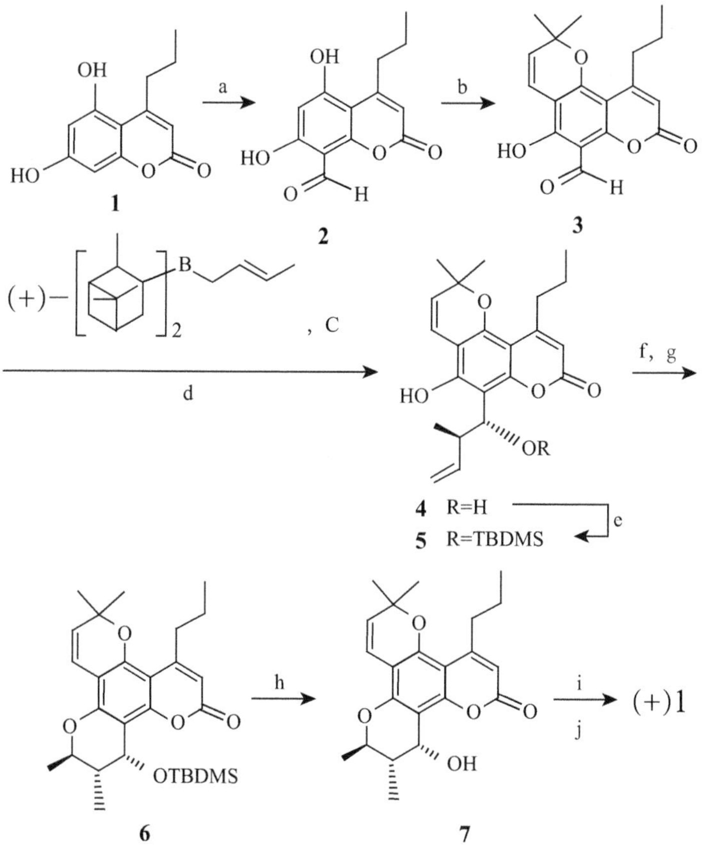

图 7-3 光学活性的（+）Calanolide A 的合成路线

此后，国内外多个课题组对上述合成路线进行了改造，并探索了新的合成路线，分别报道了 Calanolides A 的外消旋体、光学活性的及其衍生物的合成方法。与此同时，很多具有抗 HIV 活性的天然香豆素类化合物也被陆续提取。2010 年，Xue 等人报告了一个新的 Calanolides A（1）衍生物：10- 氯甲基 -11- 去甲基 -12- 氧 -Calanolide-A，该化合物对野生型 HIV-1 和 Y181C 突变 HIV-1 均具有高效的抑制活性，EC_{50} 分别为 7.4nmol/L 和 0.46nmol/L。

1.2　Suksdorfin 及其衍生物

1994 年，美国北卡大学药学院的某课题组从植物 *Lomatium Suksdorfii* 的果实中分离得到一种双氧杂三环稠杂环化合物，该化合物的结构是（9R，10R）8，8- 二甲基 -9- 乙酰氧基 -10- 异戊酰氧基 -8，9，10- 三氢 -2H- 吡喃并 [6,5-h]2H- 色烯 -2- 酮，他们为其命名为 Suksdorfin（SKD），该化合物具有明显的抗 HIV 活性，EC_{50} 为 2.6μmol/L，化学结构式见图 7-4。

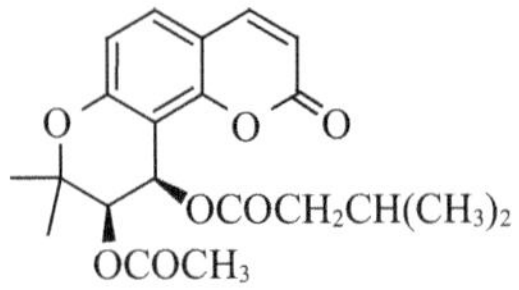

图 7-4　Suksdorfin 化学结构

随后，该课题组以 SKD 为先导化合物，进行了长期系统的研究。首先对该双氧杂三环稠杂环母核上的取代基进行了一系列的结构修饰，主要包括改换 9，10- 位的酯，在这方面又合成了 42 个新的衍生物，评价其抗 HIV 活性，发现 9，10-（-）-Camphanoyl 酯有较明显的抗 HIV 活性，且 Camphanoyl 酯的空间构型对其活性影响较大。同时，他们评价了立体异构体的活性，发现顺式酯化合物抗 HIV 的活性明显高于反式化合物的活性，在顺式结构中，（+）- 顺式结构活性比（-）- 顺式结构的活性要强，取代基的体积、大小和形状对活性均有影响。在 2 号化合物的基础上，对母核环上进行了不同取代基的修饰，分别进行了 3-，4-，5-，6- 位甲氧基取代和甲基取代（图 7-5），并对合成衍生物活性进行比较，结果表明 A、B 环上甲氧基取代和甲基取代均能显著提高该类化合物的活性（表 7-1）。

表 7-1 SKD 衍生物抗 HIV 活性评价

SKD 及衍生物	$EC_{50}(\mu mol/L)$	TI
Suksdorfin	2.56×10^{-4}	136719
化合物（1）	6×10^{-3}	> 25500
化合物（2）	2.76×10^{-3}	> 51000
化合物（3）	1.38×10^{-4}	> 402632
化合物（4）	24.5	> 9.68
化合物（5）	1.57×10^{-7}	> 10^9
化合物（6）	1.57×10^{-7}	> 10^9
化合物（7）	4.23×10^{-7}	> 3.72×10^9
化合物（8）	0.15	220

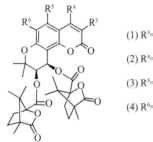

(1) R^3=OCH$_3$, R^4=R^5=R^6=H   (5) R^3=CH$_3$, R^4=R^5=R^6=H

(2) R^4=OCH$_3$, R^3=R^5=R^6=H   (6) R^4=CH$_3$, R^3=R^5=R^6=H

(3) R^5=OCH$_3$, R^3=R^4=R^6=H   (7) R^5=CH$_3$, R^3=R^4=R^6=H

(4) R^6=OCH$_3$, R^3=R^4=R^5=H   (8) R^6=CH$_3$, R^3=R^4=R^5=H

图 7-5 母核环不同取代基修饰后的化学结构

此外，为了评价 SKD 化合物 A、B 环上双取代修饰后的衍生物抗 HIV 活性，Lee 课题组合成了此类取代的 10 个化合物，和 SKD 相比，很多衍生物的活性也明显提高（图 7-6）。

他们又对 SKD 的结构进一步修饰，其中对 A 环 1- 氧原子替代为氮原子，在此合成过程中产生了 8，8- 二甲基 -2H- 吡喃并 [2，3-h] 喹啉 -2- 酮，随后将该中间体的 C 环双键经双羟化、酯化，得到 3- 甲基和 4- 甲基内酰胺类的 SKD 类似物（图 7-7），其中 4- 甲基内酰胺类似物抗 HIV 活性十分明显。2005 年，他们对该类化合物的作用机制进行了深入研究，发现该类化合物是独特的 HIV-1 反转录酶抑制剂，能特异性抑制依赖 DNA 的 DNA 聚合酶活性，并发现非核苷反转录酶抑制剂结合位点有 E138K 突变时对 DCK 及其衍生物生物活性有影响。

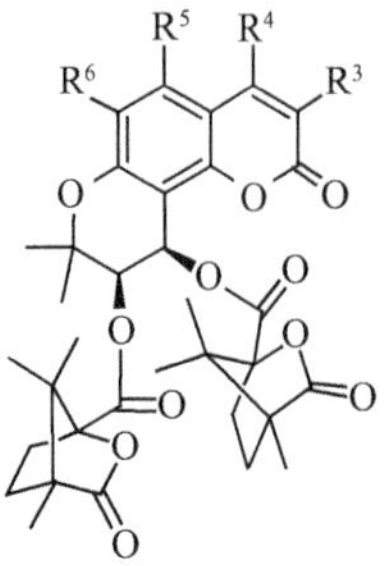

R³=R⁴=CH₃, R⁵=R⁶=H	R³=Ph, R⁴=CH₃, R⁵=R⁶=H
R⁴=R⁵=CH₃, R³=R⁶=H	R³=R⁴=-(CH₂)₄-, R⁵=R⁶=H
R³=R⁵=CH₃, R⁴=R⁶=H	R⁴=CH₃, R⁵=OCH₃, R³=R⁶=H
R⁴=R⁶=CH₃, R³=R⁵=H	R⁴=CH₃, R⁵=OCH₂Ph, R³=R⁶=H
R³=Cl, R⁴=CH₃, R⁵=R⁶=H	R⁴=CH(CH₃)₂, R⁵=CH₃, R³=R⁶=H

图 7-6 双取代修饰后的化学结构

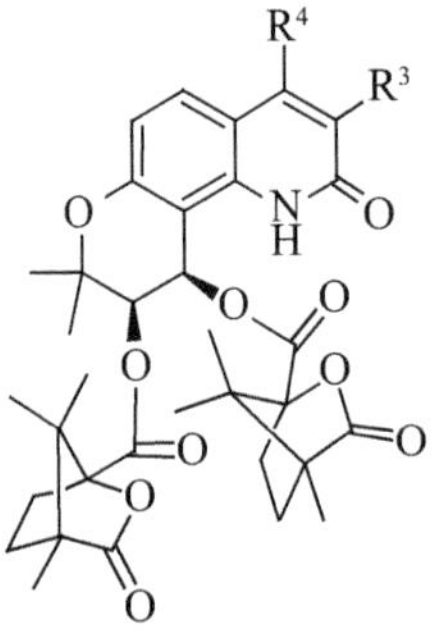

R⁴=CH₃, R³=H

R³=CH₃, R⁴=H

图 7-7 8，8- 二甲基 -2H- 吡喃并 [2，3-h] 喹啉 -2- 酮衍生物化学结构

  与此同时，复旦大学药学院的王洋课题组对 SKD 衍生物的抗 HIV 活性也进行了深入研究，他们以碳原子替代 SKD 类化合物中 C 环原有的氧原子，合成了全 C 环三环稠杂环衍生物并进行了抗 HIV 活性测试，发现四氢苯并 [h] 香豆素类衍生物和环戊烷并 [h] 香豆素类衍生物显示出显著的抗 HIV 活性。接着分别从 1- 萘酚和邻溴苯甲醚出发，合成了 7，8，9，10- 四氢苯并 [h] 香豆素类及 4，7，7- 三甲基环戊烷并 [h] 香豆素类两个系列共 15 个目标化合物（图 7-8），发现部分目标化合物及其中间体具有一定的抗 HIV 活性，并总结出四氢苯并香豆素类及环戊烷并香豆素类衍生物的抗 HIV 构效关系：①六元 C 环的 10- 位及五元 C 环的 9- 位用大体积基团（如对甲苯磺酰氨基等）取代对于抗 HIV 活性具有重要的影响；②两类母核的 9- 或 10- 位含卤素原子的目标化合物或中间体均表现出一定的活性；③六元 C 环的 10- 位及五元 C 环的 9- 位醚化产物均具有一定的活性，进一步说明该位置用大体积基团取代有利于增强化合物的抗 HIV 活性。

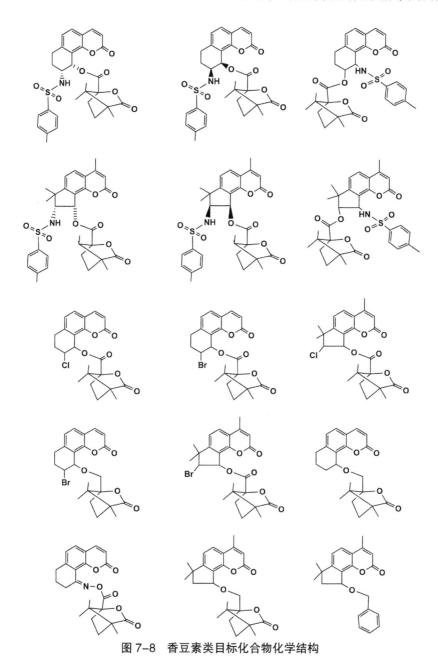

图 7-8　香豆素类目标化合物化学结构

因此，以上研究结果表明 DCK 及其大部分衍生物的活性均远远高于现已用于临床的核苷类抗 HIV 药物的活性与极高的 TI 值，这类化合物极具成为开发成非核苷类抗 HIV 药物的一类新药。

1.3 其他香豆素类化合物

除了上述两类化合物及其衍生物展现出较强的抑制 HIV 作用外，具有该生物活性的其他结构香豆素类化合物及其分子机制也有越来越多的报道。如 2013 年，Temitope 等发现改造过的 3- 苄氨基甲基香豆素衍生物对 HIV-1 的蛋白酶和反转录酶有双重抑制作用，分子对接结果显示其作用机制为化合物占领了疏水口袋苄基（图 7-9）。Dionisio 等合成了 14 种香豆素衍生物，随后用 HIV 病毒感染白血病细胞系 MT-2，将荧光素酶基因整合进了该细胞，示踪所用的病毒繁殖体是 HIV-LTR（long terminal repeat）和 RNA 结合蛋白 Tat。结果表明 6 种化合物能抑制 NF-κB 作用，4 种有对抗 Tat 作用，3 种化合物同时具备 2 种作用。3 种化合物抑制 HIV 复制的 $IC_{50}<25\mu mol/L$。台湾大学的 Lin 等人发现香豆素类化合物 BPRHIV001 抗 HIV-1 的 EC_{50} 值为 1.3nmol/L。BPRHIV001 的作用机制可能通过抑制 PDPK1 的磷酸化，从而降低 Akt 活性和转录调控因子 p300 的水平，最终抑制 Tat 蛋白（图 7-10）。BPRHIV001 与目前的反转录酶抑制剂有很强的协同作用，有望成为新的抗 HIV-1 治疗药。Mahajan 等合成了新型衍生物，该化合物具有抗 HIV-1 和 HIV-2 活性，当在香豆素环骨架进行修饰后，抗 HIV 活性有所增强。

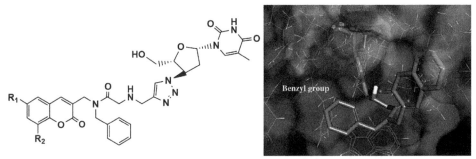

图 7-9　3- 苄氨基甲基香豆素衍生物及其作用位点（彩图见彩插 2）

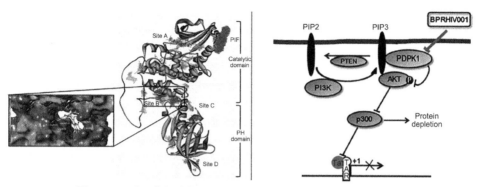

图 7-10　香豆素衍生物 BPRHIV001 作用机制（彩图见彩插 3）

中国医学科学院医药生物技术研究所董飚等人以天然产物为先导化合物，结合 HIV-1 蛋白酶三维结构计算机辅助药物设计，合成了系列四环双吡喃香豆素及其类似物。以 HIV-1 RT、HIV-1 PR 及细胞内病毒复制为靶点，利用酶学模型和细胞培养模型对化合物进行药物筛选及其构效关系研究，结果显示设计合成的部分化合物具有不同程度的抗 HIV-1 活性。其中 V0201 作用最强，化学结构式见图 7-11，它对 HIV-1 PR 和 HIV-1 RT 的 IC_{50} 分别为 3.56μmol/L 和 0.78μmol/L。

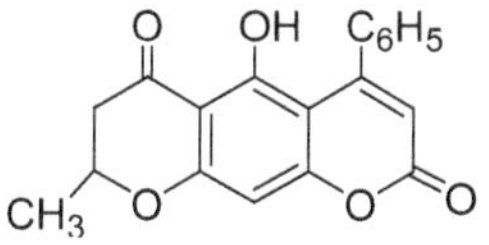

图 7-11　V0201 的化学结构

近年来，天然香豆素类化合物的抗 HIV 活性也不断被发现和研究。2013 年，Kanda 等从箭叶橙的根中提取了两种香豆素 hystrixarin（1）和 hopeyhopin（2），这两个化合物均具有抗衰老、抗 HIV 和抗菌活性。Eriko 等从 *Chlophyllum brasiliense* 树皮中提取出具有抗 HIV-1 活性的 GUT-70，GUT-70 在长期受严重感染的细胞中通过抑制 NF-κB 来抑制 HIV-1 的复制，而 NF-κB 途径是控制 HIV-1 复制的潜在靶标，GUT-70 可以作为研究新型 HIV-1 治疗药的先导化合物；2015 年，该课题组又发现 GUT-70 通过改变膜的流动性，影响 HIV 和宿主细胞膜的融合发挥抗 HIV 作用。Garro 等发现从胡桐属海棠果提取的香豆素及其衍生物在淋巴细胞中有抗 HIV-1 复制作用，且从真菌培养物提取的天然异香豆素或羟基香豆素能抑制 DNA 聚合酶活性。Zhou 等研究发现，从五福花阿魏提取分离的香豆素类化合物 heraclenol、oxypeucedanin、heraclenin、imperatorin 和 osthol 均可明显抑制 HIV 在 H9 细胞的复制，EC_{50} 分别为 0.115、1.05、2.37、0.10 和 0.155μg/ml，治疗指数分别为 870、22.2、8.48、>1000 和 75.5。此外，从中草药狭缝芹（*Lomatium suksdorfii*）及福参（*Angelica morii*）中分离得到的吡喃香豆素类化合物狭缝芹素（suksdorfin）能明显抑制 HIV 的复制，$EC_{50}=1.3μmol/L$。中国科学院昆明植物研究所顾琼等从法落海（*angelica apaensis*）中得到 8 个化合物，其中香豆素类有氧化前胡素（oxypeucedanin，1）、氧化前胡素水合物（oxypeucedanin hydrate，2）和异欧芹属乙素（isoimperatorin，3）、白当归脑（byakangelicin，4）、白当归素（byakangelicol，5），其中氧化前胡素具有明显的抗 HIV 活性，其抑制合胞体形成的 EC_{50} 为 1.6mg/L，TI 为 17.59，氧化前胡素水合物和异欧芹属乙素的 TI 分别为 3.61，4.54。上述三种化合物结构相同，只是 C-5 位的取代基不同，氧化前胡素 C-5 位为环氧取代基，氧化前胡素水合物和异欧芹属乙素分别为环氧环打开的取代基和苯基取代基，由此可见，环氧取代基对抗 HIV 活性有非常重要的作用。化合物 4 和 5 因其 C-5 位和 C-8 位都被取代，因此，抗 HIV 活性降低，治疗指数分别为 4.58 和 2.14。日本德岛大学的 Shikishima 等从什姆干栓翅芹（*Prangos tsehimganica*）地上部分的甲醇提取物中分离得到 33 个香豆素类化合物，通过改良 Mosher 方法对所得到的化合物进行筛选，结果发现其中补骨脂素（psoralen）、独活素（heraclenin）、Pabulenol、石当归素（saxalin）和佛手内酯（bergapten）均具有抗 HIV 活性，IC_{50} 值分别为 19.1、19.8、16.7、26.3 和 24.8mg/L。其中补骨脂素 TI 为 191；石当归素和佛手内酯也有很强的抗 HIV 活性，TI 分别为 11.7 和 69.9。Sancho 等通过研究发现化合物王草因（imperatorin）、欧前胡素、heraclerin 和 heraclenol 均有抑制 HIV-1 复制的作用，其中，欧前胡素抑制作用较强。

从现有报道来看，各类结构香豆素（简单香豆素、呋喃香豆素、吡喃香豆素及其他香豆素类）中均有抗 HIV 活性化合物出现，深入研究其构效关系和抗 HIV 的分子机制，将为新型抗 HIV 药物的研发提供新思路。

2. 抗肝炎病毒香豆素

　　肝炎病毒（hepatitis virus）是指引起病毒性肝炎的病原体，人类肝炎病毒主要有甲型（HAV）、乙型（HBV）、丙型（HCV）、丁型（HDV）和戊型（HEV）病毒等。HAV 是个小的（27nm 长）球形无外膜的单股正链 RNA 病毒；HBV 呈球形，具有双层外壳结构，外层相当于一般病毒的包膜，核酸为不完全对称的双链 DNA；HCV 是一种具有脂质外壳的单股正链 RNA 病毒；HDV 是一种缺陷的嗜肝单链、环状的小 RNA 病毒； HEV 为直径 27～34nm 的单股、正链 RNA 病毒。由于 HAV 和 HEV 是自身限制性侵染，因此 HBV 和 HCV 成为影响全球健康的主要肝炎病毒，估计全球感染 HBV 或 HCV 的人数约为 5.2 亿人。目前有关香豆素类化合物抗肝炎病毒的报道主要见于 HBV 和 HCV。

2.1　抗乙型肝炎病毒香豆素

　　桑科植物鹊肾树（*streblus asper lour*）在我国主要分布于南部（广东、海南、广西、云南南部等），资源丰富，是一种特色的民间药用植物，使用历史悠久。长期以来是治疗乙型肝炎的处方中最主要的一种药用植物。广西师范大学李俊课题组根据鹊肾树各部位提取物的抑制乙型肝炎病毒 HBsAg、HBeAg 表达的结果，证实鹊肾树树根、树皮和芯材是鹊肾树治疗乙型肝炎的有效药用部位；从鹊肾树树皮、根、芯材中分离得到了 81 种化合物，化学成分包括木脂素、香豆素和三萜等，其中以木脂素类化合物为主，对分离得到的木脂素类、香豆素类、三萜类和苯丙烯类共 50 种化合物进行抑制乙型肝炎病毒活性筛选；新木脂素类化合物、环木脂素类、三萜类和香豆素类化合物都表现出抑制乙型肝炎病毒的活性，其中以木脂素类的抗乙型肝炎病毒活性最强。

　　2015 年，Su 等从广东海风藤茎中提取出一个独特的香豆素类化合物，该化合物具有良好的抗 HBV 活性，能对抗 HBeAg 和 HBsAg，除此之外，还有微弱的抗纤维化活性和神经保护活性。Chang 等测定了花椒属植物 *Zanthoxylum schinifolium* 中的萜基取代香豆素的抗 HBV 活性，发现其对 HBV 的 DNA 复制具有明显抑制作用。Xu 等从波棱瓜子中得到两种新的香豆素糖苷 A 和 B，其中香豆素糖苷 B 在浓度为 200μg/ml 时能使 HBsAg 分泌物降低至 33.1%。

紫花地丁（*Viola yedoensis*）为堇菜科堇菜属植物，含有多种化学成分，并具有较强的药理活性和较大的利用价值。目前，已经从紫花地丁药用植物中分离得到 70 多种化合物，包括黄酮类、香豆素类、有机酸类和其他类化合物，其中香豆素类主要为简单香豆素和双香豆素类化合物，其成分含量以花期和果期为高，它也可作为药材紫花地丁最佳采收期的重要确定依据。王玉等发现紫花地丁在体内、外试验中均具有抗 HBV 活性作用。在以人肝细胞作为体外实验模型的研究中发现，紫花地丁水浸出物对肝细胞无明显毒性，且对 HBsAg、HBeAg 都有一定的抑制作用；在体内试验中发现紫花地丁水浸出物具有抑制HBV DNA 的复制作用，抑制率高达 86.1%。

2.2 抗丙型肝炎病毒香豆素

2008 年，台湾清华大学的 Neyts 课题组成功合成了 19 种苯并咪唑和香豆素类化合物，其中有两个化合物具有明显的抗 HCV 活性，EC_{50} 值分别为 3.4μmol/L 和 4.1μmol/L。在浓度为 5.0μmol/L 时，抑制 HCV RNA 复制达到了 90%，并且对细胞增殖没有影响。2009 年，该课题组合成了 19 个带有 –SCH₂– 连接基团的新型香豆素类化合物，并发现均有显著的抗病毒活性，其中咪唑并吡啶香豆素、嘌呤香豆素和苯并噁唑香豆素抑制 HCV 复制的 EC_{50} 值分别为 6.8、2.0 和 12μmol/L。2011 年，该课题组用带有不同取代基的 3- 氯甲基香豆素与不同的9-（β-D- 呋核亚硝脲）嘌呤 -8- 硫酮化学合成了 26 种新化合物。–SCH₂– 单元用来连接香豆素和嘌呤部分。其中有 3 个化合物能抑制 HCV 的复制，EC_{50} 在5.5 ～ 6.6μmol/L 时，EC_{90} 约为 20μmol/L。2013 年，他们又使用有机合成方法获得了一系列具有抗 HCV 活性的苯并咪唑香豆素类衍生物，其中两个化合物的 EC_{50} 值很低，分别为 3.0 和 5.5μmol/L。2016 年，他们又以咪唑和香豆素衍生物为原料，用化学方法合成了带有一个 –SCH₂– 连接基团的一类共轭化合物，其中 3 个新合成化合物的抗 HCV 活性显著，EC_{50} 在 5.1 ～ 8.4μmol/L，选择指数大于 20。通过改变它们结构中的两个部位，一个是在 N（1）位的带 1 个氢原子的咪唑核；另一个是含取代基的香豆素核，取代基可以是氯、氟、溴、甲基和甲氧基，上述化合物的药效和选择性会大幅提高。

Nichols 等发现新型 HCV NS5B 聚合酶抑制剂香豆雌酚并且预测结合靶点

是 NS5B 的 TP1 蛋白。因为香豆素和香豆雌酚在结构上有共同的 A 环和 B 环，推测它们有相似的作用。在成功合成的 24 种香豆素和新黄酮类衍生物，确定了其中的 14 种有抑制 HCV NS5B 聚合酶活性，IC_{50} 值在 17～63μmol/L。6，8- 己二烯 -5，7- 二羟基香豆素是此系列化合物中抑制作用最强的，其结合位点是通过反方向屏蔽 P495L NS5B 突变体映射到 NS5B 的 TP-1 蛋白。

3. 抗其他类型病毒香豆素

3.1　抗单纯疱疹病毒香豆素

单纯疱疹病毒（herpes simplex virus，HSV）是双链 DNA 病毒，根据抗原性的差别目前把该病毒分为 1 型（HSV-1）和 2 型（HSV-2）。HSV-1 主要由口唇病灶获得，HCV-2 可从生殖器病灶分离到。HSV 在全球广泛分布，人群中感染极为普遍，潜伏和复发感染者较多。患者和带毒者是该病的传染源。病毒可通过皮肤、黏膜的直接接触或性接触途径进入机体。该病毒可引起口唇性疱疹、疱疹性角膜炎、疱疹性皮肤炎、阴部疱疹、卡波西病等，有时也是脑膜炎、脑炎的病因。

Završnik 等对合成的 4- 羟基香豆素衍生物进行了体外抗 DNA 和 RNA 病毒活性评价，结果表明其中的溴苯亚甲基衍生物 3 在 9～12μmol/L 具有抑制 HSV-1 和 HSV-2 的活性，衍生物 4，5，6，8 具备抗猫科疱疹病毒的活性，其 EC_{50} 为 5～8.1μmol/L（图 7-12）。

Ishikawa T 等以 8-（1- 乙酰氧基 -3- 甲基 -1，3- 丁间二烯基）-5，7- 二甲氧基香豆素和 2- 甲氧 -1，4- 萘醌为原料，通过第尔斯 - 阿尔德反应合成了 1 种香豆素萘醌二聚体 Toddacoumaquinone。在 EC_{50} 为 10mg/ml 时，观察到了微弱的抗 HSV-1 和 HSV-2 活性。

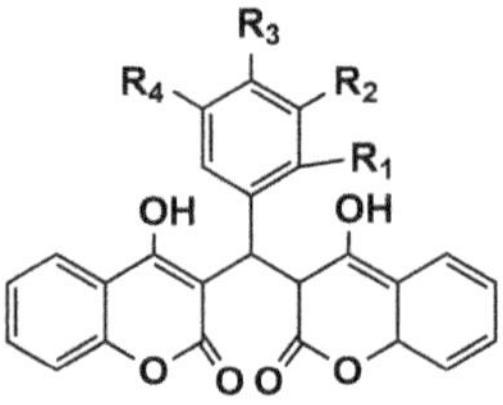

图 7-12　4- 羟基香豆素衍生物化学结构

	1	2	3	4	5	6	7	8	9	10	11	12	13	14	15
R_1	H	H	H	H	OH_3	H	H	H	NO_2	H	H	H	H	OCH_3	H
R_2	H	H	Br	H	H	H	H	H	H	H	H	H	OH	H	OCH_3
R_3	H	H	Br	H	H	H	H	H	H	OCH_3	SCH_3	$N(CH_3)_2$	OH	H	OH
R_4	H	H	H	H	H	H	H	H	H	H	H	H	H	OCH_3	NO_2

3.2　抗基孔肯雅热病毒香豆素

基孔肯雅热病毒（Chikungunya virus，CHIKV）是一种虫媒单股正链 RNA 病毒，主要以蚊子为媒介传播。1952 年首次在坦桑尼亚证实了基孔肯雅热流行，1956 年分离到病毒，属于披膜病毒科甲病毒属的 Semliki forest（SF）抗原复合群。病毒感染后以发热、皮疹及关节疼痛为主要特征。本病主要流行于非洲和东南亚地区，近年在印度洋地区造成了大规模流行。虽然死亡率很低，但在蚊媒密度较高地区易形成大规模暴发和流行。我国曾于 20 世纪 80 年代报道在云南人群中发现存在基孔肯雅病毒感染，近期检疫部门又在赴斯里兰卡务工回国人员中检出输入性病例。目前尚没有有效的疫苗和药物来治疗此病，因此该病的治疗主要为缓解症状。

Hwu 等根据尿嘧啶—香豆素—芳烃的结构设计并合成了 22 个新共轭结合物，在成年非洲绿猴肾细胞（Vero 细胞）实验中发现其中 5 个化合物具有显著抑制基孔肯雅热病毒感染的作用，EC_{50} 在 10.2 ～ 19.1μmol/L，其中的 3 个选择指数为 8.8 ～ 11.5。

3.3　抗肠病毒 71 香豆素

肠道病毒一般是根据其发现的先后次序以数字命名。肠道病毒 71 型

（EV71）是一种单股正链 RNA 病毒，为引起婴幼儿手足口病（hand-foot and mouth disease，HFMD）的主要病原体之一。人类 EV71 于 1969 年首次从加利福尼亚患有中枢神经系统疾病的婴儿粪便标本中分离出来的。EV71 感染疾病是全球性传染病，世界大部分地区均有此病流行的报道，特别是在亚太地区，其引起的手足口病已成为一种严重危害社会公众健康的疾病，目前尚无安全有效的疫苗或治疗药物。

一旦 EV71 进入宿主细胞，病毒 RNA 翻译开始启动，产生的病毒蛋白参与病毒 RNA 的复制。在子代病毒复制的同时，通过宿主或者病毒引发细胞内特异蛋白的表达谱变化，从而影响细胞命运。Ras/Raf/MEK/ERK 是有丝分裂原活化蛋白激酶（mitogen-activated protein kinase，MAPK）通路之一，研究表明阻断 Ras/Raf/MEK/ERK 途径中的关键分子可有效抑制宿主细胞能削弱 EV71 的复制。

Sun 等人基于特效 MEK 抑制剂 G8935，通过替换香豆素骨架中酰胺结合的 C3 和 C4 之间的双键，设计合成了一类新的化合物，在 12 个化合物中化合物 9f 显示了对 EV71 的抑制活性。对 9f 进一步优化产生了两个活性化合物 9k 和 9m，有纳摩尔级的生物活性（55nmol/L 和 60nmol/L）。酶试验也证明了这类化合物是非磷酸化的 MEK1 的变构抑制剂。在细胞实验中，9k 和 9m 能有效抑制 ERK1/2 途径和 EV71 VP1 的表达，在横纹肌肉瘤细胞（RD 细胞）中，对 EV71 诱导细胞病变效应也有抑制作用。Wang 等设计合成了一系列新的变构 MEK1 抑制剂。基于分子对接结果，在香豆素骨架上做了多重优化。一些衍生物在适宜的酶实验中展示了极好的 MEK1 结合力，在细胞上表现出了显著抑制细胞外信号调节激酶（ERK）途径的作用。这些化合物在 HEK293 和 RD 细胞也明显抑制 EV71 复制，其中化合物 18 在 MEK1 结合试验中 IC_{50} 为 54.57nmol/L。

3.4　抗麻疹病毒香豆素

麻疹病毒（measles virus，MV）是麻疹的病原体，核心为单股负链 RNA 病毒，分类上属于副粘病毒科麻疹病毒属。麻疹是儿童最常见的急性呼吸道传染病之一，其传染性很强，临床上以发热、上呼吸道炎症、眼结膜炎以及皮肤出现红色斑丘疹等为特征。我国自 20 世纪 60 年代初应用减毒活疫苗以来，儿童的发病率显著下降，但在发展中国家仍是儿童死亡的一个主要原因。Barnard

等在芝加哥菌株中发现了具有抗 MV 活性的香豆素类化合物。在 22 种化合物中，包括 5- 羟基 -7- 丙酸 -4- 丙基香豆素等 6 种化合物的选择性指数大于 10，EC_{50} 为 0.2 ～ 50μg/ml。

3.5 抗白血病病毒香豆素

白血病病毒（leukemia virus）是一类肿瘤病毒，是骨髓性白血病或淋巴性白血病等各种白血病的病因，包含多种毒株，如 1908 年最早分离的禽白血病病毒（Avian leukosis virus，ALV），以及后来报道的引起骨髓母细胞增多症的骨髓母细胞增多性病毒（Avian myeloblastosis virus，AMV），引起淋巴性白血病、母细胞瘤等的病毒。Rous 肉瘤病毒联合病毒（RAV）、抵抗力诱导因子（RIF）等也属于禽白血病病毒。另外还有鼠白血病病毒（Murine leukosis virus，MuLV）和猫白血病病毒（Feline leukemixvirus，FeLV 等）。

Garro Hugo 等从翼茎草属（紫菀科）植物中分离出了香豆素类衍生物，其中两种化合物对莫洛尼鼠白血病病毒反转录酶（MMLV-RT）具有显著的抑制作用，IC_{50} 分别为 38.62μmol/L 和 50.98μmol/L，提示这些抑制剂对抗反转录病毒化疗药物的发展有重要意义。

经过几十年的广泛研究，人类在发现具有抗病毒活性的香豆素化合物方面取得了令人瞩目的进步。与此同时，香豆素衍生物的抗病毒机制和作用模式也具有多样性，包括抑制病毒吸附、抑制反转录酶、蛋白酶和整合酶活性等，因此香豆素衍生物在抗病毒治疗中具有更多的选择性。在天然香豆素的修饰和人工合成化合物方面，低于纳摩尔级别抑制活性的香豆素也已成功合成，并进入临床前的研究。由于香豆素衍生物抗病毒活性在我国的研究起步较晚，且该类化合物结构迥异，其抗病毒活性也存在一定的差异，对其生物活性机制的探究仍处于起步阶段。因而，深入研究此类化合物的抗病毒活性机制，寻找高效低毒、具有发展成为潜在的抗病毒药物是目前亟待解决的问题。

参考文献

[1] 王勇林，王荣先，侯文彬 . 天然产物抗病毒活性成分的研究进展 . 天然产物研究与开发 ,2007,19:179-182.

[2] Kashman Y, Gustafson KR, Fuller RW, et al. The calanolides, a novel HIV inhibitory class of coumarin derivatives from the tropical rainforest tree, Calophyllum lanigerum. J Med Chem,1992,35(15):2735-2743.

[3] 崔国友 , 黄初升 , 郑允飞 , 等 . 天然产物 Calanolide A 的全合成研究进展 . 化工技术与开发 ,2006,35(11):10-15.

[4] Chenera B, West L, Finkdstein A, et al. Total synthesis of (±)-Calanolide A, a non-nucleoside inhibitor of HIV-1 reverse transcriptase. J Org Chem,1993,58: 5605-5606.

[5] 杨光忠 , 陈玉 . 抗 HIV 天然产物 Calanolide A 及其类似物的合成进展 . 有机化学 ,2007,26(7): 685-695.

[6] Ma T, Liu L, Xue H, et al. Chemical library and structure-activity relationships of 11-demethyl-12-oxo calanolide A analogues as anti-HIV-1 agents. J Med Chem,2008,51(5):1432-1446.

[7] Peng ZG, Chen HS, Wang L, et al. Anti-HIV activities of HIV-1 reverse transcriptase inhibitor racemic 11-demethyl-calanolide A. Yao Xue Xue Bao,2008,43(5):456-460.

[8] Xue H, Lu X, Zheng P, et al. Highly suppressing wild-type HIV-1 and Y181C mutant HIV-1 strains by 10-chloromethyl-11-demethyl-12-oxo-calanolide A with druggable profile. J Med Chem,2010,53(3):1397-1401.

[9] Lee TT, Kashiwada Y, Huang L, et al. Suksdorfin: an anti-HIV principle from lomatium suksdorfii, its structure-activity correlation with related coumarins, and synergistic effects with anti-AIDS nucleosides. Bioorg Med Chem,1994,2(10):1051-1056.

[10] Huang L, Kashiwada Y, Cosentino LM, et al. Anti-AIDS agents. 15. Synthesis and anti-HIV activity of dihydroseselins and related analogs. J Med Chem,1994,37(23):3947-3955.

[11] Yang ZY, Xia Y, Xia P, et al. Anti-AIDS agents. 31. Synthesis and anti-HIV activity of 4-substituted 3',4'-di-O-(-)-camphanoyl-(+)-cis-khellactone (DCK) thiolactone analogs. Bioorg Med Chem Lett,1998,8(12):1483-1486.

[12] Xie L, Takeuchi Y, Cosentino LM, et al. Anti–AIDS agents. 33. Synthesis and anti–HIV activity of mono–methyl substituted 3',4'–di–O–(–)–camphanoyl–(+)–cis–khellactone (DCK) analogues. Bioorg Med Chem Lett,1998,8(16):2151–2156.

[13] Xie L, Takeuchi Y, Cosentino LM, et al. Anti–AIDS agents. 37. Synthesis and structure–activity relationships of (3'R,4'R)–(+)–cis–khellactone derivatives as novel potent anti–HIV agents. J Med Chem,1999,42(14):2662–2672.

[14] Yang ZY, Xia Y, Xia P, et al. Anti–AIDS agents part 41: synthesis and anti–HIV activity of 3',4'–di–o–(–)–camphanoyl–(+)–cis–khellactone (DCK) lactam analogues. Bioorg Med Chem Lett,2000,10(10):1003–1005.

[15] Xie L, Takeuchi Y, Cosentino LM, et al. Anti–AIDS agents. 42. Synthesis and anti–HIV activity of disubstituted (3'R,4'R)–3',4'–di–O–(S)–camphanoyl–(+)–cis–khellactone analogues. J Med Chem,2001,44(5):664–671.

[16] Xie L, Allaway G, Wild C, et al. Anti–AIDS agents. Part 47: Synthesis and anti–HIV activity of 3–substituted 3',4'–Di–O–(S)–camphanoyl–(3'R,4'R)–(+)–cis–khellactone derivatives. Bioorg Med Chem Lett,2001,11(17):2291–2293.

[17] Yu D, Brossi A, Kilgore N, et al. Anti–HIV agents. Part 55: 3'R,4'R–Di–(O)–(–)–camphanoyl–2',2'–dimethyldihydropyrano[2,3–f]chromone (DCP), a novel anti–HIV agent. Bioorg Med Chem Lett,2003,13(9):1575–1576.

[18] Xie L, Yu D, Wild C, et al. Anti–AIDS agents. 52. Synthesis and anti–HIV activity of hydroxymethyl (3'R,4'R)–3',4'–di–O–(S)–camphanoyl–(+)–cis–khellactone derivatives. J Med Chem,2004,47(3):756–760.

[19] Xia P, Yin ZJ, Chen Y, et al. Anti–AIDS agents. Part 58: synthesis and anti–HIV activity of 1–thia–di–O–(–)–camphanoyl–(+)–cis–khellactone (1–thia–DCK) analogues. Bioorg Med Chem Lett,2004,14(12):3341–3343.

[20] Yu D, Chen CH, Brossi A, et al. Anti–AIDS agents. 60. Substituted 3'R,4'R–di–O–(–)–camphanoyl–2',2'–dimethyldihydropyrano[2,3–f]chromone (DCP) analogues as potent anti–HIV agents. J Med Chem, 2004,47(16):4072–4082.

[21] Chen Y, Zhang Q, Zhang B, et al. Anti–AIDS agents. Part 56: Synthesis and anti–HIV activity of 7–thia–di–O–(–)–camphanoyl–(+)–cis–khellactone (7–thia–DCK) analogs.

Bioorg Med Chem,2004,12(24):6383-6387.

[22] Suzuki M, Li Y, Smith PC, et al. Anti-AIDS agents 65: investigation of the in vitro oxidative metabolism of 3',4'-Di-O-(-)-camphanoyl-(+)-cis-khellactone derivatives as potent anti-hiv agents. Drug Metab Dispos,2005,33(11):1588-1592.

[23] Huang L, Yuan X, Yu D, et al.Mechanism of action and resistant profile of anti-HIV-1 coumarin derivatives.Virology, 2005,332(2):623-628.

[24] 王洁. 抗 HIV 香豆素类化合物的结构改造及生物活性研究. 上海 : 复旦大学 ,2010.

[25] Olomola TO, Klein R, Mautsa N, et al.Synthesis and evaluation of coumarin derivatives as potential dual-action HIV-1 protease and reverse transcriptase inhibitors. Bioorg Med Chem,2013,21(7):1964-1971.

[26] Olmedo D, Sancho R, Bedoya LM, et al.3-Phenylcoumarins as inhibitors of HIV-1 replication.Molecules,2012,17(8): 9245-9257.

[27] Lin PH, Ke YY, Su CT, et al. Inhibition of HIV-1 Tat-mediated transcription by a coumarin derivative, BPRHIV001, through the Akt pathway. J Virol,2011,85(17):9114-9126.

[28] Mahajan DH, Pannecouque C, De Clercq E, et al. Synthesis and studies of new 2-(coumarin-4-yloxy)-4,6-(substituted)-S-triazine derivatives as potential anti-HIV agents. Arch Pharm (Weinheim), 2009, 342(5): 281-290.

[29] 董飚, 马涛, 章天 , 等 . 吡喃香豆素衍生物对 HIV-1 的抑制作用及其构效关系 . 药学学报 ,2011,46(1): 35-38.

[30] Panthong K, Srisud Y, Rukachaisirikul V, et al. Benzene, coumarin and quinolinone derivatives from roots of Citrus hystrix. Phytochemistry,2013,88:79-84.

[31] Kudo E, Taura M, Matsuda K, et al. Inhibition of HIV-1 replication by a tricyclic coumarin GUT-70 in acutely and chronically infected cells. Bioorg Med Chem Lett,2013,23(3):606-609.

[32] Matsuda K, Hattori S, Kariya R, et al. Inhibition of HIV-1 entry by the tricyclic coumarin GUT-70 through the modification of membrane fluidity. Biochem Biophys Res Commun,2015,457(3):288-294.

[33] Garro HA, Pungitore CR. Coumarins as Potential Inhibitors of DNA Polymerases and Reverse Transcriptases. Searching New Antiretroviral and Antitumoral Drugs. Curr Drug

Discov Technol,2015,12(2):66–79.

[34] Zhou P, Takaishi Y, Duan H, et al. Coumarins and bicoumarin from Ferula sumbul: anti-HIV activity and inhibition of cytokinerelease. Phytochemistry,2000,53(6):689–697.

[35] Lee TT, Kashiwada Y, Huang L, et al. Suksdorfin: an anti-HIV principle from Lomatium suksdorfii, its structure-activity correlation with related coumarins, and synergistic effects with anti-AIDS nucleosides. Bioorg Med Chem,1994,2(10):1051–1056.

[36] 顾琼, 张雪梅, 王睿睿, 等. 法落海的化学成分及抗 HIV 活性. 天然产物研究与开发,2008, 20: 239–244.

[37] Shikishima Y, Takaishi Y, Honda G, et al. Chemical constituents of Prangos tschiniganica; structure elucidation and absolute configuration of coumarin and furanocoumarin derivatives with anti-HIV activity. Chem Pharm Bull (Tokyo),2001,49(7):877–880.

[38] Sancho R, Márquez N, Gómez-Gonzalo M, et al. Imperatorin inhibits HIV-1 replication through an Sp1-dependent pathway. J Biol Chem,2004,279(36):37349–37359.

[39] Li LQ, Li J, Huang Y, et al. Lignans from the heartwood of Streblus asper and their inhibiting activities to hepatitis B virus. Fitoterapia,2012,83(2):303–309.

[40] Su W, Zhao J, Yang M, et al. A coumarin lignanoid from the stems of Kadsura heteroclita. Bioorg Med Chem Lett, 2015,25(7):1506–1508.

[41] Chang CT, Doong SL, Tsai IL, et al. Coumarinsand anti-HBV constituents from zanthoxylumschinifolium. Phytochemistry,1997,45:1419–1422.

[42] Xu B, Liu S, Fan XD, et al. Two new coumarin glycosides from Herpetospermum caudigerum. J Asian Nat Prod Res,2015, 17(7):738–743.

[43] 李永生, 何希瑞, 杨燕, 等. 紫花地丁化学成分与药理活性研究新进展. 环球中医药,2013,6(4):313–317.

[44] 王玉, 吴中明, 敖弟书. 紫花地丁抗乙型肝炎病毒的实验研究. 中药药理与临床,2011,27(5):70–74.

[45] 王玉, 吴中明, 敖弟书, 等. 紫花地丁水浸出物对 HepG2.2.15 细胞分泌 HBsAg 的影响. 遵义医学院学报,2009,32(6):559–561.

[46] 王玉, 吴中明, 罗果, 等. 激光共聚焦显微镜检测紫花地丁水浸出物对 HBV 的影响. 遵义医学院学报,2010,33(3):208–211.

[47] Hwu JR, Singha R, Hong SC, et al. Synthesis of new benzimidazole–coumarin conjugates as anti–hepatitis C virus agents. Antiviral Res,2008,77(2):157–162.

[48] Neyts J, De Clercq E, Singha R, et al. Structure–activity relationship of new anti–hepatitis C virus agents: heterobicycle–coumarin conjugates. J Med Chem,2009,52(5): 1486–1490.

[49] Hwu JR, Lin SY, Tsay SC, et al. Coumarin–purine ribofuranoside conjugates as new agents against hepatitis C virus. J Med Chem,2011,54(7): 2114–2126.

[50] Tsay SC, Hwu JR, Singha R, et al. Coumarins hinged directly on benzimidazoles and their ribofuranosides to inhibit hepatitis C virus. Eur J Med Chem, 2013, 63: 290–298.

[51] Tsay SC, Lin SY, Huang WC, et al. Synthesis and structure–activity relationships of imidazole–coumarin conjugates against hepatitis C virus. Molecules, 2016,21(2): pii: E228.

[52] Nichols DB, Leão RA, Basu A, et al. Evaluation of coumarin and neoflavone derivatives as HCV NS5B polymerase inhibitors. Chem Biol Drug Des, 2013,81(5): 607–614.

[53] Završnik D, Muratović S, Makuc D, et al. Benzylidene–bis–(4–hydroxycoumarin) and benzopyrano–coumarin derivatives: synthesis, (1)H/(1)(3)C–NMR conformational and X–ray crystal structure studies and in vitro antiviral activity evaluations. Molecules,2011,16(7): 6023–6040.

[54] Ishikawa T, Kotake K, Ishii H. Synthesis of toddacoumaquinone, a coumarin–naphthoquinone dimer, and its antiviral activities. Chem Pharm Bull (Tokyo),1995, 43(6): 1039–1041.

[55] Hwu JR, Kapoor M, Tsay SC, et al. Benzouracil–coumarin–arene conjugates as inhibiting agents for chikungunya virus. Antiviral Res,2015,118: 103–109.

[56] 孙乐乐, 温红玲, 王志玉. 肠道病毒 71 型致病机制研究进展. 病毒学报,2015,2:192–196.

[57] Sun J, Niu Y, Wang C, et al. Discovery of 3–benzyl–1,3–benzoxazine–2,4–dione analogues as allosteric mitogen–activated kinase kinase (MEK) inhibitors and anti–enterovirus 71 (EV71) agents. Bioorg Med Chem,2016,24(16):3472–3482.

[58] Wang C, Zhang H, Xu F, et al. Substituted 3–benzylcoumarins as allosteric MEK1 inhibitors: design, synthesis and biological evaluation as antiviral agents.

Molecules,2013,18(5): 6057–6091.

[59]   Barnard DL, Xu Ze, Stowell VD, et al. Coumarins and pyranocoumarins, potential
       novel pharmacophores for inhibition of measles virus replication. Antivir Chem
       Chemother,2002,13(1): 39–59.

[60]   Garro Hugo A, Manzur Jimena M, Ciuffo Gladys M, et al. Inhibition of reverse transcriptase
       and Taq DNA polymerase by compounds possessing the coumarin framework. Bioorg Med
       Chem Lett,2014,24(3): 760–764.

第八章　香豆素类化合物治疗
骨质疏松症的研究

骨质疏松症（osteoporosis，OP）是以骨量减少、骨组织微结构退化、骨脆性增加、易发骨折为特征的一种全身代谢性骨病，多发于绝经后妇女及老年人。据统计全世界约有 2 亿骨质疏松患者，绝经后妇女骨质疏松发生率为 30%。我国 50 岁以上人群，骨质疏松患病率达 15.7%，其中男性 8.8%，女性 30.8%。骨折是骨质疏松最常见、最严重的并发症，常发于脊椎、髋部，其中髋部骨折患者致残率高达 50%，死亡率达 15% ～ 33%，全球每年发生约 900 万例骨质疏松骨折，严重影响了患者的生活质量。

成人骨量的维持依赖于不断的骨重建过程，骨重建（bone remodeling）是指骨骼系统的不断自我更新与改建过程，是成熟骨组织的一种替换机制，其基本过程包括骨形成和骨吸收两方面，即成骨细胞形成新骨的骨形成作用和破骨细胞吸收旧骨的骨吸收作用，骨形成作用与骨吸收作用保持动态平衡对于维持骨重建平衡、保持正常骨量和骨质结构至关重要。骨重建过程贯穿整个生命进程，并受多种因素调控，如雌激素、甲状旁腺激素、降钙素等多种激素及 IL-1、IL-6、TNF-α 等局部炎症细胞因子等。在骨重建过程中如果某些调控因素失调会导致骨形成与骨吸收活动不协调，进而造成骨的各种异常和病变。如果骨吸收量大于骨形成量，骨量减少，骨脆性增加，最终会导致骨质疏松的发生。

目前临床上对于骨质疏松症的治疗依然是药物治疗为主，包括西医及中医治疗两大类药物。西医的治疗药物主要包括钙制剂、双膦酸盐类、雌激素及选择性雌激素受体调节剂、维生素 D 及活性代谢物、降钙素等骨吸收抑制剂和氟化物、甲状旁腺激素等骨形成促进剂。但是西药治疗中仍然存在着药物的严重不良反应、患者不能耐受以及一些药物疗效的不确切等问题。近年来，针对治疗骨质疏松的中药研究日益增多，中医的治疗药物包括骨碎补、淫羊藿、断续、杜仲、香豆素类等，这些药物均具有活性高、来源广泛、毒副作用少等特点，适用于骨质疏松患者长期服用。其中蛇床子素、补骨脂等香豆素类具有分子量小、生物活性高的特点，防治骨质疏松的机制及疗效研究日趋深入。

1. 蛇床子香豆素类抗骨质疏松研究

蛇床子 [*Cnidium monnieri(L.)Cuss.*]，别名野胡萝卜子，为伞形科植物蛇床的干燥成熟果实，具有杀虫止痒、抗过敏、杀菌、燥湿祛风、温肾壮阳、抗骨质疏松、保护心血管、抗血栓等药理作用，在我国、越南和日本等地被广泛用于治疗各种疾病。迄今为止，从蛇床子中分离鉴定出约 350 个有效组分，主要含香豆素类、色酮类、挥发油类成分以及多种微量元素，其中蛇床子素、欧芹属素乙（又名白茅苷、欧前胡素）、香柑内酯（又名 5- 甲氧基补骨脂素、佛手柑内酯）、异虎耳草素、花椒毒素、花椒毒酚、倍半萜类等香豆素类是其最主要的活性成分。近些年的研究证实，蛇床子香豆素类有效组分能调控骨代谢，对成骨细胞和破骨细胞具有调节作用，对各种类型的骨质疏松具有一定的防治作用。

1.1 蛇床子总香豆素

蛇床子总香豆素 [total coumarins from dried fruits of Cnidium monnieri(L.)Cuss，TCCM] 主要含有蛇床子素、白茅苷、香柑内酯等香豆素类化合物，实验研究证实蛇床子总香豆素对各类骨质疏松症模型具有一定的防治作用。

1.1.1 蛇床子总香豆素对各种类型骨质疏松模型的作用

罗小玲等在去卵巢大鼠骨质疏松模型上研究发现蛇床子总香豆素能显著增加去卵巢大鼠腰椎、股骨上段骨密度，增加股骨骨小梁面积、增高矿化沉积率，改善骨质疏松，同时 ELISA 结果显示蛇床子总香豆素能增加去卵巢大鼠血清胰岛素样生长因子 1（IGF-1）和 25-OH 维生素 D 的浓度。IGF-1 是由成骨细胞合成和分泌的一种非胶原蛋白，其主要生理功能是维持骨的正常矿化速率。25-OH 维生素 D 是维生素 D 代谢物之一，是人体最重要的钙调节激素之一，通过特殊的核受体蛋白—维生素 D 受体（VDR）介导而发挥作用。因此作者认为蛇床子总香豆素可能通过促进成骨细胞活性，增加 IGF-1 和 25-OH 维生素 D 的合成，使骨形成大于骨吸收，进而发挥预防骨质疏松的作用。鲍君杰等和张巧艳等研究了蛇床子总香豆素对去卵巢大鼠骨质疏松模型的作用，研究结果表明蛇床子总香豆素能够增加股骨干骺端的骨密度，改善骨组织形态，预防骨质疏松，降低血清磷含量和碱性磷酸酶活性，并认为其作用机制可能与促进雌二醇、降钙素、TGF-β_2 等的合成有关。李朝阳、李青南和魏洪等研究发现蛇床子总香豆素能有效增加去卵巢大鼠骨小梁面积和骨小梁密度，预防绝经后的骨丢失，认为可能与蛇床子总香豆素抑制绝经后大鼠骨高转换率有关，并推测蛇床子素为蛇床子总香豆素中的主要活性成分。

　　长期使用或短期大量应用糖皮质激素类药物，会导致骨质疏松和自发性骨折的发生。谢华等和廖进民等在类固醇激素诱发的骨质疏松模型上观察到蛇床子总香豆素能抑制骨吸收，增加骨形成，提高骨密度，显著减少类固醇激素所致的骨丢失，提示蛇床子总香豆素能有效防治糖皮质激素类药物引起的骨质疏松。

1.1.2 蛇床子总香豆素对成骨细胞和破骨细胞的作用

　　为了进一步明确蛇床子总香豆素防治骨质疏松的机制，研究者们观察了其对成骨细胞和破骨细胞的作用。张巧艳等体外分离培养了新生大鼠颅盖骨成骨细胞，观察了蛇床子总香豆素对大鼠颅盖骨成骨细胞增殖及其成骨活性的影响。实验结果表明蛇床子总香豆素能够促进成骨细胞的增殖，增强碱性磷酸酯酶（ALP）活性，促进骨胶原合成，具有促进骨形成的作用。张巧艳等进一步发现蛇床子总香豆素能抑制新生大鼠颅盖骨成骨细胞产生 NO、IL-1 和 IL-6，而 NO、IL-1 和 IL-6 等细胞因子具有刺激骨吸收的作用，因此蛇床子总香豆素可以通过抑制 NO、IL-1、IL-6 的产生进而发挥抑制骨吸收的作用。张巧艳课题组的研究证明蛇床子总香豆素能调控成骨细胞功能，促进骨形成、抑制骨吸收，进而发挥防治骨质疏松的作用。而秦路平等研究发现，蛇床子总香豆素也可以直接抑制破骨细胞的抗酒石酸酸性磷酸酶的活性，抑制破骨细胞的形成与分化，蛇床子总香豆素治疗组破骨细胞在骨片上的吸收作用显著减少。上述的研究表明蛇床子总香豆素通过促进骨形成、抑制骨吸收而发挥抗骨质疏松作用。

1.2 蛇床子素

蛇床子素（osthole，OST），即 7- 甲氧基 -8- 异戊烯基香豆素，是从蛇床子总香豆素中提取的单体化合物，是蛇床子总香豆素抗骨质疏松的主要活性成分，见图 8-1。研究表明蛇床子素促进成骨细胞分化、抑制破骨细胞活性，能够显著提高正常及低骨量大鼠的骨密度，可用于防治各种类型的骨质疏松。

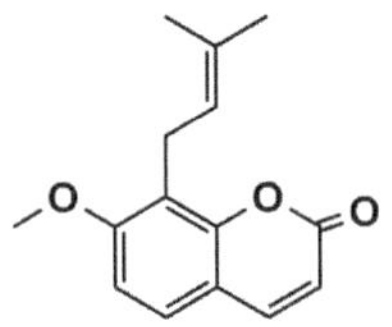

$C_{15}H_{16}O_3$ 244.29

图 8-1 蛇床子素化学结构

1.2.1 蛇床子素对各种类型骨质疏松模型的作用

成魁、高玉海观察了蛇床子素对正常年轻大鼠骨密度的影响，给年轻大鼠口服蛇床子素 3 个月后，治疗组大鼠股骨的骨体积百分率、骨小梁厚度和骨小梁数量均显著增高，骨小梁分离度和模型系数均显著降低；骨生物力学性能指标如股骨最大载荷和弹性模量显著提高，蛇床子素同时增加了大鼠血清骨钙素含量，降低了抗酒石酸性磷酸酶 5b（TRACP-5b）含量，表明蛇床子素可抑制实验大鼠骨吸收水平并增强骨形成，提高年轻大鼠骨密度、生物力学性能及骨组织微结构，增加年轻大鼠骨质量，可用于预防各种原因引起的骨质疏松及骨质疏松性骨折。

Tang 等研究发现在 ICR 小鼠颅盖骨局部注射蛇床子素，能显著促进小鼠颅盖骨的新骨形成，而在去卵巢大鼠骨质疏松模型上蛇床子素也能显著改善大鼠腰椎骨小梁微结构，增加骨密度、骨体积分数、骨小梁厚度，降低骨小梁分离度，改善椎骨生物力学特性。同时体外实验证实蛇床子素通过激活 β-catenin-BMP 信号通路而诱导小鼠颅盖骨成骨细胞分化成熟。鲍君杰和李朝阳等的研究也显示蛇床子素能提高去卵巢大鼠股骨骨密度，明显抑制去卵巢诱导的骨高转换率，有效防止骨质疏松的发生，其作用机制可能与蛇床子素增加血清降钙素、TGF-β_1和骨钙素含量等有关。

汤群芳等的研究显示蛇床子素也能有效改善地塞米松诱导的大鼠骨质疏松，蛇床子素可以提高血清骨钙素水平，增加骨密度，增加骨质疏松大鼠的骨小梁数目，减少骨小梁分离度和脂肪细胞数目，他们推测蛇床子素可能通过促进成骨细胞合成和分泌骨钙素而促进成骨。

1.2.2　蛇床子素对成骨细胞、破骨细胞和骨髓间充质干细胞的作用

目前在探讨蛇床子素防治骨质疏松机制方面许多研究关注于蛇床子素对成骨细胞、破骨细胞和骨髓间充质干细胞（BMSCs）的增殖、分化和成熟过程的影响。

成骨细胞是骨形成的主要功能单位，成骨细胞的成熟过程包括成骨细胞增殖、胞外基质成熟和胞外基质矿化等阶段。能够反映成骨细胞分化表型特征的Ⅰ型胶原、碱性磷酸酶、骨钙素（OCN）等基因，分别在成骨细胞的增殖、基质成熟和矿化阶段优势表达，刺激成骨细胞增殖并促进其分化成熟能有效防治骨质疏松症。张巧艳和王建华等用不同浓度的蛇床子素处理体外分离培养的大鼠颅盖骨成骨细胞，研究发现蛇床子素对新生大鼠颅盖骨成骨细胞的增殖、ALP 的活性和胶原合成都有促进作用，表明蛇床子素通过增加成骨细胞数量、促进细胞胶原蛋白及 ALP 的合成而促进成骨作用。李灵芝等证明蛇床子素可剂量依赖地促进成骨样细胞 UMR106 的增殖，刺激 UMR106 细胞的碱性磷酸酶活性，提示其可能具有直接促进成骨细胞增殖、分化的作用。但明磊国、李玲慧等的研究却认为蛇床子素可显著抑制新生大鼠颅盖骨成骨细胞增殖，其抑制作用可能是通过干扰 Wnt/β-catenin 信号通路实现的。虽然明磊国课题组的结果显示蛇床子素抑制成骨细胞的增殖，但其能显著提高 ALP 活性，上调 *Runx-2*、*bFGF*、*IGF-1*、*Osterix* 基因的表达量，促进Ⅰ型胶原表达，并增加钙化结节数量，促进成骨细胞的分化成熟。虽然关于蛇床子素对成骨细胞增殖的影响现在仍存在争议，需要进一步的深入研究，但所有的研究都一致认为蛇床子素能促进成骨细胞的分化成熟，是其促进骨形成的基础。

BMSCs 是成骨细胞的前提细胞，BMSCs 首先定向分化为骨祖细胞，然后分化成前成骨细胞，最后分化为成骨细胞。明磊国等研究表明蛇床子素显著提高

BMSCs 的 ALP 活性，促进骨钙素分泌和钙盐沉积，增加钙化结节数量，提高 bFGF、IGF-1、Osterix 和 Runx-2 的 mRNA 表达水平，促进 BMSCs 的成骨分化。该课题组进一步研究发现蛇床子素不仅能促进 BMSCs 的成骨分化及促进成骨细胞的成熟矿化，同时也能通过 RANK-RANKL/TRAF6/MKK/JNK 途径刺激破骨细胞凋亡并抑制骨吸收。

1.2.3 蛇床子素对成骨细胞、破骨细胞作用的分子机制

明磊国等研究发现蛇床子素促进大鼠成骨细胞的成熟矿化，同时上调骨形成蛋白 -2（BMP-2）、p38MAPK、Runx-2、Osterix 的表达，因此认为蛇床子素是通过激活 BMP-2/p38MAPK/Runx-2/Osterix 通路而上调 ALP 活性进而加强成骨细胞的功能。Kuo 等用蛇床子素处理两株人成骨细胞系 MG-63 和 hFOB 细胞，实验结果表明蛇床子素能增加 BMP-2 的合成，p38MAPK 的激活与蛇床子素促进成骨细胞早期分化有关，而 ERK1/2 的激活与成骨细胞的终末期分化有关，表明蛇床子素通过 BMP-2/p38 和 ERK1 /2 途径诱导成骨细胞成熟分化。

在整个骨组织的发育、形成和重建过程当中，成骨细胞不仅负责骨基质的合成、分泌和矿化和骨组织的骨量，而且负责调节破骨细胞的生成和活性。成骨细胞分泌的 RANKL 和 OPG 是骨代谢最主要的调节因子，也是破骨细胞分化和功能调节的重要因子，RANKL 和破骨细胞前体细胞的 RANK 结合而启动破骨细胞分化过程，OPG 可以和 RANKL 结合而影响其与 RANK 结合，抑制破骨细胞前体细胞向破骨细胞的分化。胡彬、王艳等的研究显示蛇床子素可显著上调大鼠成骨细胞 OPG mRNA 表达水平，不影响或轻微抑制 RANKL mRNA 的表达，OPG/RANKL 比值增大，最终可通过影响 OPG/RANKL 比例来抑制破骨细胞的骨吸收作用，提示 OPG-RANKL-RANK 系统可能是蛇床子素防治骨质疏松的途径之一。

研究表明成骨细胞对破骨细胞的形成和分化有调节作用，成骨细胞以自分泌或旁分泌的形式产生一些细胞因子如 IL-1、TNF-α、IL-6 等，可以调节破骨细胞的数量和功能，刺激骨吸收。一氧化氮（NO）对骨代谢具有双向调节作用，低浓度的 NO 促进成骨样细胞的增生，调节成骨细胞的功能，刺激骨吸收，而高浓度的 NO 抑制骨吸收。张巧艳等证明蛇床子素可以抑制成骨细胞产生 NO、IL-1 和 IL-6，表明蛇床子素可以通过降低 NO、IL-1 和 IL-6 的水平而调节成骨

细胞的功能，减少了对破骨细胞前体细胞生长分化的刺激作用，减少了破骨细胞的数目和破骨性的骨吸收作用，从而减少了骨质的丢失。上述研究表明蛇床子素通过促进骨形成、抑制骨吸收双重作用而发挥防治骨质疏松的作用。

2. 补骨脂香豆素类抗骨质疏松研究

补骨脂为豆科一年生植物补骨脂（*Psoralea corylifolia Linn.*）的干燥成熟果实，是一种常用的中药，具有补肾壮阳、纳气、止泻的作用。补骨脂的临床应用广泛，其中用于防治骨质疏松历史悠久。补骨脂含有多种活性成分，主要有香豆素类、黄酮类和单萜酚类，其中香豆素类是其抗骨质疏松的主要活性成分。香豆素类主要包括呋喃香豆素类的补骨脂素（psoralen，PSO）、异补骨脂素（psoralen，PSO）、8- 甲氧补骨脂素等和拟雌内酯类的补骨脂定、异补骨脂定和双羟基异补骨脂定等，见图 8-2、图 8-3。

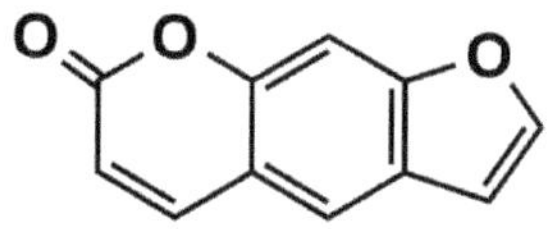

图 8-2　补骨脂素化学结构

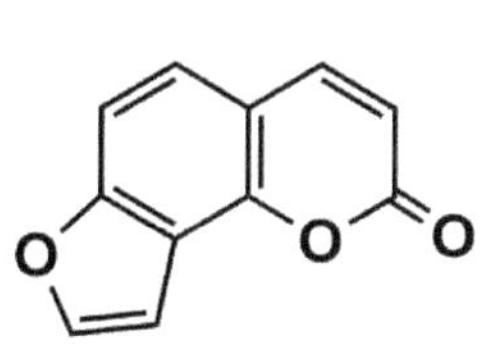

图 8-3　异补骨脂素化学结构

Lim、Tsai 等研究发现补骨脂的乙醇提取物能够显著提高去卵巢大鼠血清 Ca^{2+}、ALP、OCN 水平，增加大鼠骨密度，改善雌激素缺乏导致的骨质疏松，认为可能与增加大鼠体内雌二醇水平有关。杨琳等研究也发现补骨脂素可提高去卵巢大鼠血清雌二醇、TGF-β 和股骨雌二醇受体 β（ERβ）水平，提高骨组织 *TGF-β* 基因表达，同时降低去卵巢大鼠骨组织 *TNF-α*、*IL-17* 基因表达和血清 TNF-α、IL-17 水平发挥抗绝经后骨质疏松症作用。邓平香等在去卵巢大鼠骨质疏松模型上观察到接受补骨脂水提液治疗的大鼠，术后 ALP 水平较术前显著升高，其升高幅度显著高于对照组大鼠，同时大鼠尿吡啶交联 / 肌酐比率（PYD/Cr）、脱氧吡啶交联 / 肌酐比率（DPD/Cr）比值显著下降（尿 PYD/Cr 和 DPD/Cr 被认为是反映骨吸收的指标），提示补骨脂水提物抑制大鼠骨吸收的同时还促进骨形成的增加，通过双重作用而改善骨质疏松。

王建华等研究发现补骨脂素能够促进大鼠颅骨成骨细胞增殖，增加细胞 ALP 活性，促进成骨细胞的增殖与分化。他们还发现补骨脂素能增加成骨细胞 OPG mRNA 的表达，抑制 RANKL mRNA 的表达，升高 OPG/RANKL 比值，抑制破骨细胞的分化和成熟，从而抑制骨吸收，达到防治骨质疏松症的目的，但作用不如雌二醇明显。Tang 等研究结果显示补骨脂素能剂量依赖性地上调小鼠成骨细胞 I 型胶原、骨钙素、骨唾液蛋白的表达，增加 ALP 活性，促进成骨细胞的分化成熟；进一步研究发现补骨脂素能上调 $BMP-2$ 和 $BMP-4$ 基因的表达，增加 Smad1/5/8 磷酸化水平，并激活 BMP 受体，表明补骨脂素通过激活 BMP 信号通路而促进成骨细胞的分化成熟。而翟远坤等发现补骨脂素和异补骨脂素均可明显提高大鼠成骨细胞 ALP 活性，促进钙盐沉积以及骨钙素的分泌，增加钙化结节数量，提高 IGF-1、Osterix、Runx-2 和 I 型胶原 mRNA 水平，增强 I 型胶原的蛋白表达，促进大鼠成骨细胞的分化成熟，但异补骨脂素的活性明显高于补骨脂素。

王剑等研究发现去卵巢骨质疏松小鼠给予异补骨脂素处理后，小鼠股骨的骨小梁厚度（Tb.Th）、骨体积 / 总体积（BV/TV）、骨小梁数量（Tb.N）显著增加，骨小梁分离度（Tb.Sp）显著降低，股骨的微结构得到显著改善；进一步机制研究显示异补骨脂素能增加股骨下段 RUNX2 的表达，同时能抑制 PPAR-γ 的表达，减少脂肪细胞数量，表明异补骨脂素可能通过增加 BMSCs 的成骨分化、抑制其成脂分化而发挥防治骨质疏松的作用。

明磊国等发现异补骨脂素对大鼠颅盖骨成骨细胞的增殖作用没有影响，但能显著提高其 ALP 活性，增加钙含量，促进骨钙素分泌，并增加钙化结节数量，表明异补骨脂素能促进成骨细胞的分化成熟。同时该课题组还发现异补骨脂素剂量依赖性抑制 BMSCs 的增殖，但能提高其 ALP 活性，促进骨钙素分泌、钙盐沉积量，增加钙化结节数量，提高 bFGF、IGF-1、Osterix、Runx-2 mRNA

表达水平，促进 BMSCs 的成骨性分化。史春民等在大鼠 BMSCs 上观察到相同的结果，发现异补骨脂素可促进大鼠 BMSCs 向成骨细胞分化并抑制其向脂肪细胞分化，并且对比了异补骨脂素和补骨脂素的疗效，发现异补骨脂素的作用强于补骨脂素。目前的研究结果显示补骨脂素和异补骨脂素可通过促进 BMSCs 的成骨分化，并加强成骨细胞的分化成熟而防治骨质疏松，其中异补骨脂素的作用优于补骨脂素。

3. 其他香豆素类化合物抗骨质疏松研究

3.1 七叶苷（Aesculin，AES）

七叶苷是从七叶树属植物七叶树（*aesculus hippocasanum L*，*horse chestnut*）中提取的香豆素类化合物，见图 8-4，七叶树广泛分布于东亚地区。研究数据显示七叶苷具有抗氧化应激、调节炎症因子分泌的作用，在炎症性疾病、胃肠道疾病、肿瘤、骨代谢性疾病中具有保护效应。Zhao 等研究发现七叶苷能剂量和时间依赖性的抑制 RANKL 诱导的 RAW264.7 细胞向破骨细胞分化，七叶苷能抑制破骨细胞分化相关基因 *Trap*、*Atp6v0d2*、组织蛋白酶 K 和 *MMP-9* 的表达，进一步的机制研究显示七叶苷通过抑制 RANK 的表达而抑制了 RANKL 诱导的破骨细胞分化，进而预防去卵巢引起的大鼠骨质疏松。

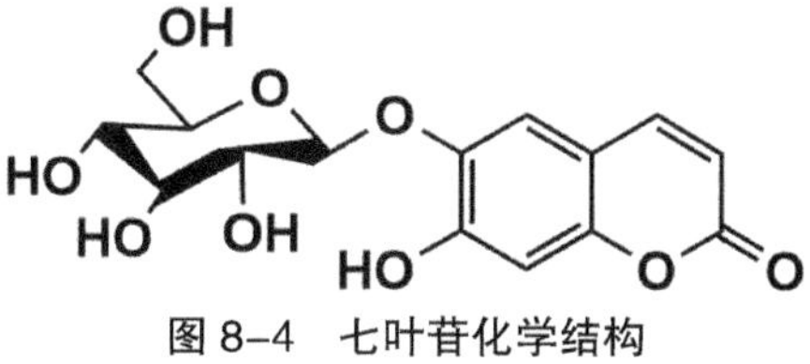

图 8-4 七叶苷化学结构

3.2 Cinnamoyloxy-mammeisin（CNM）

Cinnamoyloxy-mammeisin（CNM）是从 *Melipona scutellaris geopropolis* 中获得的一种具有抗感染活性的香豆素类化合物，见图 8-5，一般通过抑制 MAPK、AP-1 和 NF-κB 信号通路而发挥抗感染作用。da Cunha 等研究发现 CNM 浓度依赖性的减少 TRAP⁺ 细胞数量，抑制破骨细胞分化相关基因 *Nfac1*、*Trap/Acp5*、

Itgb3、*V–ATPase*、*Ctsk* 和 *MMP-9* 的表达，进而抑制 RANKL 诱导的破骨细胞分化成熟，同时 CNM 能减少牙周炎模型大鼠的牙槽骨的骨吸收。因此作者认为 CNM 可用来治疗骨丢失性疾病，如牙周炎、骨质疏松等。

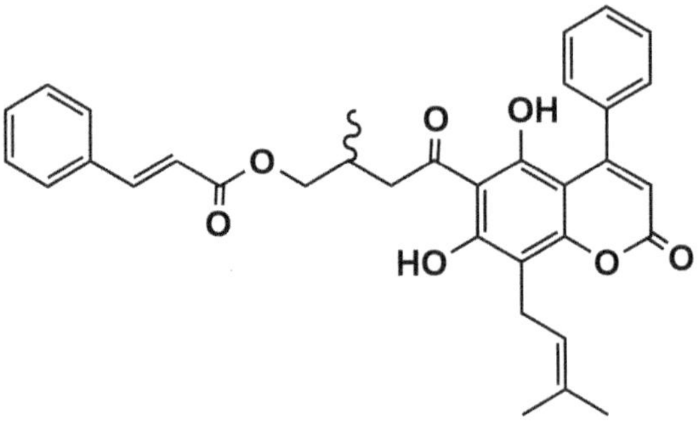

图 8-5　CNM 化学结构

3.3　欧前胡素（imperatorin）和香柑内酯（bergapten）

欧前胡素，又名欧芹属素乙、白芷苷；香柑内酯，又名 5- 甲氧基补骨脂素、佛手柑内酯，二者都是呋喃香豆素类化合物，见图 8-6。Tang 等研究发现欧前胡素和香柑内酯均能提高大鼠成骨细胞的 ALP 活性，促进 I 型胶原的合成，增加矿化结节数量，促进成骨细胞的分化成熟；动物实验显示欧前胡素和香柑内酯能显著提高年轻大鼠胫骨的骨密度和骨量；进一步的机制研究显示欧前胡素和香柑内酯通过激活 p38 和 ERK 信号通路而增加 BMP-2 的表达，进而促进骨形成。

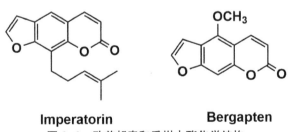

Imperatorin　　　　**Bergapten**

图 8-6　欧前胡素和香柑内酯化学结构

3.4 白蜡树亭

白蜡树亭（fraxetin），即 7，8- 二羟基 -6- 甲氧基香豆素，研究显示具有抗氧化、抗感染、神经保护作用。KUO 等研究发现白蜡树亭不影响人类成骨样细胞 MG-63 和 hFOB 的增殖，但能增加 BMP-2 和 BMP-4 的生成，提高其 ALP 活性，促进其分泌骨钙素，BMPs 的拮抗剂 noggin 能消除白蜡树亭促进成骨分化的作用，说明白蜡树亭是通过增加 BMP-2 和 BMP-4 的表达而促进 MG-63 和 hFOB 分化的。

参考文献

[1] International Osteoporosis Foundation. Facts and statistics about osteoporosis and its impact. I. Available at http://www.iofbonehealth.org/facts-and-statistics.html.

[2] 中国健康促进基金会骨质疏松防治中国白皮书编委会 . 骨质疏松症中国白皮书 . 中华健康管理学杂志 ,2009,3(3):148-154.

[3] 中国健康促进基金会 .2013 中国骨质疏松骨折防治蓝皮书 . 中华医学信息导报 ,2013, 19:6.

[4] Khosla S, Westendorf JJ, Oursler MJ. Building bone to reverse osteoporosis and repair fractures. J Clin Invest,2008,118(2): 421-428.

[5] Li YM, Jia M, Li HQ, et al. Cnidium monnieri: A Review of Traditional Uses, Phytochemical and Ethnopharmacological Properties. Am J Chin Med,2015,43(5):835-877.

[6] 汪文来 , 于智敏 , 鞠大宏 , 等 . 蛇床子化学及药理研究进展 . 中国中医基础医学杂志 ,2011,17(6): 704-706.

[7] 魏显招 , 祁敏 , 郭惠 , 等 . 蛇床子有效成分防治骨质疏松症的研究进展 . 上海中医药杂志 ,2010,44(2): 72-75.

[8] 罗小玲 , 梁晓萍 , 文锦丽 . 蛇床子总香豆素对骨质疏松大鼠骨密度、骨形态计量学影响 . 中国中医急症 ,2008,17(3): 368-369.

[9] 鲍君杰 , 谢梅林 , 周佳 , 等 . 蛇床子总香豆素对去卵巢大鼠骨质疏松的影响 . 苏州大学学报 (医学版),2005, 25(3): 387-390.

[10] 张巧艳，秦路平，黄宝康，等．蛇床子总香豆素对去卵巢大鼠骨质疏松症的作用．中国药学杂志，2003,38(2): 101–103.

[11] 李朝阳，吴铁，李青南，等．蛇床子香豆素与尼尔雌醇对去卵巢大鼠骨代谢的影响．中国药理学报，1997,18(3): 286–288.

[12] 李青南，梁念慈，吴铁，等．蛇床子总香豆素对去卵巢骨骼的影响（英文）．中国药理学报，1994,19(6):528–532.

[13] 魏洪，李皓桓．蛇床子总香豆素预防绝经后骨质疏松的作用．中国临床康复，2004,8(33): 7472–7473.

[14] 谢华，李青南，黄连芳，等．蛇床子总香豆素对类固醇性骨质疏松的作用．中国药理学报，1994,19(4):371–374.

[15] 廖进民，吴铁，黄莲芳，等．蛇床子总香豆素对激素致大鼠骨质疏松的骨密度影响．中草药，1997, 28(6): 346–348.

[16] 张巧艳，秦路平，郑汉臣，等．蛇床子总香豆素对新生大鼠成骨细胞的作用．中成药，2001,23(2): 111–113.

[17] 张巧艳，秦路平，田野苹，等．蛇床子总香豆素对成骨细胞产生 NO, IL–1 及 IL–6 的影响．中国药学杂志，2003, 38(5): 345–348.

[18] Qin LP, Zhang QY, Tian YP, et al. Total coumarins from fruits of Cnidium Monnieri inhibit formation and differentiation of multinucleated osteoclasts of rats. Acta Pharmacolsin, 2003, 24(2):181–186.

[19] 成魁，王鸣刚，陈克明，等．口服蛇床子素提高大鼠峰值骨量的研究．中国现代应用药学，2013,30(11): 1170–1174.

[20] 成魁，葛宝丰，甄平，等．蛇床子素与金雀异黄酮对大鼠峰值骨量影响的比较研究．中国骨伤，2014,27(7): 587–591.

[21] 高玉海，葸慧荣，杨芳芳，等．蛇床子素对青年大鼠骨代谢的影响研究．解放军医药杂志，2016,28(10): 4–7.

[22] Tang DZ, Hou W, Zhou Q, et al. Osthole stimulates osteoblast differentiation and bone formation by activation of beta–catenin–BMP signaling. J Bone Miner Res,2010,25(6):1234–1245.

[23] 鲍君杰，谢梅林，周佳，等．蛇床子素预防去卵巢大鼠骨质疏松形成的实验研究．

中国药学杂志 ,2006,41(3): 193–195.

[24] 李朝阳 , 吴铁 , 李青南 , 等 . 蛇床子素对去卵巢大鼠近侧胫骨代谢影响的定量研究 . 药学学报 ,1996,31(5): 327–332.

[25] 汤群芳 , 孔令军 , 顾振纶 , 等 . 蛇床子素抑制大鼠骨质疏松的实验研究 . 中草药 ,2006,37(11): 1700–1702.

[26] Manolagas SC, Jilka RL. Bone marrow, cytokines, and bone remodeling. Emerging insights into the pathophysiology of osteoporosis. N Engl J Med,1995,332(5): 305–311.

[27] 张巧艳 , 秦路平 , 田野萍 , 等 . 蛇床子素对新生大鼠颅盖骨成骨细胞的作用 . 第二军医大学学报 ,2000,21(10): 935–937.

[28] 王建华 , 宋冬梅 , 刘楠 , 等 . 蛇床子素对大鼠成骨细胞增殖分化的影响 . 天然产物研究与开发 , 2004,16(1): 59–61.

[29] 李灵芝 , 倪宁 , 张永亮 , 等 . 蛇床子素对成骨样细胞 UMR106 增殖和分化的影响 . 中国临床康复 , 2006,10(9): 93–95.

[30] 明磊国 , 葛宝丰 , 陈克明 , 等 . 蛇床子素对体外培养成骨细胞增殖与分化成熟的影响 . 中国骨伤 ,2010,23(9): 688–691.

[31] 明磊国 , 王鸣刚 , 陈克明 , 等 . 蛇床子素对体外培养成骨细胞成骨相关因子表达的影响 . 中药药理与临床 ,2011,27(2): 53–56.

[32] 李玲慧 , 丁道芳 , 杜国庆 , 等 . 蛇床子素对新生大鼠成骨细胞增殖的影响及相关机制研究 . 中国骨伤 ,2013,26(5): 419–422.

[33] 明磊国 , 葛宝丰 , 陈克明 , 等 . 蛇床子素对体外培养骨髓基质干细胞增殖与成骨性分化的影响 . 中国药理学通报 ,2010,26(8): 1098–1103.

[34] 明磊国 , 王鸣刚 , 陈克明 , 等 . 蛇床子素对体外培养破骨细胞骨吸收及细胞凋亡的影响 . 药学学报 ,2012,47(2): 174–179.

[35] Ming LG, Zhou J, Cheng GZ, et al. Osthol, a coumarin isolated from common cnidium fruit, enhances the differentiation and maturation of osteoblasts in vitro. Pharmacology,2011,88(1–2):33–43.

[36] Kuo PL, Hsu YL, Chang CH, et al. Osthole–mediated cell differentiation through bone morphogenetic protein–2/p38 and extracellular signal–regulated kinase 1/2 pathway in human osteoblast cells. J Pharmacol Exp Ther,2005,314(3): 1290–1299.

[37] 胡彬, 吴翠环, 陈璐璐. 蛇床子素对大鼠成骨细胞中 OPG 和 RANKL 基因 mRNA 表达的影响. 中国骨质疏松杂志, 2004, 10(4): 415–419.

[38] 王艳, 潘永梅. 蛇床子素对新生大鼠颅骨成骨细胞中 OPG、RANKL mRNA 表达的影响. 山西中医学院学报, 2008, 9(3): 12–14.

[39] 张巧艳, 秦路平, 田野苹, 等. 蛇床子素对新生大鼠颅盖骨成骨细胞功能的调节作用. 中国药理学通报, 2003, 19(4): 384–387.

[40] 李凯明, 郝延科. 补骨脂抗骨质疏松症的研究进展. 中医药临床杂志, 2016, 28(6): 886–889.

[41] 梁建军, 徐亚莉, 田树喜, 等. 补骨脂研究现状及前景. 河北中医, 2013, 35(12): 1904–1906.

[42] Lim SH, Ha TY, Kim SR, et al. Ethanol extract of Psoralea corylifolia L. and its main constituent, bakuchiol, reduce bone loss in ovariectomised Sprague–Dawley rats. Br J Nutr, 2009, 101(7): 1031–1039.

[43] Tsai MH, Huang GS, Hung YC, et al. Psoralea corylifolia extract ameliorates experimental osteoporosis in ovariectomized rats. Am J Chin Med, 2007, 35(4): 669–680.

[44] 杨琳, 曾英, 李劲平, 等. 补骨脂素对去势雌鼠 E2、ERβ、TNF-α、IL-17 的影响. 中国骨质疏松杂志, 2016, 22(4): 387–392.

[45] 杨琳, 曾英, 李劲平, 等. 补骨脂素对去势骨质疏松雌鼠 TGF-β 的影响. 湖南中医杂志, 2016, 32(2): 155–157.

[46] 邓平香, 徐敏. 补骨脂对去卵巢大鼠骨转换及血脂代谢影响的实验研究. 新中医, 2005, 37(7): 94–96.

[47] 王建华, 王艳, 潘永梅. 补骨脂素对大鼠成骨细胞增殖与分化的影响. 天然产物研究与开发, 2007, 19: 844–846.

[48] 王建华, 郭敏, 郑丽, 等. 补骨脂素干预大鼠成骨细胞骨保护素 / 核因子 κB 受体激活因子配体 mRNA 的表达. 中国组织工程研究与临床康复, 2010, 4(37): 6927–6930.

[49] Tang DZ, Yang F, Yang Z, et al. Psoralen stimulates osteoblast differentiation through activation of BMP signaling. Biochem Biophys Res Commun, 2011, 405(2): 256–261.

[50] 翟远坤, 潘亚磊, 牛银波, 等. 补骨脂素与异补骨脂素对乳鼠颅骨成骨细胞分化成

熟影响的比较研究 . 中国药理学通报 ,2012,28(3): 355–361.

[51]　王剑 , 陈天宇 , 王钢 , 等 . 异补骨脂素对去卵巢骨质疏松小鼠骨髓间充质干细胞作
　　　用机制研究 . 中国骨质疏松杂志 ,2016,22(8): 980–984.

[52]　明磊国 , 陈克明 , 葛宝丰 , 等 . 异补骨脂素对体外培养大鼠成骨细胞增殖分化成熟
　　　的影响 . 中药材 ,2011,34(3): 404–408.

[53]　明磊国 , 葛宝丰 , 陈克明 , 等 . 异补骨脂素对体外培养骨髓间充质干细胞增殖与成
　　　骨性分化的研究 . 中国中药杂志 , 2011,36(15): 2124–2128.

[54]　史春民 , 王拥军 , 苗登顺 . 异补骨脂素促进大鼠骨髓间充质干细胞向成骨细胞分
　　　化并抑制其向脂肪细胞分化 . 南京医科大学学报（自然科学版）, 2011,31(5): 606–
　　　611.

[55]　Li YM, Jia M, Li HQ, et al. Cnidium monnieri: A Review of Traditional Uses,
　　　Phytochemical and Ethnopharmacological Properties. Am J Chin Med,2015,43(5): 835–
　　　877.

[56]　da Cunha MG, Ramos–Junior ES, Franchin M, et al. Effects of Cinnamoyloxy–mammeisin
　　　from Geopropolis on Osteoclast Differentiation and Porphyromonas gingivalis–Induced
　　　Periodontitis. J Nat Prod,2017,80(6): 1893–1899.

[57]　Tang CH, Yang RS, Chien MY, et al. Enhancement of bone morphogenetic protein–2
　　　expression and bone formation by coumarin derivatives via p38 and ERK–dependent
　　　pathway in osteoblasts. Eur J Pharmacol,2008,579(1–3): 40–49.

[58]　Kuo PL, Huang YT, Chang CH, et al. Bone morphogenetic protein–2 and –4 (BMP–2 and
　　　–4) mediates fraxetin–induced maturation and differentiation in human osteoblast–like
　　　cell lines. Biol Pharm Bull,2006,29(1):119–124.

第九章　香豆素抗肿瘤药物及临床应用

近年来，许多植物来源的香豆素类化合物以及合成或半合成的香豆素类衍生物已被证实具有抗肿瘤活性，并存在时间和剂量的依赖性。根据化合物抗肿瘤活性的差异，分析了其与化学结构之间的关系，对构效关系有了初步了解。由于香豆素类化合物结构简单，易进行化学合成和修饰，具有一般抗肿瘤药物不具备的化学预防和保护作用，可以和其他抗肿瘤药物联合应用以减少后者的毒性和耐药性，因此在研发新型抗肿瘤药方面具有较好的优势和前景。然而，关于香豆素类化合物抗肿瘤作用的研究在我国起步较晚，不同植物来源的香豆素类化合物结构迥异，其抗肿瘤作用的活性也存在一定的差异，对不同香豆素类化合物的抗肿瘤作用机制也尚未明确，构效关系的研究也不够系统和深入，进一步分析其化学结构与抗肿瘤生物学活性及毒性的关系，将对未来开发抗肿瘤药物提供指导。

1. 具有抗肿瘤活性的天然香豆素类化合物

1.1　补骨脂素

补骨脂素是从豆科植物补骨脂（*Psoralea corylifolia L.*）成熟果实中提取的有效成分，其分子结构为平面杂环复合物，补骨脂素及其衍生物 5- 甲氧补骨脂素（佛手柑内酯，5-MOP）和 8- 甲氧补骨脂素（甲氧沙林，花椒毒素，8-MOP）是天然线型呋喃香豆素抗肿瘤药物代表，化学结构见图 9-1，对多种肿瘤有预防和治疗作用。

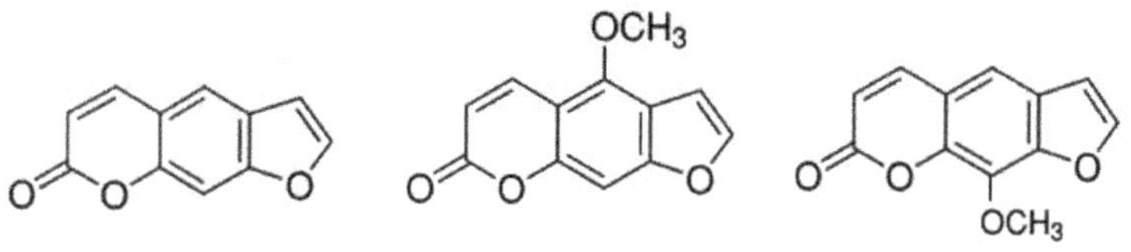

图 9-1　补骨脂素及其衍生物化学结构

　　补骨脂素作为 PUVA（psoralen ultraviolet A）疗法的主要成分被广泛应用于皮肤和上皮等恶性肿瘤的治疗领域。1959 年，美国奥勒冈大学医学院的 Hopkins 报道了补骨脂素可以用于皮肤癌症的预防和治疗。1998 年，第四军医大学口腔医学院闫晓光等人选用舌癌细胞株 Tea 8113 和龈癌细胞株 Ca9-22 作为研究材料，联合应用 8-MOP 与全反式维 A 酸治疗上述口腔癌细胞，结果发现二者联合应用可提高疗效，减轻毒副作用。黏液表皮样癌（mucoepidermoid carcinoma）来源于腺管的上皮细胞，常呈浸润性生长，复发率较高，可发生淋巴结转移，尤其是低分化型黏液表皮样癌患者 5 年生存率很低。对于低分化的黏液表皮样癌，特别是伴有转移的病例，目前尚无有效治疗方法。鉴于 8-MOP 的光敏性，已将其应用于该类肿瘤的治疗。第四军医大学口腔医学院吴军正教授课题组的研究结果显示 8-MOP 可影响人黏液表皮样癌细胞株 *MEC-1* 的癌基因，抑制癌基因的表达，从而影响细胞相关的生物学特性；并进一步发现补骨脂素和 8-MOP 对涎腺黏液表皮样癌高转移细胞克隆 Mc3 恶性表型具有浓度依赖性生长抑制作用，还发现补骨脂素对涎腺黏液表皮样癌的抑制作用与平阳霉素近似，其与干扰素联合应用有协同抑瘤效应，并可增强机体对化疗药物的耐受性。

　　此外，补骨脂素及其衍生物在白血病方面的治疗作用也相继被报道，多项临床观察表明，以补骨脂素为主要成分的药物有明确逆转白血病肿瘤细胞多药耐药作用。2007 年，Caffieri 等人发现 PUVA 可以诱导人急性淋巴细胞白血病细胞株 Jurkat 细胞死亡，能有效治疗皮肤 T 细胞淋巴瘤，8-MOP 可明显诱导该肿瘤细胞的凋亡。暨南大学药学院的蔡宇等人研究了补骨脂素对白血病细胞阿霉素耐药株 K562 多药耐药逆转作用及机制。结果发现，补骨脂素与阿霉素（ADR）合用后，补骨脂素能增强 ADR 对耐药株 K562 的杀伤作用，显著降低

ADR 对 K562 的 IC_{50}，表明补骨脂素对多药耐药具有逆转作用；同时，补骨脂素能抑制 K562 细胞 P- 糖蛋白泵功能而减少药物的外排，从而提高 K562 细胞内 ADR 的浓度，提高了化疗药物效果。汪绍兴对补骨脂素与临床常用药长春新碱、阿糖胞苷杀伤 K562 细胞进行了观察，发现相同浓度的补骨脂素比长春新碱和阿糖胞苷对 K562 细胞的杀伤率显著，补骨脂素对 HL-60 等其他白血病细胞株也有显著杀伤作用，可作为白血病替代化疗的有效药物。

2000 年，张荣河等人率先研究了补骨脂素对人乳腺癌细胞 P- 糖蛋白及耐药性影响的研究。在非细胞毒性剂量下蔡宇等人发现补骨脂素可以逆转人乳腺癌耐药细胞株 MCF-7，呈剂量依赖性抑制 MCF-7 细胞 *Bcl-2* 基因的表达。5-MOP 也被发现可以诱导人肝癌细胞等多种肿瘤细胞凋亡。

8-MOP 与紫外线合用后，对肿瘤细胞产生 DNA 毒性，同样具有抗细胞增殖和分化作用。1986 年，8-MOP 获美国 FDA 批准，用于治疗晚期的皮肤 T 细胞淋巴瘤和免疫相关疾病。

1.2　蛇床子素

蛇床子素（osthole 或 osthol）又名甲氧基欧芹酚或欧芹酚甲醚，其化学名称为 7- 甲氧基 -8- 异戊烯基香豆素，可以从蛇床等多种伞形科植物中提取分离，属于简单香豆素类化合物。近年来，国内外研究发现蛇床子素对多种肿瘤细胞具有显著的抑制作用。

目前蛇床子素防治肿瘤的研究报道中，关于乳腺癌的研究最为多见，主要在细胞与动物水平发现其能抑制乳腺癌细胞的侵袭、迁移与耐药。上海中医药大学的研究人员发现蛇床子素及其衍生物能够抑制两种人类乳腺癌细胞 MCF-7 和 MDA-MB-231 的增殖，蛇床子素有可能成为新型抗癌药的先导化合物。蛇床子素抗乳腺癌的作用机制目前尚未全部阐明。南京医科大学的杨大鹏等人发现蛇床子素对抑制乳腺癌细胞的增殖、促进 G1 期阻滞以及诱导细胞凋亡有明显作用；而蛇床子素能够抑制乳腺癌细胞的迁移和侵袭，其机制可能与抑制基质金属蛋白酶 -2（matrix metalloproteinase-2）的转录活性和自身酶活性有关。Way 及其同事发现蛇床子素抑制乳腺癌细胞脂肪酸合成酶（fatty acid synthase，FASN）的表达后，可以降低细胞内 Akt 与 mTOR 的磷酸化，从而阻断 PI3K/

Akt/mTOR 信号通路；随后还发现蛇床子素通过下调磷酸化的 Akt 和 mTOR，抑制肝细胞生长因子（hepatocyte growth factor，HGF）引起的上皮细胞 E- 钙黏蛋白的减少和波形蛋白的增多，进而抑制 HGF 诱导乳腺癌 MCF-7 细胞的迁移和侵袭。

此外，蛇床子素不仅具有单独抑制乳腺癌的作用，还具有与抗肿瘤药物或其他中药有效成分联合应用起到抑制乳腺癌增殖和侵袭的作用。如蛇床子素能增强紫杉醇对人类表皮生长因子受体 2 过表达的乳腺癌细胞的杀伤能力，可以作为潜在的化疗药物增敏剂。上海中医药大学的刘胜等人发现蛇床子素与补骨脂素 1：1 配伍对乳腺癌 MDA-MB-231BO 细胞迁徙能力有显著抑制作用；两药联用可以上调骨转移灶 OPG mRNA 及蛋白的表达水平，下调 NF-κB 受体活化因子配体（RANKL）、白细胞介素 -8、甲状旁腺激素相关蛋白和巨噬细胞集落因子 mRNA 及蛋白的表达水平，推测补骨脂素—蛇床子素抑制乳腺癌骨转移的机制可能与激活 OPG 并抑制 RANKL/RANK 通路相关。郭保凤等人的研究发现蛇床子素、补骨脂素及丹皮酚配伍对于 MDA-MB-231BO 细胞的生长具有抑制作用，有效抑制其侵袭和转移，其机制可能与抑制肿瘤生长因子（TGF）相关；该课题组在上述细胞上进一步联合应用乌头碱、补骨脂素和蛇床子素后，发现 NF-κB 和 NF-κB 受体活化因子（RANK）mRNA 表达下调，从而抑制乳腺癌细胞的侵袭。虽然相关文献对蛇床子素在防治乳腺癌方面的研究进展也给予总结和展望，但目前对于蛇床子素治疗乳腺癌的研究仅局限于细胞水平，蛇床子素对乳腺癌细胞的作用及其机制也尚未完全清楚。

在肝癌细胞，蛇床子素也展现出了较好的治疗作用。中国协和医科大学的周则为等人发现蛇床子素体外能抑制肺腺癌细胞 A549 和人肝癌细胞 Bel-7402 的增殖，在体内对肝癌 H$_{22}$ 实体瘤有明显的抗肿瘤活性，而且在给药剂量下实验动物未出现任何毒性反应。苏州大学的刘海燕教授课题组发现蛇床子素能抑制肝癌细胞（HCC）的增殖，引起 G2 期阻滞。在小鼠荷瘤模型，他们发现蛇床子素能通过提高抗肿瘤免疫系统抑制肝癌实体瘤的发展。最近，大连医科大学的 Lin 等人发现蛇床子素不仅能够通过 Cdc2 和 cyclin B1 的水平引起 HCC 细胞 G2/M 期阻滞，而且能够造成 DNA 损伤从而抑制肝癌细胞的增殖。

蛇床子素对其他肿瘤细胞的作用也有相关报道，如 Chou 等人研究显示蛇床子素在体外能时间和浓度依赖性的抑制 HeLa 细胞的增殖，但对原代培养的成纤维细胞具有较低的细胞毒性效应。Fijioka 研究了蛇床子素对胃腺癌细胞（MK-1）和人宫颈癌细胞（HeLa 和 B16FIO）的影响，结果表明对两类细胞有明显的抑制作用。而周俊等也通过研究发现蛇床子素对肺鳞癌和肺腺癌都具有较高的抑瘤率。章明杰等人发现蛇床子素能明显抑制人多发性骨髓瘤细胞 RPMI-8226 细胞增殖，分子机制可能是诱导其细胞凋亡。

上述研究结果提示蛇床子素对多种肿瘤细胞均有抑制和治疗作用，深入研究蛇床子素抗肿瘤作用的分子机制，寻找直接作用的靶向基因或者靶蛋白，将为蛇床子素这一重要的天然香豆素开辟更为广阔的临床应用前景。

1.3 秦皮乙素

秦皮是具有很大开发利用价值的重要中药材，中国药典（2010 年版）规定秦皮为木樨科植物苦枥白蜡树（*Fraxinus rhynchop hylla Hance*）、白蜡树（*F.chinensis Roxb.*）、尖叶白蜡树（*F.SZ aboana Lingelsh.*）或宿柱白蜡树（*F.stylosa Lingelsh.*）等的干燥枝皮或干皮，其主要成分为香豆素类化合物。秦皮乙素是秦皮的主要有效成分，在秦皮中含量为 0.126% ～ 1.738%，化学结构为香豆素类七叶内酯（图 9-2），俗称七叶亭，为含 6，7- 二酚羟基的邻羟基桂皮酸内酯，化学名称为 6，7- 二羟基香豆素（Esculetin）。

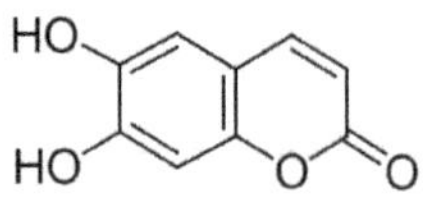

图 9-2　秦皮乙素化学结构

近十多年来，国内外研究者发现秦皮乙素对白血病细胞显示出显著的抗肿瘤活性。2001 年，台湾中山医科大学的 Tseng 课题组发现秦皮乙素能诱导人白血病细胞 HL-60 的凋亡；随后，他们发现秦皮乙素能诱导 G 期细胞周期阻滞进而抑制 HL-60 细胞的增殖；2009 年，他们进一步发现秦皮乙素可以通过抑制 MAPK（mitogen activated protein kinases）通路，增加了 As_2O_3 诱导人白血病细胞 U937 凋亡的敏感性。2008 年，韩国釜山国立大学的 Park 等的研究亦表明，秦皮乙素通过激活 extracellular-regulated kinase（ERK）和 c-Jun N-terminal kinase（JNK）诱导 U937 细胞的凋亡；当秦皮乙素与 Bcl-2 蛋白抑制剂 HA14-1 合用时，能够有效抑制 U937 细胞的肿瘤活性。2014 年，西班牙阿尔卡拉大学的 Rubio 等人观察了秦皮乙素对人急性早幼粒白血病细胞 NB4 生长以及凋亡因子表达的影响，结果显示秦皮乙素可以激活 NB4 细胞 Caspase-3 和 caspase-9，降低了 Bcl-2/Bax 比率，诱导白血病细胞 NB4 的凋亡。2017 年，他们还发现秦皮乙素和双氧水（H_2O_2）在处理白血病细胞 NB4 早期（15min 内），可以协同降低细胞代谢率和活性，但秦皮乙素可以对抗 H_2O_2 诱导细胞内产生的过氧化物，对氧化应激起着平衡作用。

在肝癌细胞、胃癌细胞和神经胶质瘤等其他肿瘤细胞，秦皮乙素的抗肿瘤作用也有所研究。2006 年，台湾中山医科大学的 Tseng 课题组还发现秦皮乙素能诱导人肝癌 HepG2 细胞的凋亡；辽宁医学院的王晶等人采用不同浓度的秦皮乙素干预人肝癌 HepG2 细胞。结果发现秦皮乙素干预可以抑制 HepG2 细胞增殖，诱导其凋亡；降低线粒体膜电位，呈剂量依赖性增强 Caspase-3 和 Caspase-9 活性，Bax 蛋白表达上调的同时 Bcl-2 蛋白表达下调，推测其作用机制可能为通过线粒体途径诱导细胞凋亡。在人肝癌 SMMC-7721 细胞，王晶等人同样观察到了秦皮乙素能通过线粒体途径，启动下游的效应 Caspase，抑制人肝癌细胞株 SMMC-7721 的增殖，诱导细胞凋亡。国家教育部抗肿瘤天然药物工程研究中心的贾绍华等人通过 MTT 法考察了秦皮乙素对胃癌 SGC-7901 细胞的体外抑瘤作用，随着给药浓度的增加，SGC-7901 细胞的生长率也随之降低，且有明显的凋亡形态学特征；进一步研究发现秦皮乙素可通过调控活性氧和细胞内 Ca^{2+} 浓度，以及线粒体膜电位来启动线粒体凋亡通路，进而释放 Smac 蛋白，并与凋亡抑制蛋白 Surviving 结合，从而发挥其抗肿瘤作用。张舜尧等人的研究也显示，秦皮乙素在体外可以通过促进凋亡受体途径相关蛋白 Fas、FasI、FADD 的表达，并形成聚合体促进 Caspase-8、Caspase-3 的表达，从而诱导 SGC-7901 细胞凋亡。中山大学的曹舒雯等人采用神经胶质瘤 C6 细胞前肢腋下皮下注射 BALB/c 裸鼠肿瘤构建荷瘤鼠模型，发现秦皮乙素可显著抑制雄性荷瘤鼠的瘤体积约 10 倍，瘤质量约 8 倍，对其体质量无显著影响，与阳性对照药尼莫司汀（ACNU）相似；对雌性荷瘤鼠瘤体的生长无显著抑制作用，为秦皮乙素进一步开发为抗胶质瘤药物提供了实验依据。

1.4 欧前胡素和异欧前胡素

欧前胡素（imperatorin）和异欧前胡素（isoimperatorin）属于 6，7- 呋喃香豆素，化学结构见图 9-3，存在于伞形科植物白芷、独活、羌活、当归、北沙参等常用中药中，是元胡止痛片、龙葵银消片、藿香正气水等中药复方制剂的重要成分。

俞方红等人的研究证明，欧前胡素具有体外抗肝肿瘤的生物活性，其抗肿瘤效应的机制可能是通过下调 Mcl-1 蛋白表达从而诱导细胞凋亡。陈虹等人在体外将 *Mcl-1* 基因通过质粒重组的方法构建了外源性 Mcl-1 表达系统，将该重组质粒转染到乳腺癌 MCF-7 细胞中后，结果表明欧前胡素对 MCF-7 细胞活力的抑制作用和凋亡诱导效应均显著下降，同样证明了抑制 Mcl-1 蛋白表达可能是欧前胡素诱导肿瘤细胞凋亡的机制之一。由于 Mcl-1 是肿瘤细胞内高表达的抗凋亡蛋白，其高表达与肿瘤细胞抵抗凋亡和耐药有关，上述研究结果解释了欧前胡素与顺铂合用可以显著杀伤人宫颈癌细胞的现象。从白芷根部提取的欧前胡素具有很强的抗肿瘤效应，能诱导人白血病细胞系 HL-60 的凋亡。郑颖等人也观察到欧前胡素在体外可显著提高多柔比星对宫颈癌细胞系 HeLa 的杀伤活性。欧前胡素可显著降低 HeLa 细胞 Mcl-1 的表达，而多柔比星对 Mcl-1 的表达水平无影响。最近，王廷祥等发现欧前胡素能够有效抑制人胃癌 BGC-823细胞的增殖并诱导其凋亡，抑制胃癌细胞移植瘤的生长，但对于其具体的调控机制有待进一步研究。

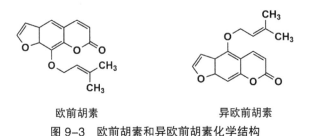

欧前胡素　　　　　　　　　异欧前胡素

图 9-3　欧前胡素和异欧前胡素化学结构

与欧前胡素的抗肿瘤作用类似，2006 年，Pokharel 等报道枳壳中的异欧前胡素（isoimperatorin）能浓度依赖性增加肝癌 H4IIE 细胞内谷胱甘肽巯基转移酶（glutathione S-transferase，GST）水平，减少肝癌的发病率。2010 年，王梦月等人的研究证实异欧前胡素对人白血病细胞株 HL-60、人肝癌细胞株 BEL-7402、人宫颈癌细胞株 HeLa、人肺癌细胞株 A-5494 种细胞株的生长均有显著抑制作用，并呈明显的量效关系。

1.5　紫花前胡素和紫花前胡醇

从当归等植物（*Angelica gigas.*）中提取的紫花前胡素（decursin）和紫花前胡醇（decursinol angelate）在多种肿瘤细胞上也表现出了较好的治疗作用，化学结构见图 9-4。2003 年，韩国首尔大学的 Lee 等人在肉瘤 -180 细胞荷瘤小鼠模型，观察到紫花前胡素能够提高模型小鼠的生存率，减轻瘤体的体积和重量。2005 年，Yim 等人发现紫花前胡素能抑制三种前列腺癌细胞（DU145，PC-3 和 LNCaP）的增殖，诱导肿瘤细胞凋亡。若将紫花前胡素的侧链（CH3）2-C=CH-COO 用羟基（-OH）取代后，对 PC-3 肿瘤细胞的抑制作用消失。对前列腺癌细胞的抑制作用机制可能由细胞内 Wnt/β-catenin 信号通路介导。紫花前胡素在体外能激活蛋白激酶 C（protein kinase C，PKC），Kim 等人的研究显示紫花前胡素能通过对 PKC 的激活后，抑制白血病细胞 K562 的分化和增殖。在人膀胱癌 235J 细胞和结肠癌 HCT116 细胞上，紫花前胡素能浓度依赖性使细胞处于亚 G1 期积聚，增加细胞质 DNA- 组蛋白复合物，从而使细胞周期被阻滞在 G1 期，同时下调抗凋亡因子 Bcl-2，上调凋亡因子前体 cytochrome C、Caspase-3 和 Bax，从而促进上述细胞凋亡。美国明尼苏达大学的 Jiang 等人发现紫花前胡素和紫花前胡醇可以通过 G1 期阻滞和 Caspase 介导的细胞凋亡抑制乳腺癌 MCF-7 细胞的增殖。除了抑制肿瘤细胞增殖作用外，紫花前胡素和紫花前胡醇还发挥对肿瘤血管的多种作用，切断肿瘤细胞生长所需氧气及其他营养物质；使存活的肿瘤血管正常化，降低肿瘤组织间压，改善化疗药物向肿瘤组织内的传送，提高化疗效果；抑制肿瘤新生血管生成，从而持续抑制肿瘤细胞的生长和转移。Jung 等人的研究显示，紫花前胡素和紫花前胡醇可以抑制血管内皮生长因子（vascular endothelial growth factor，VEGF）诱导的血管生成进程，显著抑制绒毛膜尿囊膜中的新生血管形成和小鼠种植肿瘤的生长。

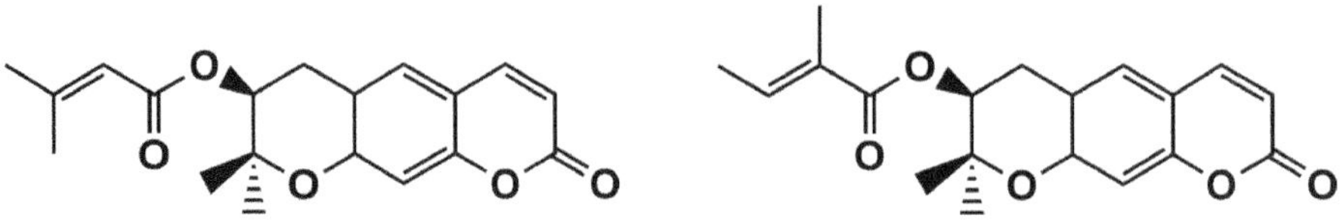

紫花前胡素　　　　　　　　　　　　紫花前胡醇

图 9-4　紫花前胡素和紫花前胡醇化学结构

1.6　新生霉素

新生霉素（Novobiocin）是从细菌链霉菌属（*Streptomyces spp*）提取出的氨基香豆素类化合物，对 DNA 拓扑异构酶有很好的抑制作用，同时对多种癌细胞有抑制作用，并能与抗癌药联合应用，逆转抗癌药的耐药性。DNA 拓扑异构酶 I 在细胞周期中无明显含量的变化，但在某些肿瘤细胞中，DNA 拓扑异构酶 I 含量高于正常组织。S 期细胞中 DNA 拓扑异构酶 I 活性增高。DNA 拓扑异构酶 II 是真核细胞基因转录的重要组成部分，拓扑构型对于选择性基因转录的控制至关重要。癌基因是细胞内特殊的 DNA 序列，该基因的表达与细胞癌变及恶性细胞的维持密切相关。以 DNA 拓扑异构酶为靶点的药物能够选择性抑制增殖期 DNA 复制细胞，干扰癌基因的表达，从而抑制癌细胞的增殖，选择性杀伤肿瘤细胞，达到治疗肿瘤的目的。

新生霉素抗肿瘤活性的研究始于 20 世纪 80 年代。Moscow 等人在胶质细胞瘤上发现新生霉素对细胞核中的拓扑异构酶 II 的抑制率达 73%，在 6 株肿瘤细胞（人肝癌细胞株 SMMC-7721、BEL-7404，人胃癌细胞株 NRM-45、BGC-823，乳腺癌细胞株 ER-7530、BCA-37）上，发现新生霉素对上述细胞株的抑制率为 14.6% ～ 47.6%。Rappa 等人发现新生霉素可抑制白血病细胞核的拓扑异构酶 II 活性，对白血病细胞有明显的抗癌作用。Lee 等用鼠卵巢癌细胞株进行研究，发现新生霉素在 0.3mmol/L 浓度时，其细胞毒作用只限于特定的细胞周期，即 G1-S 期，而对 G2 期、M 周期的细胞影响不大。广西医科大学的陆云飞等人发现新生霉素对人肝癌细胞有抗癌作用，与 5 种抗癌药（阿霉素、丝裂霉素、5-氟尿嘧啶、顺铂、环磷酰胺）联合应用对分离的临床肝癌细胞抑制率在低、中、高浓度均高于5种抗癌药单独应用，因此新生霉素对于防治肿瘤有较大的临床应用价值。

此外，新生霉素抗肿瘤活性的作用机制可能还与热休克蛋白90（Heat shock protein 90，Hsp90）有关。Hsp90具有促进新合成的蛋白和变异蛋白折叠的功能，该功能受Hsp90与辅伴侣相互作用和Hsp90与ATP结合、水解所调节。Hsp90作为分子伴侣，还与100多个细胞增殖信号通路中的重要蛋白关系紧密，这些蛋白与肿瘤密切相关。2016年10月，清华大学罗永章教授正式证明Hsp90α是一种与肿瘤相伴的物质，2016年，国家食品药品监督管理总局批准血浆Hsp90α用作肝癌标志物。

早在1997年，巴黎南大学的Bergerat等人在国际著名杂志《Nature》上发表了他们的研究成果，揭示新生霉素能显著减少细胞内P185erb2、p60v-src、Raf-1和突变型P53的水平，并且利用点突变实验证明新生霉素是Hsp90的C-端抑制剂。1998年，德国雷根斯堡大学的Scheibel等人提出了Hsp90功能模型—超级伴侣装置（super-chaperon machine）。Hsp90是构成该超级伴侣装置的重要基础，其辅伴侣分子包括hip、p50cdc3、Hsp70、p60[Hop]、Hsp40和BAG-1等。Hsp90发挥作用需要ATP的参与，ATP/ADP结合部位对构象转换至关重要，对多分子伴侣复合物的装配起着调节作用。Hsp90可以通过结合辅伴侣分子和客户蛋白（client protein）参与肿瘤细胞的功能调节。2000年，Marcu等人发现新生霉素与Hsp90的结合后，能够影响Hsp90与Hsp70和p60[Hop]分子伴侣形成复合物，也能抑制Hsp90-p50-p23复合物的形成。福建医科大学的吴丽贤等人发现新生霉素能降低白血病K562细胞中Bcr-Abl的蛋白水平，使Bcr-Abl与Hsp90和Hsp70的结合减少，首次证明了干扰Hsp90伴侣功能，减少Bcr-Abl与Hsp90和辅伴侣的结合与新生霉素抑制慢性粒细胞白血病（chronic myelogenous leukemia，CML）相关。随后，他们又合成了新生霉素的结构单元3-O-氨基甲酰基诺维糖和3-乙酰氨基-7-羟基香豆素，结果发现上述两个化合物对K562细胞的IC_{50}分别为2.287mmol和2.165mmol，具有抗白血病肿瘤细胞活性，但比新生霉素的作用要弱，新生霉素对K562细胞的IC_{50}为0.35mmol。

新生霉素除了有抗癌作用外，还对某些化疗药物有调节作用，表现为提高或降低药物的疗效，调节作用的差异和联合应用的药物有关与肿瘤细胞生物学特性相关。如在乳腺癌细胞株 ER-7530，新生霉素能降低安吖啶（Amsacrine）的抗癌作用。由于安吖啶与腺嘌呤—胸腺嘧啶碱基对有相互作用，从而阻止 DNA 作为 DNA 复制和 RNA 合成的模板，也可能插入碱基对之间干扰 DNA 合成。而新生霉素可以通过抑制拓扑异构酶 II 活性从而减慢 DNA 合成速率，降低了安吖啶的作用。而在肝癌和胃癌细胞上，中浓度的新生霉素和中浓度的抗癌药（甲氨蝶呤、丝裂霉素、阿霉素、长春新碱、5- 氟尿嘧啶、顺铂、环磷酰胺）联合应用，新生霉素能增强上述 7 种抗癌药的疗效。在白血病 WEHI-3B 细胞或肺癌 A-549 细胞上，新生霉素还能够增强依托泊苷（etoposide）和替尼泊苷（teniposide）的细胞毒性，这种叠加效应不是来自于对拓扑异构酶 II 活性的抑制作用，而是新生霉素减少了依托泊苷和替尼泊苷的细胞外排，增加了细胞内浓度。通过临床试验，新生霉素已明确可以被临床安全使用治疗肿瘤，推荐剂量是 4g/d，口服 1 周，血浆浓度约为 100μmol/L。新生霉素和环磷酰胺、顺铂的联合化疗效果也开展了临床试验。

1.7 其他天然香豆素

瑞香素（Daphnetin）又名瑞香内酯或祖师麻甲素，是从瑞香属植物长白瑞香（Daphne Korean Nakai）中提取出来的有效成分，为 7，8- 二羟基香豆素。近年来，2016 年，日本京都药科大学的 Fukuda 等人发现瑞香素可以减少 RhoA 和 Cdc42 的表达从而抑制小鼠骨肉瘤 LM8 细胞的侵袭和恶化。然而瑞香素的抗肿瘤作用机制比较复杂，可以通过抗氧化作用抑制 7，12-dimethylbenz（a）anthracene（DMBA）诱导肿瘤发生，上调细胞内保护性蛋白 Nrf-2 和 HO-1 mRNA 的表达，同时下调 NF-κB mRNA 的表达。

异虎耳草素（Isopimpinellin）又称异茴芹内酯，茴芹香豆素或异茴芹素，为伞形科植物蛇床干燥成熟果实的香豆素类提取物。Kleiner 等报道通过口服异虎耳草素对皮肤瘤具有明显抑制效果。从 Seseli indicum 果实中提取的邪蒿内酯（seselin）和美花椒中提取的花椒内酯（xanthyletin）在多种肿瘤细胞也具有抑制活性，化学结构中的异戊烯基是抗肿瘤活性的重要基团，见图 9-5。

白花丹是蓝雪科蓝雪属植物，是我国及许多东南亚国家的传统医用药材，具有抗感染抑菌、抗氧化和兴奋中枢神经系统等作用。白花丹的主要活性成分是白花丹素（Plumbagin），属于香豆素类化合物，近年来发现白花丹素可以显著抑制宫颈癌 ME-180 细胞、肝癌 HepG2 细胞、肺癌 LLC 细胞、白血病等肿瘤细胞的增殖。

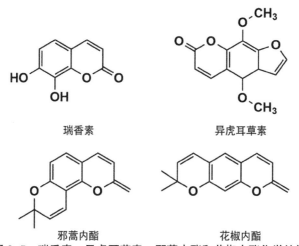

瑞香素　　　　　　　　　异虎耳草素

邪蒿内酯　　　　　　　　　花椒内酯
图 9-5　瑞香素、异虎耳草素、邪蒿内酯和花椒内酯化学结构

茵陈素（Capillarin）是从菊科艾属植物茵陈蒿 *Artemisia capillaris Thunb.* 或滨蒿 *A.Scoparia Waldst.et Kit.* 的花蕾及未成熟的果实中分离提取的主要成分之一，主要含有 6，7- 二甲氧基香豆素。重庆医科大学的蒋幼凡等人发现茵陈素能够剂量依赖性抑制肿瘤细胞 DNA 合成抑制肺癌细胞的增殖。日本名城大学的 Itoigawa 等人从藤黄科植物中分离获得了 10 个 4- 苯基香豆素衍生物，化学结构见图 9-6，并通过体内实验观察到这些衍生物对大鼠皮肤肿瘤细胞扩增具有明显的抑制作用。

南京中医药大学的王萌等人在人肝癌 SMMC-7721、HepG2 细胞，人肺癌 A-549 细胞，人胃癌 MKN-45 细胞，人宫颈癌 Hela 细胞，人乳腺癌 MCF-7，MDA-MB-2317 细胞等多种肿瘤细胞上，观察了明党参根皮中提取的珊瑚菜内酯等 5 种呋喃香豆素的抗肿瘤活性，发现上述香豆素化合物对 7 种肿瘤细胞均表现出不同程度的增殖抑制作用。华北制药集团的任风芝等人利用硅胶柱色谱及高效液相色谱等方法对两头尖提取物进行分离和纯化得到两个新的香豆素类化合物，根据理化性质和光谱数据鉴定为 4，7- 二甲氧基 -5- 甲基 -6- 羟基香豆素和 4，7- 二甲氧基 -5- 醛基 -6- 羟基香豆素，生物活性试验显示两个化合物对 K562、A549 和 HCT-15 三种细胞肿瘤细胞的增殖有抑制作用。

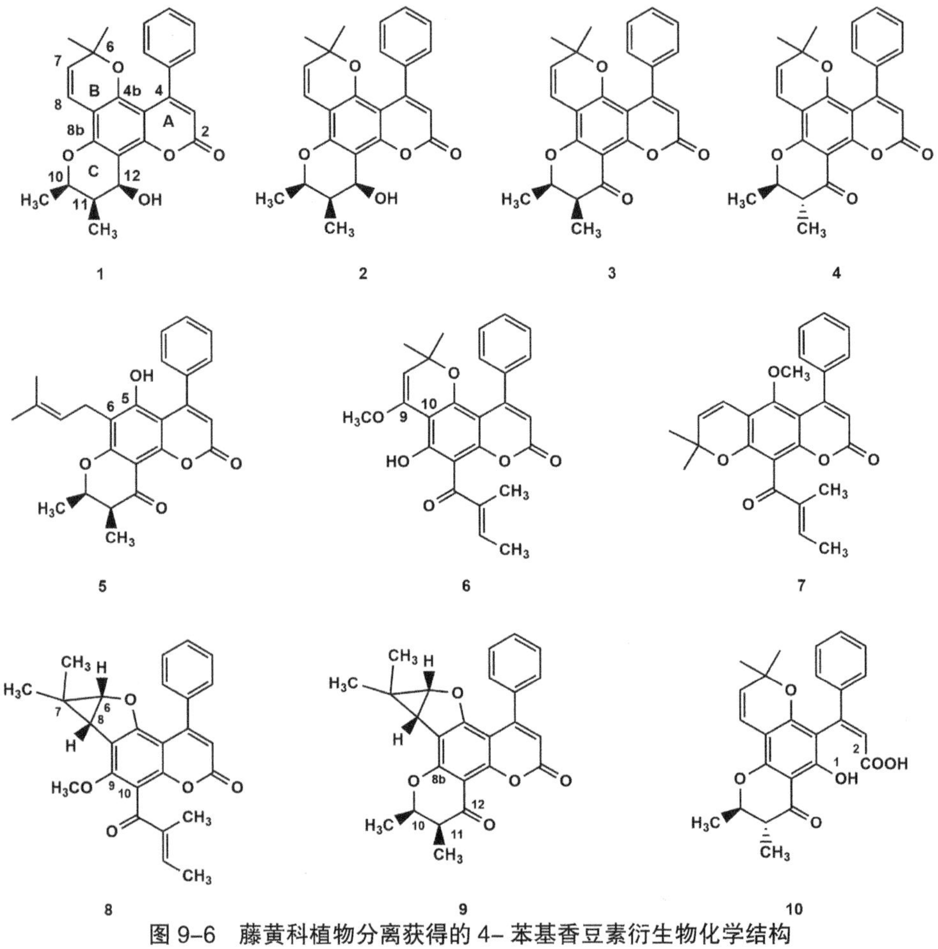

图 9-6　藤黄科植物分离获得的 4- 苯基香豆素衍生物化学结构

　　天然香豆素分布广泛，结构多样，在不同肿瘤细胞上展现出了良好的治疗前景。但天然香豆素的研究在我国起步较晚，在某些方面落后于韩国或日本学者的研究，且多数研究停留在有效化合物的分离鉴定及初步的活性测定方面，抗肿瘤活性的研究多数停留于细胞水平，抗肿瘤的作用机制目前也尚未十分明确。针对天然香豆素进一步结构设计优化和抗肿瘤活性筛选将是本领域的研究热点。

2. 具有抗肿瘤活性的人工合成香豆素类化合物

由于香豆素化学分子内具有较大的共轭体系和强的电子转移能力，因此便于进行结构修饰并易于引入多种功能基团。根据香豆素类化合物的分类，从简单香豆素、吡喃香豆素、呋喃香豆素和其他香豆素的化学结构修饰获得相应的衍生物，分析国内外药学工作者人工合成的香豆素类化合物抗肿瘤活性研究现状和进展。

2.1 简单香豆素类衍生物

上海中医药大学的研究人员以蛇床子素为先导化合物进行结构修饰，合成了系列新型香豆素类化合物，化学结构见图9-7，其中化合物e对人乳腺癌 MCF-7 和 MDA-MB-231 细胞的 IC_{50} 分别为 0.24μmol/L 和 0.31μmol/L，抑制活性比蛇床子素提高了100倍，具有良好的开发前景。

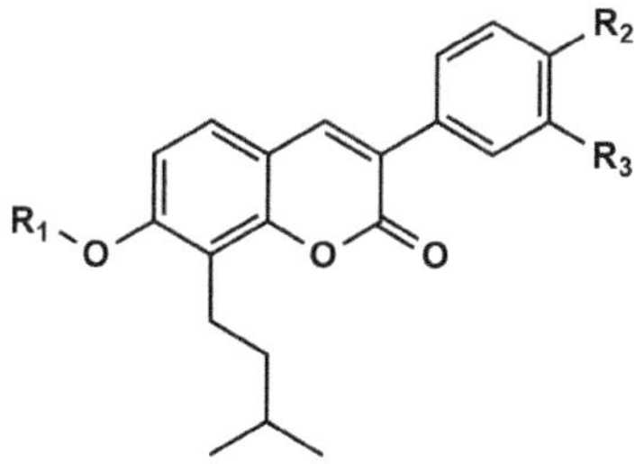

a: R_1=CH$_3$, R_2=CH$_3$O, R_3=CH$_3$O   f: R_1=CH$_3$, R_2=F, R_3=F

b: R_1=CH$_3$, R_2=CF$_3$, R_3=H   g: R_1=CH$_3$, R_2=CH$_3$, R_3=H

c: R_1=H, R_2=CF$_3$, R_3=H   h: R_1=CH$_3$, R_2=OH, R_3=H

d: R_1=CH$_3$, R_2=F, R_3=H   i: R_1=CH$_3$, R_2=Cl, R_3=H

e: R_1=CH$_3$, R_2=OCF$_3$, R_3=H   j: R_1=H, R_2=OCF$_3$, R_3=H

图9-7 新型蛇床子素衍生物化学结构

Saleem 等人通过点击化学的方法对蛇床子素进行结构改造合成了22个新型香豆素类化合物（图9-8），在多种肿瘤细胞（结肠癌细胞：colo-205，HCT-116；乳腺癌细胞：T47D；肺癌细胞：NCIH322，A549；前列腺癌细胞：

PC-3；皮肤癌细胞：A-431）上观察了化合物对上述细胞的毒性，结果发现新化合物对肿瘤细胞的细胞毒性比蛇床子素强，其中化合物 8 对上述细胞的 IC_{50} 分别为 1.3，4.9，3.6，41.0，35.2，26.4 和 7.2μmol/L。

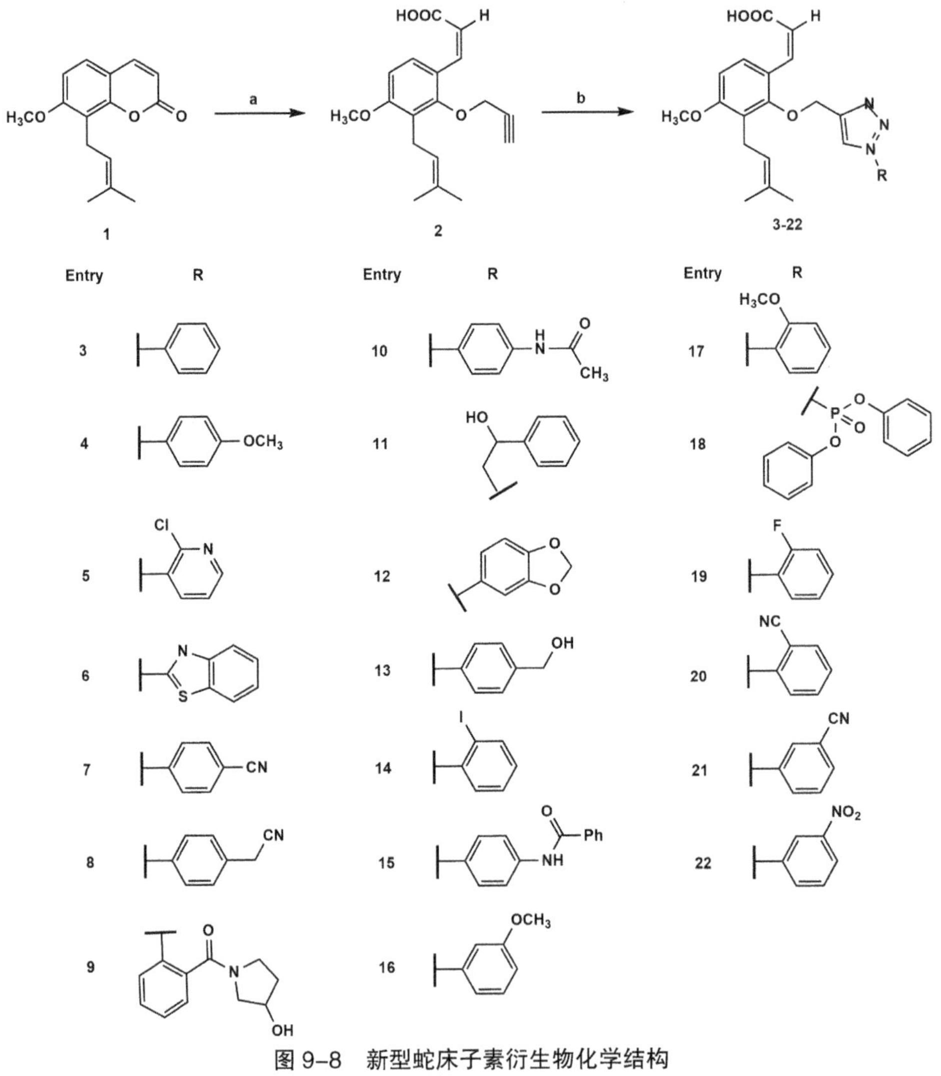

图 9-8　新型蛇床子素衍生物化学结构

兰州大学的 Yang 等人以 3-苯基香豆素为母核，合成了以乙酰氧基、甲氧基、羟基取代的简单香豆素衍生物，体外实验结果显示这些衍生物对白血病 HL-60 细胞和人肺腺癌 A549 细胞均有明显的抑制活性，其中，6-甲氧基-7-

羟基 –3–（4 – 羟基苯基）– 香豆素对上述肿瘤细胞的抑制活性最强，IC$_{50}$ 分别为 5.2μmol/L 和 7.5μmol/L。因此，在香豆素母核苯环上引入邻二酚羟基或邻羟基甲氧基能明显增强 3– 苯基香豆素的抗肿瘤活性。

Amin 等在简单香豆素 7 位连接吡唑啉和磺胺结构后获得了相应的目标化合物（图 9-9），对 60 种肿瘤细胞上检测了这些衍生物的抗肿瘤活性，结果在乳腺癌 MCF7 细胞和结肠癌 HCT–116 细胞上具有明显的抗肿瘤活性，IC$_{50}$ 的范围从 0.01μmol/L 到 2.8μmol/L，其中化合物 9c 的细胞毒性最强。在此基础上，他们又合成了新的吡唑啉香豆素化合物，在肝癌 HepG2 细胞上检测了其细胞毒性，结果发现这些化合物在纳摩尔级浓度就能发挥抗肿瘤作用，且对肿瘤细胞端粒酶有抑制作用，能够促进细胞凋亡。

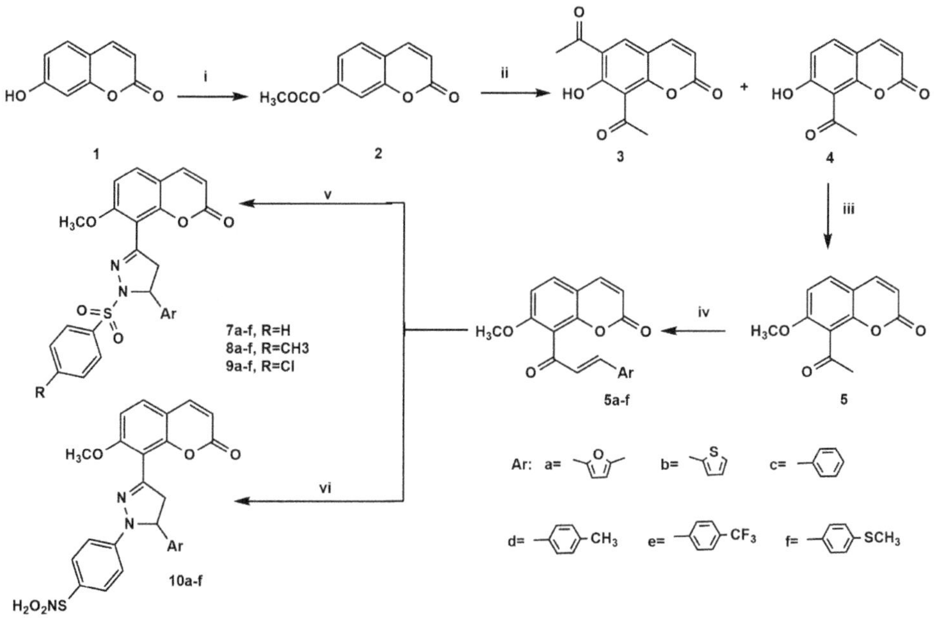

图 9-9　新型香豆素吡唑啉化合物化学结构

2.2　呋喃香豆素类衍生物

呋喃类香豆素多具有细胞毒性作用，呋喃环上的双键可接受紫外线的能量而被激活，激活的双键可与嘧啶核苷酸碱基上的双键加合，从而使 DNA 链间交联而产生抗增殖和细胞毒性。补骨脂素是研究较多的天然呋喃类香豆素，该化合物的抗肿瘤活性吸引了广大药学工作者的注意，在补骨脂素或其衍生物5-MOP 和 8-MOP 的基础上，又不断进行了结构改造和修饰。1999 年，意大利帕多瓦大学的 Dalla 等人在补骨脂素的 5 位或 8 位接入苯或四氢苯取代基后，合成了 5-MOP 和 8-MOP 的系列衍生物，发现这些化合物能够抑制 DNA 拓扑异构酶 Ⅱ 活性，诱导 DNA 断裂，对细胞产生毒性。2006 年，他们又合成了含5，6 呋喃香豆素基本骨架的四环化合物，在光照下化合物的抗肿瘤活性比8-MOP 高达 100 倍。Omaima 等在 8-MOP 的 5 位接入了一些具有细胞毒性的杂环后合成了系列新型呋喃香豆素类衍生物，化合物结构见图 9-10，虽然这些化合物对乳腺癌 MCF-7 细胞没有作用，但对子宫颈癌 HeLa 细胞却有明显细胞毒性，甚至优于 8-MOP 的毒性作用。

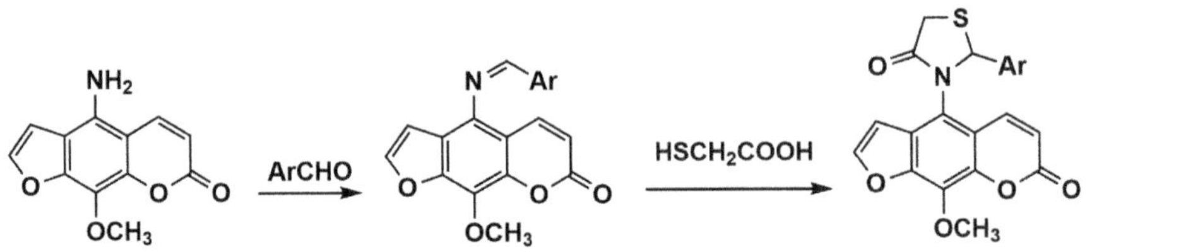

a, Ar=C_6H_5; b, Ar=C_6H_4-Cl-p;
c, Ar=C_6H_5-OCH$_3$-p; d, Ar=C_6H_4-Br-p;
e, Ar=C_6H_4-NO$_2$-p; f, Ar=2-furyl;
g, Ar=2-thienyl; h, Ar=C_6H_4-N(CH$_3$)$_2$-p

a, Ar=C_6H_5; b, Ar=C_6H_4-OCH$_3$-p;
c, Ar=C_6H_4-Br-p; d, Ar=2-furyl

图 9-10　新型呋喃香豆素类衍生物化学结构

呋喃香豆素在体内还可以抑制细胞色素 P450 氧化酶的活性，影响体内很多生理生化反应。Francisco 等合成了 5 个新型苯并呋喃香豆素化合物，对乳腺癌 MDA-MB-231 细胞、子宫颈癌 HeLa 细胞和膀胱癌 TCC-SUP 细胞的增殖有明显的抑制作用，通过分子对接及 EPI（electrostatic potential isosurfaces）等分析技术后，推测化合物的作用靶点可能是 CYS2A6，化学结构及与 CYS2A6 相互作用关系见图 9-11。

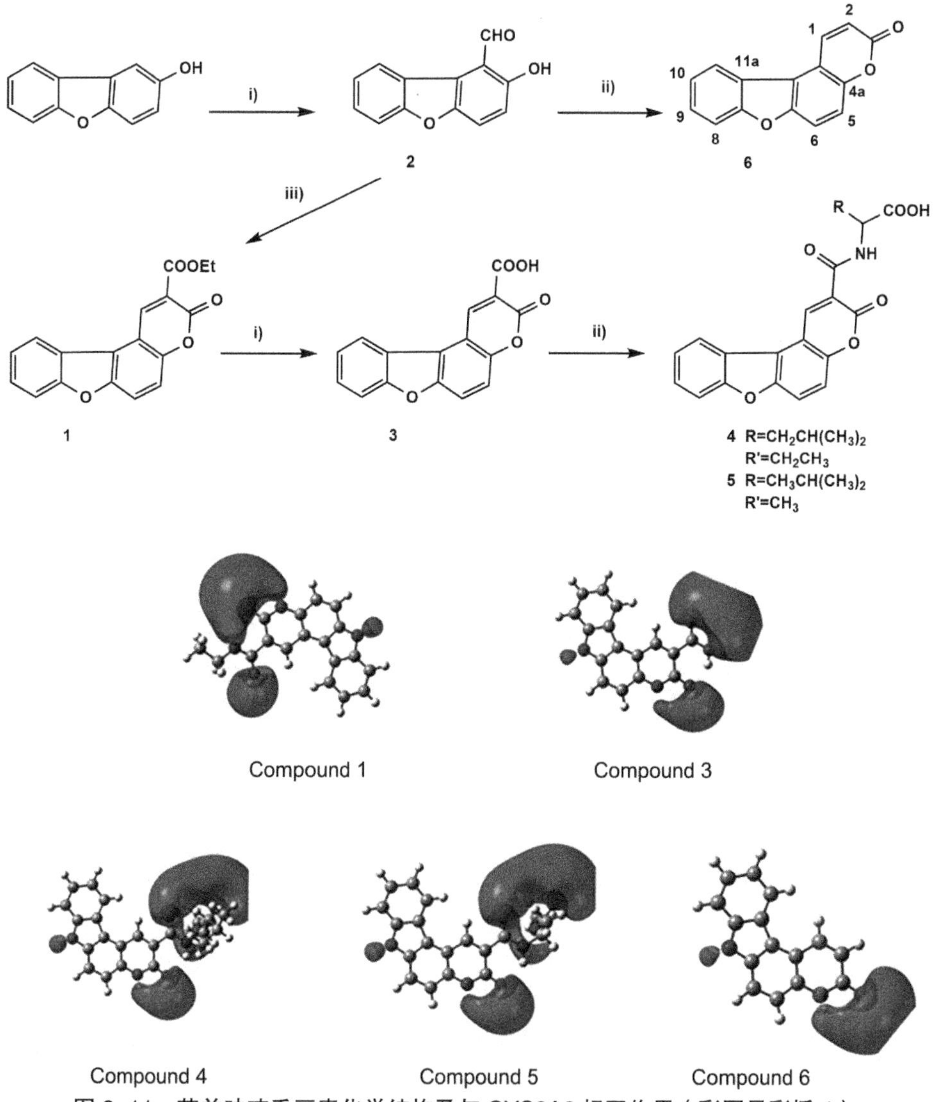

图 9-11 苯并呋喃香豆素化学结构及与 CYS2A6 相互作用（彩图见彩插 4）

NF-κB 是一组广泛存在于哺乳动物细胞中的转录因子，由 Sen 等于 1986 年首先在 B 细胞中发现。近些年来，很多研究发现，NF-κB 对肿瘤的起源、发展、血管新生和转移及肿瘤细胞凋亡具有重要作用，并与肿瘤细胞耐药性的产生关系密切。2011 年，Borgatti 等人合成了新型呋喃香豆素衍生物，这些化合物能有效抑制 NF-κB 与 DNA 结合形成复合物，尤其在补骨脂素 9 位增加了甲基后，化合物的抑制作用最为明显。

2.3 吡喃香豆素类衍生物

紫花前胡素是具有抗肿瘤活性的天然吡喃香豆素，药学工作者们在此基础上作了进一步的结构改造和修饰，并分析了构效关系，发现了一些抗肿瘤活性更加显著的衍生物。2006 年，Kim 等人合成了一系列的紫花前胡素类似物，这些化合物在体外能活化 PKC，增加肿瘤白血病 U937 细胞内 ROS 的合成，并对 K562 和 U937 细胞的增殖有抑制作用。构效关系研究揭示香豆素母核在抗白血病肿瘤活性中发挥了重要作用，而侧链取代基是活化 PKC、发挥细胞毒性的关键基团。前列腺癌是男性泌尿生殖系统中最常见的恶性肿瘤，严重威胁着男性健康。雄性激素受体拮抗剂是一类预防和治疗前列腺癌的重要药物，能提高前列腺癌患者的生存率。2012 年，Zhang 等合成了苯基硫代氨基甲酸酯与紫花前胡醇的杂合物（decursinol phenylthiocarbamate，DPTC），在前列腺癌 LNCaP 细胞上能够下调雄性激素受体的表达，抑制其细胞核转移，促进细胞凋亡，使肿瘤细胞 G1 期阻滞。在前列腺癌小鼠模型亦表现出良好的阻滞雄性激素受体和抗肿瘤活性。

华南理工大学的曾和平课题组采用 Pechmann 反应合成了系列吡喃香豆素衍生物，并在乳腺癌 MCF-7 和 MDA-MB-231 细胞上评价了化合物的抗肿瘤活性，结果发现其中四个化合物（6b，6d，6h 和 6k）对 MCF-7 细胞的增殖有明显抑制作用，化合物化学结构见图 9-12，IC_{50} 分别为 7.2、5.3、3.3 和 6.5μmol/L。

2015 年，美国路易斯安那泽维尔大学的 Liu 等人合成了系列新型吡喃香豆素衍生物，发现化合物 3- 氟甲基 -7，8- 吡喃香豆素可以抑制非细胞系统细胞色素 P450 酶 CYP1A2（MROD）的活性，Ki 值为 0.39μmol/L。在肝癌 HepG2 细胞，该化合物能降低 MROD 活性，具有作为以细胞色素 P450 氧化酶 1A2 为靶点的先导化合物进一步开发的前景。

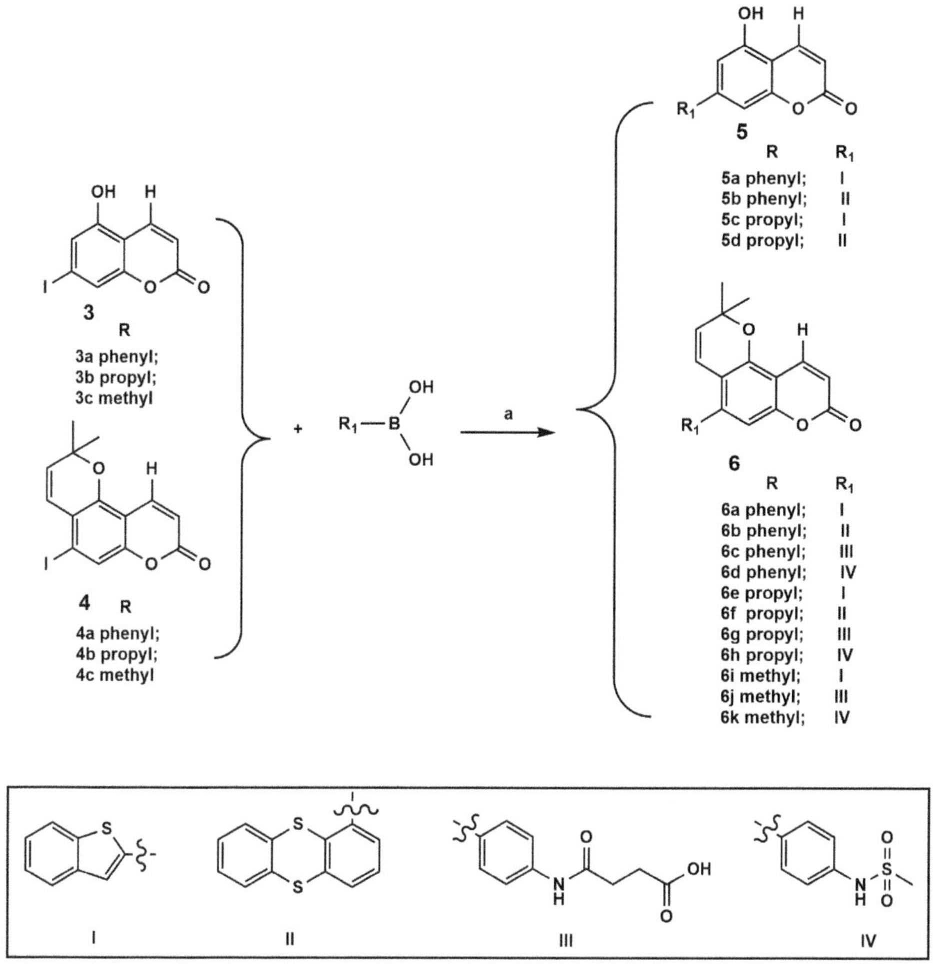

图 9-12 新型吡喃香豆素类衍生物化学结构

2.4 其他类型的香豆素衍生物

双香豆素是香豆素二聚体，依靠 C-O-C 键或 C-C 键相连。本课题组近年来合成了系列双香豆素和二氢吡喃类衍生物，化合物化学结构见图 9-13，并在人十二指肠腺癌 HuTu80 细胞、乳腺癌 4T1 细胞和肾癌 PANC1 细胞上评价了化合物的细胞毒性，其中双香豆素衍生物 1 显示出良好的抗肿瘤活性。

刘文虎等人基于活性亚单元拼接原理，经克莱森—施密特缩合、溴代、环合、消除等反应，将查尔酮分子片段拼接到香豆素结构中，设计并合成了 24 个新型含查尔酮结构的香豆素衍生物，并评价了化合物对肝癌 HepG2 细胞、前列腺癌 PC3DU145 细胞及肺腺癌 A549 肿瘤细胞的抗增殖作用，结果表明，部分化合物对肿瘤细胞具有较好抗增殖作用。查尔酮取代于香豆素骨架 7 位的化合物较 3 位取代活性高，其中取代基具有较适宜的空间效应和电性效应，对活性影响显著，增大化合物的空间体积，则活性有增强趋势；取代基的吸电子能力增大，活性下降，当取代基为甲氧基取代时，不同取代位次对活性影响较大，表现为间位 > 对位 > 邻位。该课题组又将 Schiff 碱芳香氮芥药效基团 N,N-二（2-氯乙基）氨基拼接到香豆素结构中，设计合成了系列新型含 Schiff 碱芳香氮芥的香豆素衍生物，结果表明部分化合物对上述肿瘤细胞的增殖具有较好的抑制作用。

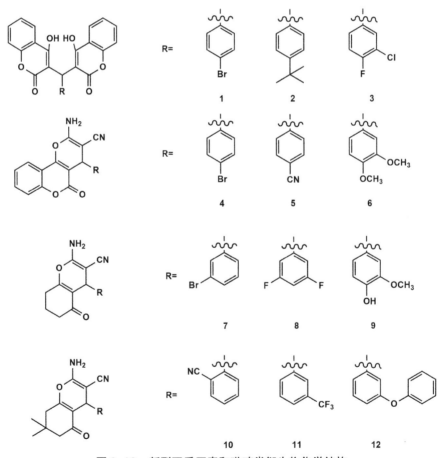

图 9-13　新型双香豆素和吡喃类衍生物化学结构

吴小琼等人以 3- 乙酰基 -6- 香豆素为起始原料，设计并合成了一系列新型香豆素二氢吡唑硫代乙酮衍生物，体外生物活性测定结果表明丁硫基乙酰三氟甲基苯基香豆素二氢吡唑和丙硫基乙酰苯基香豆素二氢吡唑对四株肿瘤细胞（人胃癌 GCS -7901、MGC-803 细胞、乳腺癌 Bcap-37 细胞和肝癌 HepG2 细胞）具有较高的抑制增殖活性，其中有些化合物对端粒酶具有很强的抑制活性。

以上研究结果显示，天然的、合成或半合成的香豆素类化合物不仅在多种肿瘤细胞上具有确切的抗肿瘤活性，抗肿瘤活性存在时间和剂量的依赖关系且与化学结构紧密相关，而且与临床常用的化疗药物相比毒性较低，具有特异的化学预防和保护作用，可以减少其他抗肿瘤药物的毒性和耐药性，已引起了众多药学工作者的广泛关注。此外，香豆素类化合物种类多，具有化学结构简单、分子量相对较小、易进行化学合成和修饰、生物利用度高等优点，因此香豆素类化合物在开发抗肿瘤药方面前景广阔。

由于香豆素类化合物生物活性的多样性以及肿瘤细胞之间的差异，给香豆素类化合物的抗肿瘤机制研究带来了巨大挑战，因此对香豆素类化合物的抗肿瘤作用靶标尚未明确。香豆素类化合物化学结构的多样性也导致其构效关系的研究不够全面和深入，上述领域的进一步研究和探索，将对未来开发抗肿瘤药物提供重要指导。

参考文献

[1]　Hopkins CE. Psoralen prophylaxis against skin cancer: progress of field trials.J Invest Dermatol,1959,32(2, Part 2):383-286.

[2]　闫晓光，吴军正，陈建元 . 维甲酸与 8- 甲氧基补骨脂素联合应用对口腔鳞癌细胞系的抑制作用 . 华西口腔医学杂志 ,1998, 2(16): 711-713.

[3]　韩建勋，吴军正，李峰，等 . 8- 甲氧基补骨脂素对 MEC-1 细胞癌基因、抑癌基因表达的影响 . 实用口腔医学杂志 ,1999, 15(6):457-458.

[4]　吴军正，司徒镇强，陈建元，等 . 补骨脂素和 8- 甲氧基补骨脂素对涎腺黏液表皮样癌高转移细胞表型的影响 . 第四军医大学学报 ,2000,21(8):119-221.

[5]　Caffieri S, Di Lisa F, Bolesani F, et al.The mitochondrial effects of novel apoptogenic

molecules generated by psoralen photolysis as a crucial mechanism in PUVA therapy. Blood,2007,109(11):4988–4994.

[6] Viola G, Fortunato E, Cecconet L, et al. Induction of apoptosis in Jurkat cells by photoexcited psoralen derivatives: Implication of mitochondrial dysfunctions and caspases activation. Toxicol In Vitro,2007,21(2):211–216.

[7] 蔡宇, 曹克俭, 殷忠东. 补骨脂素胶囊对急性白血病多药耐药逆转作用的临床观察. 中国中医药科技,2002, 9(1):53.

[8] 蔡宇, 蔡天革. 补骨脂素逆转多药耐药细胞株 K562/ADR 耐药性研究. 中国药理学通报,2003,19(10): 5611–5614.

[9] 蔡宇. 补骨脂素逆转白血病耐药细胞株 K562/ADR 多药耐药性研究. 中华实用中西医杂志,2003,3(16):3102–3106.

[10] 汪绍兴. 补骨脂素对人白血病细胞株杀伤作用的实验研究. 湖北中医杂志,2002, 10(24): 45.

[11] 张荣河, 何三光. 槲皮素、补骨脂素、异补骨脂素对人乳腺癌细胞 P 糖蛋白及耐药性影响的研究. 中国医科大学学报,2000,4(29): 713–715.

[12] 蔡宇. 补骨脂素逆转人乳腺癌细胞多药耐药性的研究. 肿瘤,2004, 24(3): 240–241.

[13] 蔡宇, 杨燕霞, 梁少玲. 补骨脂素对乳腺癌多药耐药细胞株 Bcl-2 基因蛋白表达的影响. 中药材,2004,27(11):855.

[14] 赵蠡业, 蔡宇. 补骨脂素逆转人乳腺癌耐药细胞株 McF-7 多药耐药性研究. 中华中医药杂志,2006, 21(6): 370–371.

[15] Lee YM, Wu TH, Chen SF, et al. Effect of 5–methoxypsoralen (5–MOP) on cell apoptosis and cell cycle in human hepatocellular carcinoma cell line. Toxicol In Vitro,2003,17(3):279–287.

[16] You L, An R, Wang X, et al. Discovery of novel osthole derivatives as potential anti–breast cancer treatment. Bioorg Med Chem Lett,2010,20(24):7426–7428.

[17] Yang D, Wang H, Peng Y, et al. Effects of Osthole on the Proliferation, Cell Cycle and Apoptosis in Human Breast Cancer Cells. Journal of Nanjing Normal University: Natural Science Edition, 2010,33(2): 76–80.

[18] Yang D, Gu T, Wang T, et al. Effects of osthole on migration and invasion in breast cancer

cells. Biosci Biotechnol Biochem, 2010, 74(7):1430–1434.

[19] Lin VC, Chou CH, Lin YC, et al. Osthole suppresses fatty acid synthase expression in HER2–overexpressing breast cancer cells through modulating Akt/mTOR pathway. J Agric Food Chem,2010,58(8):4786–4793.

[20] Hung CM, Kuo DH, Chou CH, et al. Osthole suppresses hepatocyte growth factor (HGF)–induced epithelial–mesenchymal transition via repression of the c–Met/Akt/mTOR pathway in human breast cancer cells. J Agric Food Chem,2011,59(17):9683–9690.

[21] 刘胜，宋晓耘，吴春宇，等.蛇床子和补骨脂含药血清对乳腺癌高转移细胞 MDA–MB–231BO 与骨髓基质细胞 ST2 的影响.中西医结合学报，2010,8(9):877–882.

[22] 刘胜，吴春宇，程旭锋，等.从 OPG/RANKL/RANK 系统阐述补骨脂 – 蛇床子抑制乳腺癌骨转移的机制.中国中西医结合杂志,2011,31(5): 684–689.

[23] 郭保凤，刘胜，叶依依，等.中药提取物配伍对乳腺癌 MDA–MB–231BO 细胞侵袭作用的影响及其机制.中西医结合学报,2011,9(10):1110–1117.

[24] 郭保凤，刘胜，叶依依，等.蛇床子素、补骨脂素及丹皮酚配伍对乳腺癌 MDA–MB–231BO 细胞株的体外抑制及 TGF–131 基因表达的影响.中华中医药杂志,2012,27(2): 430–433.

[25] 林碧华，马晓娟，蔚帅帅，等.蛇床子素防治乳腺癌的研究新进展.广东医学,2013,34(24): 3810–3812.

[26] 周则卫，沈秀，吴小霞，等.天然蛇床子素的抗肿瘤活性实验研究.癌变·畸变·突变,2007,19(2):119–121.

[27] Zhang L, Jiang G, Yao F, et al. Growth inhibition and apoptosis induced by osthole, a natural coumarin, in hepatocellular carcinoma. PLoS One,2012,7(5):e37865.

[28] Zhang L, Jiang G, Yao F, et al. Osthole promotes anti–tumor immune responses in tumor–bearing mice with hepatocellular carcinoma. Immunopharmacol Immunotoxicol, 2015,37(3):301–307.

[29] Lin ZK, Liu J, Jiang GQ, et al. Osthole inhibits the tumorigenesis of hepatocellular carcinoma cells. Oncol Rep,2017,37(3):1611–1618.

[30] Chou SY, Hsu CS, Wang KT, et al. Antitumor effects of Osthol from Cnidium monnieri: an in vitro and in vivo study. Phytother Res,2007, 21(3):226–230.

[31] Fujioka T, Furumi K, Fujii H, et al. Antiproliferative constituents from umbelliferae plants. V. A new furanocoumarin and falcarindiol furanocoumarin ethers from the root of Angelica japonica. Chem Pharm Bull (Tokyo),1999,47(1):96-100.

[32] 章明杰，张岩. 蛇床子素诱导人多发性骨髓瘤 RPMI-8226 细胞凋亡及其机制研究. 现代肿瘤医学,2016, 24(23):3710-3712.

[33] Chu CY, Tsai YY, Wang CJ, et al. Induction of apoptosis by esculetin in human leukemia cells. Eur J Pharmacol,2001,416(1-2):25-32.

[34] Wang CJ, Hsieh YJ, Chu CY, et al. Inhibition of cell cycle progression in human leukemia HL-60 cells by esculetin. Cancer Lett,2002,183(2):163-168.

[35] Lin TH, Lu FJ, Yin YF, et al. Enhancement of esculetin on arsenic trioxide provoked apoptosis in human leukemia U937 cells. Chem Biol Interact,2009,180(1):61-68.

[36] Park C, Jin CY, Kim GY, et al. Induction of apoptosis by esculetin in human leukemia U937 cells through activation of JNK and ERK. Toxicol Appl Pharmacol,2008,227(2):219-228.

[37] Park C, Jin CY, Kwon HJ, et al. Induction of apoptosis by esculetin in human leukemia U937 cells: roles of Bcl-2 and extracellular-regulated kinase signaling. Toxicol In Vitro,2010,24(2):486-494.

[38] Rubio V, Calviño E, García-Pérez A, et al. Human acute promyelocytic leukemia NB4 cells are sensitive to esculetin through induction of an apoptotic mechanism. Chem Biol Interact,2014,220:129-139.

[39] Rubio V, García-Pérez AI, Tejedor MC, et al. Esculetin Neutralises Cytotoxicity of BHP but Not of H_2O_2 on Human Leukaemia NB4 Cells. Biomed Res Int,2017,2017:9491045.

[40] Kuo HC, Lee HJ, Hu CC, et al. Enhancement of esculetin on Taxol-induced apoptosis in human hepatoma HepG2 cells. Toxicol Appl Pharmacol,2006,210(1-2):55-62.

第十章　香豆素类化合物抗氧化活性研究

氧化应激（oxidation stress，OS）是指机体在受有害刺激时，体内产生活性自由基所引起的细胞和组织的生理和病理变化。由于活性自由基可以直接或间接氧化或损伤 DNA、蛋白质和脂质，诱发基因的突变、蛋白质变性和脂质过氧化，目前认为在肿瘤、心脑血管疾病、阿尔兹海默病、糖尿病等临床疾病过程中，氧化应激是重要的致病危险因子。

香豆素类衍生物是一类具有多种生物学功能的杂环化合物，在过去的 20 年中，关于香豆素类衍生物抗氧化活性的研究已被各国科学家所证实，并对其构效关系进行了深入分析。此外，某些香豆素类衍生物具有治疗糖尿病、心血管疾病以及神经系统疾病和抗癌等多种药效，而这些效应与其抗氧化功能密切相关，因此，本章在氧化应激的发生过程和对机体产生的病理变化的基础上，对香豆素类衍生物抗氧化应激作用的最新研究进展进行评述。

1. 氧化应激概述

1.1　活性物质的产生

氧化应激损伤由活性物质所导致，活性物质是指分子在光热等外界条件下，共价键发生断裂而形成的具有单电子的原子或者分子碎片。它是一类不稳定的物质，活性物质通常都会具有非常高的化学活性，这些活性物质包含一个或多个不成对的电子。根据中心杂原子的不同，自由基可以分为三大类：活性氧自由基（reactive oxygen species，ROS）、活性氮自由基（reactive nitrogen species，RNS）和活性氯（reactive chlorine species，RCS）。ROS 和 RNS 是体内最重要的活性物质，其中 ROS 是体内一类氧的单电子还原产物，包括氧的一电子还原产物超氧阴离子、二电子还原产物过氧化氢、三电子还原产物羟基自由基以及一氧化氮等。ROS 的产生主要是线粒体在状态转换过程中高氧的环境和高还原态的呼吸链使大量电子漏出并还原氧分子而形成。而活性氮的种类比较少，其主要存在形式为 NO^-，由特定的 NO 合成酶催化合成。

ROS 和 RNS 活性物质的来源主要分为外源性和内源性两种。外源性途径可能产生大量的 ROS，譬如某些食品或药品能够通过氧化从而产生大量的 ROS 破坏蛋白质和 DNA，严重可导致死亡。此外，烟雾中存在着大量的 ROS 和 RNS，香烟烟雾中焦油成分长时间存在于水介质中还会产生过氧化氢。PM2.5 颗粒进入肺部会通过直接氧化或者刺激肺细胞的方式产生大量的活性物质。

内源性来源的活性物质可能在生理情况下产生，也可能在炎症或其他病理条件下产生，主要来自于亚细胞器和酶，细胞内的多种细胞器如线粒体、微粒体、细胞色素 P450 系统和黄嘌呤氧化酶（xanthine oxidase，XO）能够利用多种生物酶通过反应生成 ROS 和 RNS。其中线粒体是体内活性物质最主要的来源，过氧化氢、超氧化物阴离子以及 RNS 都主要由线粒体所产生，超氧化物负离子是主要的 ROS，它可以与其他分子相互作用生成二级 ROS。线粒体超氧化物歧化酶（superoxide dismutase，SOD）尽管可以消除超氧化物负离子，但同时生成过氧化氢，而过氧化氢的清除还需要依赖其他一些酶例如氧化氢酶和谷胱甘肽过氧化物酶（glutathione peroxidae，GP）的参与。此外，超氧化物负离子还可以通过由呼吸链泄露的电子与氧气分子发生反应而产生。超氧阴离子还能够催化生成更具活性的羟活性物质。Fe^{3+} 是 ROS 的另外一个重要的来源，Fe^{3+} 与转铁蛋白相结合存在于血浆中，转铁蛋白是一种高亲和力的铁转运蛋白，包含 2 个 Fe^{3+} 的结合位点，通常铁饱和度在 30%。然而当 Fe^{3+} 浓度过高时（饱和度超过 60%）剩余的铁离子不能结合转铁蛋白，此时则会通过芬顿反应刺激 ROS 的产生。因此，需要外源性的抗氧化剂以抵消 Fe^{3+} 诱导的氧化应激反应。黄嘌呤氧化酶的催化反应分为两步，第一步为分子氧在被还原为超氧阴离子；第二步进一步还原为过氧化氢。尽管过氧化氢不是一个活性分子，但它能够进一步形成 ROS。

1.2 抗氧化剂

在生物体内，不同种类的生命进程会产生各种各样的活性物质，这些活性物质都是细胞正常代谢的产物，对机体各种功能的维持起到了重要的作用。例如：体内一些氧化代谢的反应需要活性物质进行催化，细胞的有丝分裂过程需要活性物质促进，此外，部分活性物质具有舒张血管、降低血压的功能，部分神经、消化系统的信号传导需要借助于活性物质等。然而，活性物质的产生同时会导致氧化应激损伤的发生。通常情况下，机体存在防御体系能够阻止活性物质产生的氧化应激损伤，这种防御体系主要包括酶抗氧化剂以及非酶抗氧化剂。然而，当活性物质过量产生或者体内的抗氧化剂不足时，活性物质便会对机体的脂质、蛋白质和DNA等生物大分子产生氧化损伤，导致它们功能异常，从而导致机体病变。在细胞水平上，这些损伤会影响生物分子的功能，会导致生物酶活性的降低，使得蛋白质交联受阻，抑制蛋白质合成，导致DNA变异最终导致细胞死亡。而在整体水平上，氧化应激损伤会诱发人体衰老以及导致各种疾病，如心脑血管疾病、风湿性关节炎、糖尿病、缺血再灌注损伤、癌症和神经退行性疾病如帕金森和阿尔茨海默病等。因此，抗氧化剂是一类能帮助捕获并中和自由基，从而祛除自由基对人体损害的一类物质，抗氧化剂的发现对于治疗相关疾病具有非常重要的意义。

抗氧化剂可以分为酶类抗氧化剂和非酶类抗氧化剂两种。酶类抗氧化剂为内源性抗氧化剂，主要有SOD、谷胱甘肽过氧化物酶（GSH-PX）、过氧化氢酶（CAT）。SOD是一种广泛存在于生物体内与细胞氧化代谢密切相关的蛋白质。铜、锌-SOD主要存在于机体细胞浆中；锰-SOD主要存在于真核细胞的线粒体和原核细胞内；铁-SOD主要存在于核细胞中。GSH-PX一部分存在于线粒体内，清除在线粒体及胞质中所产生的过氧化氢，脂类中过氧化氢也可被GSH-PX清除。CAT分布在红细胞、肝及肾的细胞中，有清除过氧化氢的作用。非酶类抗氧化剂为外源性抗氧化剂，主要有维生素E、维生素C、辅酶Q、尿酸、丁羟基甲苯等。维生素E在线粒体膜、叶绿体膜及视网膜中含量较多，在体内有捕获自由基的作用。现已证实，它能清除超氧阴离子自由基、羟自由基、过氧化脂质及其他自由基，防止细胞的损害，有延缓老化、衰老的作用。维生素C是水溶性抗氧化物，能有效清除超氧阴离子自由基、过氧化氢、羟自由基等自由基。辅酶Q存在于线粒体、微粒体、浆膜、溶酶体中，对脂质过氧化有明显的抑制作用，可清除超氧阴离子自由基、过氧化氢、羟自由基等自由基。尿酸是血液中浓度最高的抗氧剂。尿酸是嘌呤代谢的中间产物，由黄嘌呤通过黄嘌呤氧化酶氧化产生，是一种有抗氧化性的氧嘌呤（oxypurine）。丁羟基甲苯主要用于食品及药品的防腐剂，利用其抗氧化特性，使用极小量便可防止某些食品发生脂肪氧化。抗氧剂在医药方面应用已经比较普遍，发展迅速，发挥着重要的作用。

2. 香豆素化合物的抗氧化活性

2.1 具有抗氧化活性的简单香豆素

一些天然或化学修饰的香豆素类化合物是很强的抗氧化剂，有相似的化学结构，并具有不同程度的抗氧化活性。近年来，香豆素类化合物的抗氧化应激损伤活性得到了人们的重视，大量的具有抗氧化应激损伤活性的化合物被广泛报道。Dangles 等人合成的香豆素类衍生物即 3- 羟基瑞香素具有清除 ROS 的能力（图 10-1a），3- 羟基瑞香素对溶血与红细胞膜脂质过氧化有显著的抑制作用。此外，Raj 等人合成的 4- 甲基 - 瑞香素（图 10-1b）和 4- 甲基 -7，8- 二乙酰基瑞香素（图 10-1c）也表现出来了非常显著的抗氧化损伤的能力，它们对于NADPH 催化肝微粒体脂质过氧化具有非常明显的抑制作用。Kaneko 等人报道了双氢香豆素具有拮抗亚油酸所致的细胞毒性和脂质过氧化损伤。6，7- 二甲氧基香豆素是川牛膝的成分之一，能够防止氧自由基的生成以及清除已生成的氧自由基从而改善急性肾功能衰竭的病理过程。中国协和医科大学药物研究所的林生等对小蜡树乙醇提取物中分离得到 8 个香豆素类成分，分别鉴定为秦皮甲素、秦皮乙素、秦皮苷、秦皮素、6，7-di-O-fl-D-glucopyranosylesculetin、东莨菪素、cleomiscosin D 和 cleomiscosin B，并对这些成分进行抗氧化活性筛选，结果发现秦皮素可以明显抑制 Fe^{2+}-Cys 诱导大鼠肝微粒体丙二醛的生成。

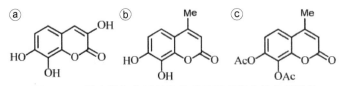

图 10-1　具有抗氧化活性的简单香豆素衍生物化学结构

2.2　具有抗氧化活性的呋喃香豆素

　　二氢山芹醇、异补骨脂素、佛手柑内酯等天然呋喃香豆素对脑组织和肾脏组织的脂质过氧化反应有轻微的抑制作用，而这可能与香豆素分子结构中所含的酚羟基有关，此基团是香豆素分子抗氧化活性的关键所在。花椒毒酚在脂质过氧化试验和溶血试验中也显示出了较强的抗氧化活性。Pillas 等人合成了一系列的呋喃香豆素，该类化合物对 1,1-二苯基-2-三硝基苯肼（DPPH）和 2,2-联氮-二（3-乙基-苯并噻唑-6-磺酸）二铵盐（ABTS⁺）·自由基具有强大的清除能力。Bariamis 等人合成了一系列呋喃香豆素衍生物（图 10-2），该类化合物对脂质过氧化酶和大豆脂质氧化酶具有很强的抑制作用。Marumoto 等人的研究表明一些植物中存在的呋喃香豆素就能够阻止前致癌物诱导的 DNA 损伤，也可以抑制涉及活化致癌物质的细胞色素酶 P450。

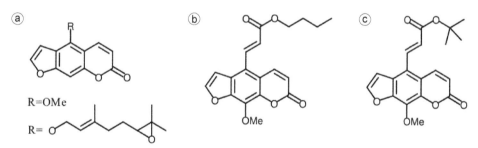

图 10-2　具有抗氧化活性的呋喃香豆素化学结构

2.3　具有抗氧化活性的吡喃香豆素

　　2004 年，希腊塞萨洛尼基亚里士多德大学的 Demetrios 等人合成了 21 个新型吡喃香豆素类化合物，经过与稳定自由基 DPPH（1,1-diphenyl-2-picrydrazyl）的反应，发现化合物对 DPPH 有很好的反应性。在同 DMSO 对羟基自由基的竞争实验中，其中的三个化合物有很强的竞争能力，并且呈浓度和时间依赖性，表明其具有清除羟基自由基的作用（图 10-3）。通过大豆脂质氧化酶的抑制实验，发现化合物有很好的抑制效果。

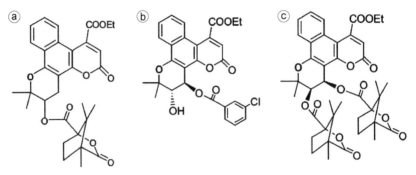

图 10-3　具有抗氧化活性的吡喃香豆素化学结构

Kassim 等人从茯苓中提取了一系列的吡喃香豆素衍生物（图 10-4），该类化合物对 DPPH 也表现出来了强大的清除能力，并且在 β- 胡萝卜素和亚油酸体中，能够抑制亚油酸自氧化，表现出来了较强的抗氧化能力。

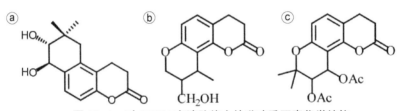

图 10-4　对 DPPH 有清除能力的吡喃香豆素化学结构

2.4　具有抗氧化活性的含氨基、酰胺基香豆素衍生物

含有氨基、酰氨基取代的香豆素衍生物的抗氧化活性也有报道，香豆素中氨基的引入能够提高该类化合物的抗氧化活性及清除自由基的能力。Tyagi 等人合成了氨基、乙酰氨基取代的 4- 甲基香豆素衍生物（图 10-5），研究表明，该类化合物对脂质过氧化的还原能力明显高于维生素 E，将羟基用氨基取代后，对脂质过氧化的能力有了进一步的提高。此外，Guinez 等人合成的 3- 氨基 -4- 羟基香豆素和 3- 乙酰胺 -4- 羟基香豆素除表现出强大的抗氧化能力外，对于克氏锥虫的活动也表现出抑制作用。

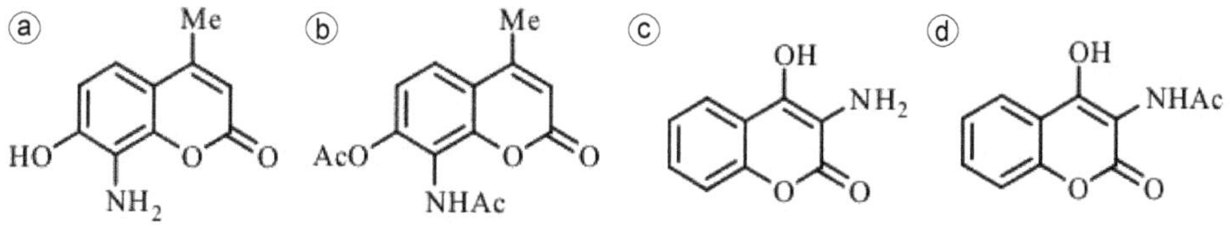

图 10-5 具有抗氧化活性的含氨基、酰胺基香豆素衍生物化学结构

3. 香豆素类化合物的抗氧化机制

香豆素及其衍生物具有多种生物活性和药理活性，对多种疾病能够发挥治疗作用。由于氧化应激和其中的一些疾病之间的关系已经被广泛报道，高水平的活性物质和活性氧簇，包括过氧化氢和一些其他活性物质会对脂类、蛋白质和 DNA 造成损害，从而产生一系列的疾病，例如癌变、炎症和衰老。香豆素类对上述疾病的治疗作用可能与其抗氧化活性相关。

3.1 香豆素抗氧化活性与神经退行性疾病

单胺氧化酶（monoamine oxidase，MAO）为催化单胺氧化脱氨反应的酶，单胺氧化酶 B 是治疗帕金森和阿尔茨海默病等神经退行性疾病的重要药物靶点，而抑制 ROS 的产生则能够影响单胺氧化酶 B 的活性，因此香豆素类化合物可能成为治疗神经退行性疾病的潜在药物。有研究表明，香豆素类能够通过抑制单胺氧化酶的作用，抵抗 β- 淀粉样蛋白诱导的氧化损伤，从而抑制阿尔茨海默病发病机制中的关键蛋白——β 淀粉样蛋白（Aβ）聚集。此外，有关研究表明，香豆素类化合物具有强效抑制乙酰胆碱酯酶（acetyl cholinesterase，ACHE）的作用，能够减轻脑室注射 β 淀粉样蛋白后所导致的记忆障碍。

3.2 香豆素抗氧化活性与炎症

巨噬细胞在炎症过程中能够产生大量的活性物质，ROS 参与了环氧合酶和脂氧合酶介导的花生四烯酸转化为促炎症介质的反应，因此，一些具有抗氧化活性的化合物可通过清除活性物质，表现出强大的抗感染特性。例如化学结构中有苯乙烯基、羰基团的香豆素类化合物已经被报道具有明显的抗感染作用，香豆素 -3- 甲酰胺在体内具有较强的抗感染作用，而这种抗感染作用可能与其高效的清除活性物质的能力相关。4- 芳氧和杂芳基香豆素衍生物也因其强大的清除活性物质的能力而具有抗感染作用。4- 羟基香豆素的环化降低了其抗氧化作用，同时这些化合物的抗感染作用也有所降低。而苯并呋喃香豆素以及氯和甲氧基取代的香豆素环则是增加了其抗氧化作用，其抗感染作用也有所增加。

有学者发现香豆素类化合物——七叶亭和 4- 甲基七叶亭可以防止三硝基苯磺酸（trinitrobenzenesulphonic acid，TNBS）诱导的大鼠的结肠损伤，当在秦皮乙素分子中的 C-4 位引入甲基后，则提高了其抗氧化效应，其肠内抗感染作用也有所增加。此外 4- 甲基七叶亭还能够抑制结肠过氧化物、碱性磷酸酶和基质金属蛋白酶活性，阻止谷胱甘肽（glutathione，GSH）的消耗以及降低脂质过氧化副产物丙二醛的水平，这些作用都与其抗氧化活性相关。体外细胞培养试验表明，4- 甲基七叶亭能够抑制炎症因子 IL-1、IL-8、IL-2 和 IFN-δ 的产生，在急性期炎症反应中，4- 甲基七叶亭与泼尼松龙或柳氮磺胺吡啶有类似的抗感染功效。

3.3　香豆素抗氧化活性与抗癌活性

一些结构中含有 3 位杂环酰胺键的氨基香豆素类似物，例如新生霉素、氯新生霉素、香豆霉素是强效的抗生素，其作用机制是通过抑制细菌 DNA 拓扑异构酶从而发挥抗生素效应。与此同时，香豆素类天然产物新生霉素因其抗肿瘤作用引起了人们的关注。新生霉素抗肿瘤的作用机制可能与其能够抑制 ATP 的 C- 末端结合位点产生相互作用的 Hsp90，而热休克蛋白数量与细胞内氧化还原平衡能力是相关的。某些热休克蛋白，例如 α- 晶状体球蛋白、Hsp27 和 Hsp70 已经被证实具有明确的抗氧化的作用。这些蛋白能够维持细胞内氧化还原的平衡。Hsp90 参与氧化还原平衡调节机制并没有被完全阐明，可能的机制是其结构中含有半胱氨酸，能够减少细胞色素 C 中 Fe^{3+} 的含量，从而在休眠和凋亡的细胞中起到调节氧化还原平衡的作用。因此，Hsp90 已经成为抗癌药物研究研发中一个重要的药物靶点。

上述研究表明，香豆素及其衍生物的众多药理作用例如抗感染作用、神经保护作用和抗癌作用都与其抗氧化作用相关，这些作用可能通过香豆素类化合物抑制 ROS 产生或通过抑制内源性抗氧化物质的消耗所产生。因此，具有抗氧化性能的香豆素衍生物将会成为针对众多相关疾病的新型药物。

4. 香豆素类化合物抗氧化作用的构效关系

香豆素类化合物具有减少 ROS 形成以及清除 ROS 的能力，因此能够通过其抗氧化作用对机体产生保护作用。这些作用与香豆素化合物的化学结构密切相关，尤其是苯环上取代基的位置和类型对香豆素类化合物的抗氧化活性有很大的影响。

相关研究表明，香豆素环上的羟基基团的数目与其清除 ROS 的效应密切相关，如秦皮乙素的苯环上有两个羟基基团，其是与黄嘌呤氧化酶有高亲和性的结合位点，因此秦皮乙素和具有类似结构的 4- 甲基香豆素是高效活性物质清除剂。而东莨菪内酯是一种甲氧基取代的化合物，它清除活性物质的活性不及秦皮乙素，这很可能是由秦皮乙素和 4- 甲基香豆素的基团的共振结构决定的，它们能够形成稳定的邻醌结构。与其他香豆素类相比，秦皮乙素和 4- 甲基香豆素有更多的共振结构，因此它们具有更高的活性。

羟基基团的位置同样明显影响二羟基 -4- 甲基 - 香豆素的抗氧化活性，研究表明，邻羟基取代二羟基 -4- 甲基 - 香豆素与对羟基相比表现为更强的抗氧化活性。这种抗氧化活性的差异可能是由于邻羟基能够提供电子给邻苯二酚基，从而增加了其稳定性和金属螯合能力。同样是邻位的双羟基取代，不同的取代位置其活性也有所不同，例如 7，8- 二羟基 -4- 甲基 - 香豆素要比 6，7- 二羟基 -4- 甲基 - 香豆素抗氧化能力更高。这种差异可能是由于 7，8- 二羟基 -4- 甲基 - 香豆素有更高的形成分子内氢键的能力，从而可以阻止相邻羟基与溶剂形成强大的的氢键，从而保留了其能够捕获氢原子的能力。

此外，7，8- 二羟基 -4- 甲基 - 香豆素在低密度脂蛋白氧化实验中有极强的抗氧化活性，这可能与 7，8- 二羟基 -4- 甲基 - 香豆素能够与 α - 生育酚产生协同作用有关。与之相反，在铜催化的低密度脂蛋白氧化实验中，5，7- 二羟基 -4- 甲基 - 香豆素表现出非常低的抗氧化活性。5，7- 二羟基 -4- 甲基 - 香豆素的抗氧化活性取决于反应的起始条件。在铜的存在下，5，7- 二羟基 -4-

甲基 - 香豆素能够给进行氧化还原循环的金属提供电子，促进芬顿反应，随后导致脂质过氧化。而在同一反应条件下，被测试的 7，8- 二羟基 -4- 甲基 - 香豆素表现出非常高的清除过氧活性物质的能力，其能力是维生素 E 的 5 到 8 倍。7- 羟基 - 香豆素（伞形花内酯）在黄嘌呤氧化酶的抑制作用中起着非常重要的作用，而 5，7- 二羟基 - 香豆素在非常低的浓度就能够明显抑制由黄嘌呤氧化酶产生的信号，大多数羟基化 3- 苯基香豆素（二苯乙烯 - 香豆素）是非常高效的抗氧化剂。

构效关系研究表明，在邻位取代的苯环衍生物和对位取代的吡唑啉酮苯环衍生物中，取代基具有更高的亲脂性且有更低吸电子能力的化合物具有更高的抗氧化活性。其高抗氧化活性有可能是高亲脂性香豆素在体内能够存留更长的时间。硝基的取代位置对于香豆素类化合物的抗氧化能力也有很大的影响，其间位取代比邻位取代具有更高的抗氧化活性。细胞色素 P450 和 3，4- 环氧香豆素中间体能够导致肝脏的损伤，尽管增加亲脂性能够通过增加体内存留时间从而增强其抗氧化活性，但是也会同样导致其肝毒性增加。因此，在增强其抗氧化活性的同时还应该评价其肝毒性。

香豆素类化合物分子中去掉儿茶酚结构后会导致其抗氧化活性降低，可能由于键离解能的降低，而当香豆素类化合物中的某些基团被儿茶酚胺结构取代后，其抗氧化活性有了明显的增加。具有邻二羟基的儿茶酚类化合物都具有高抗氧化活性，而当其中的一个羟基被取代后，其活性则有所减弱。当羟基取代位置转移后，其毒性有所增加，并且抗氧化活性有所降低，因此香豆素类化合物的抗氧化活性取决于其邻苯二酚的结构。

关于 C-3 位置的取代对于香豆素类化合物抗氧化活性的影响目前尚不明确，虽然 C-3 位置被乙氧羰基取代后能够明显增加香豆素类化合物的抗氧化活性，而引入甲氧羰基取代则对其没有影响，但也有实验结果表明 7，8- 二羟基 -4- 甲基香豆素和 7，8- 二乙酰氧 -4- 甲基香豆素 C-3 位置的取代对于其抗氧化活性和清除活性物质的能力没有任何影响。而 Rodríguez 研究发现 C-3 位置被芳基取代后其清除活性物质的能力有了明显的增加。

综上所述，将香豆素类化合物的结构与其抗氧化活性的构效关系总结如图 10-6。

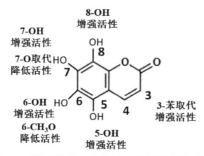

图 10-6　香豆素类化合物抗氧化活性的构效关系

随着对香豆素类化合物抗氧化作用活性研究的不断深入，越来越多的高活性的香豆素类化合物被报道。目前研究的热点仍然为发现低毒高活性的化合物，为临床上治疗氧化应激诱导的相关疾病提供新的化合物。随着计算机辅助药物设计和药物化学发展，将会开发出更多的高活性的香豆素类化合物。

参考文献

[1] Churg A. Interactions of exogenous or evoked agents and particles: the role of reactive oxygen species. Free Radic Biol Med,2003,34(10):1230–1235.

[2] Inoue M, Sato EF, Nishikawa M,et al. Mitochondrial generation of reactive oxygen species and its role in aerobic life. Curr Med Chem,2003,10(23):2495–2505.

[3] Li C, Jackson RM. Reactive species mechanisms of cellular hypoxia–reoxygenation injury. Am J Physiol Cell Physiol,2002,282(2):C227–241.

[4] Balaban RS, Nemoto S, Finkel T. Mitochondria, oxidants, and aging. Cell,2005,120(4):483–495.

[5] Fridovich I. Biological effects of the superoxide radical. Arch Biochem Biophys, 1986, 247(1): 1–11.

[6] Campian JL, Qian M, Gao X, et al. Oxygen tolerance and coupling of mitochondrial electron transport. J Biol Chem,2004,279(45):46580–46587.

[7] Valko M, Izakovic M, Mazur M, et al. Role of oxygen radicals in DNA damage and cancer incidence. Mol Cell Biochem,2004,266(1–2):37–56.

[8] Valko M, Rhodes CJ, Moncol J, et al. Free radicals, metals and antioxidants in oxidative stress-induced cancer. Chem Biol Interact,2006,160(1):1-40.

[9] Pourova J, Kottova M, Voprsalova M, et al. Reactive oxygen and nitrogen species in normal physiological processes. Acta Physiol (Oxf),2010,198(1):15-35.

[10] Poprac P, Jomova K, Simunkova M,et al.Targeting Free Radicals in Oxidative Stress-Related Human Diseases.Trends Pharmacol Sci,2017,38(7):592-607.

[11] Hikita H, Kodama T, Tanaka S, et al. Activation of the Mitochondrial Apoptotic Pathway Produces Reactive Oxygen Species and Oxidative Damage in Hepatocytes That Contribute to Liver Tumorigenesis. Cancer Prev Res (Phila),2015,8(8):693-701.

[12] Dalle-Donne I, Rossi R, Colombo R, et al. Biomarkers of oxidative damage in human disease. Clin Chem,2006,52(4):601-623.

[13] Elnakish MT, Hassanain HH, Janssen PM,et al. Emerging role of oxidative stress in metabolic syndrome and cardiovascular diseases: important role of Rac/NADPH oxidase. J Pathol,2013,231(3):290-300.

[14] Sayre LM, Smith MA, Perry G. Chemistry and biochemistry of oxidative stress in neurodegenerative disease. Curr Med Chem,2001,8(7):721-738.

[15] Evans P, Halliwell B. Micronutrients: oxidant/antioxidant status. Br J Nutr,2001,85 Suppl 2:S67-74.

[16] Rajarajeswari N, Pari L. Antioxidant role of coumarin on streptozotocin nicotinamide induced type 2 diabetic rats. J Biochem Mol Toxicol,2011,25(6):355-361.

[17] Kaneko T, Baba N, Matsuo M. Protection of coumarins against linoleic acid hydroperoxide induced cytotoxicity. Chem Biol Interact,2003,142(3):239-254.

[18] 韩兴梅,洪敏,朱荃. 6, 7 - 二甲氧基香豆素抗急性肾功能衰竭的作用机制研究 . 中国药理学通报 ,1999, 15(4):332.

[19] 林生，刘明韬，王素娟，等 . 小蜡树香豆素类成分及其抗氧化活性 . 中国中药杂志 ,2008,33(14):1708-1710.

[20] Ng TB, Liu F, Wang ZT. Anti-oxidative activity of natural products from plants. Life Sci,2000,66(8):709-723.

[21] 李颖仪 , 蔡先东 . 香豆素的药理研究进展 . 中药材 ,2005,27(3): 218.

[22] Pillai BV, Swarup S. Elucidation of the flavonoid catabolism pathway in Pseudomonas putida PML2 by comparative metabolic profiling. Appl Environ Microbiol,2002,68(1):143-151.

[23] Marumoto S, Oda Y, Miyazawa M. Antigenotoxic activity of naturally occurring furanocoumarins. Environ Mol Mutagen,2011,52(8):646-657.

[24] Tyagi YK, Kumar A, Raj HG, et al. Synthesis of novel amino and acetyl amino-4-methylcoumarins and evaluation of their antioxidant activity. Eur J Med Chem,2005,40(4):413-420.

[25] Guinez RF, Matos MJ, Vazquez-Rodriguez S, et al. Synthesis and evaluation of antioxidant and trypanocidal properties of a selected series of coumarin derivatives. Future Med Chem,2013,5(16):1911-1922.

[26] Binda C, Milczek EM, Bonivento D, et al. Lights and shadows on monoamine oxidase inhibition in neuroprotective pharmacological therapies. Curr Top Med Chem,2011,11(22):2788-2796.

[27] Soto-Ortega DD, Murphy BP, Gonzalez-Velasquez FJ, et al. Inhibition of amyloid-β aggregation by coumarin analogs can be manipulated by functionalization of the aromatic center. Bioorg Med Chem,2011,19(8):2596-2602.

[28] Piazzi L, Cavalli A, Colizzi F, et al. Multi-target-directed coumarin derivatives: hAChE and BACE1 inhibitors as potential anti-Alzheimer compounds. Bioorg Med Chem Lett,2008,18(1):423-426.

[29] Melagraki G, Afantitis A, Igglessi-Markopoulou O, et al. Synthesis and evaluation of the antioxidant and anti-inflammatory activity of novel coumarin-3-aminoamides and their alpha-lipoic acid adducts. Eur J Med Chem,2009,44(7):3020-3026.

[30] Kulkarni MV, Patil VD, Biradar VN, et al. Synthesis and biological properties of some 3-heterocyclic substituted coumarins. Arch Pharm (Weinheim),1981,314(5):435-439.

[31] Ghate M, Kusanur RA, Kulkarni MV. Synthesis and in vivo analgesic and anti-inflammatory activity of some bi heterocyclic coumarin derivatives. Eur J Med Chem,2005,40(9):882-887.

[32] Witaicenis A, Seito LN, Di Stasi LC. Intestinal anti-inflammatory activity of esculetin and

4-methylesculetin in the trinitrobenzenesulphonic acid model of rat colitis. Chem Biol Interact,2010,186(2):211-218.

[33] Ahn SG, Thiele DJ. Redox regulation of mammalian heat shock factor 1 is essential for Hsp gene activation and protection from stress. Genes Dev,2003,17(4):516-528.

[34] Graf PC, Jakob U. Redox-regulated molecular chaperones. Cell Mol Life Sci,2002,59(10):1624-1631.

[35] Sreedhar AS, Soti C, Csermely P. Inhibition of Hsp90: a new strategy for inhibiting protein kinases. Biochim Biophys Acta,2004,1697(1-2):233-242.

[36] Nardai G, Sass B, Eber J, et al. Reactive cysteines of the 90-kDa heat shock protein, Hsp90. Arch Biochem Biophys,2000,384(1):59-67.

[37] Balabani A, Hadjipavlou-Litina DJ, Litinas KE, et al. Synthesis and biological evaluation of (2,5-dihydro-1H-pyrrol-1-yl)-2H-chromen-2-ones as free radical scavengers. Eur J Med Chem,2011,46(12):5894-5901.

[38] Wang LF, Song YG, Zhang XF, et al. An exploratory theoretical elucidation on the peroxyl-radical-scavenging mechanism and structure-activity relationship of nonsteroidal anti-inflammatory drugs. Bioorg Med Chem Lett,2006,16(12):3241-3244.

[39] Natella F, Lorrain B, Prasad AK, et al. 4-methylcoumarins as antioxidants: scavenging of peroxyl radicals and inhibition of human low-density lipoprotein oxidation. Biochimie, 2010,92 (9):1147-1152.

[40] Chang WS, Chiang HC. Structure-activity relationship of coumarins in xanthine oxidase inhibition. Anticancer Res,1995,15(5B):1969-1973.

[41] Yang J, Liu GY, Dai F, et al. Synthesis and biological evaluation of hydroxylated 3-phenylcoumarins as antioxidants and antiproliferative agents. Bioorg Med Chem Lett,2011,21(21):6420-6425.

[42] Manojkumar P, Ravi TK, Gopalakrishnan S. Antioxidant and antibacterial studies of arylazopyrazoles and arylhydrazonopyrazolones containing coumarin moiety. Eur J Med Chem,2009,44(11):4690-4694.

[43] Kancheva VD, Boranova PV, Nechev JT, et al. Structure-activity relationships of new 4-hydroxy bis-coumarins as radical scavengers and chain-breaking antioxidants.

Biochimie, 2010,92(9):1138–1146.

[44] Paya M, Goodwin PA, De Las Heras B, et al. Superoxide scavenging activity in leukocytes and absence of cellular toxicity of a series of coumarins. Biochem Pharmacol,1994,48(3):445–451.

[45] Kancheva VD, Saso L, Boranova PV, et al. Structure–activity relationship of dihydroxy–4–methylcoumarins as powerful antioxidants: correlation between experimental & theoretical data and synergistic effect. Biochimie,2010, 92(9):1089–1100.

[46] Rodriguez SA, Nazareno MA, Baumgartner MT. Effect of different C3–aryl substituents on the antioxidant activity of 4–hydroxycoumarin derivatives. Bioorg Med Chem,2011,19(21):6233–6238.

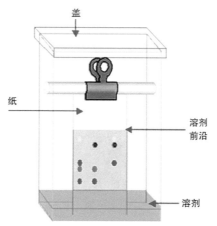

彩插 1　纸色谱示意图（见正文 23 页）

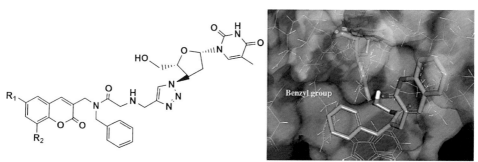

彩插 2　3–苄氨基甲基香豆素衍生物及其作用位点（见正文 132 页）

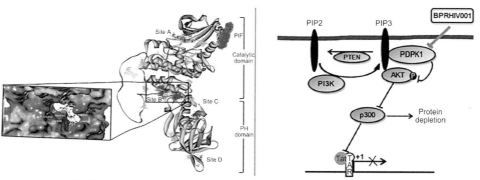

彩插 3　香豆素衍生物 BPRHIV001 作用机制（见正文 133 页）

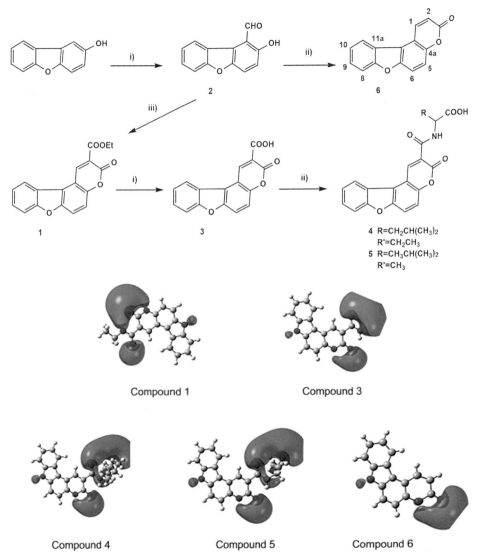

Compound 1   Compound 3

Compound 4   Compound 5   Compound 6

彩插 4　苯并呋喃香豆素化学结构及与 CYS2A6 相互作用（见正文 179 页）